现代内科常见病诊疗方法与临床

XIANDAI NEIKE CHANGJIANBING ZHENLIAO FANGFA YU LINCHUANG

徐晓霞　主编

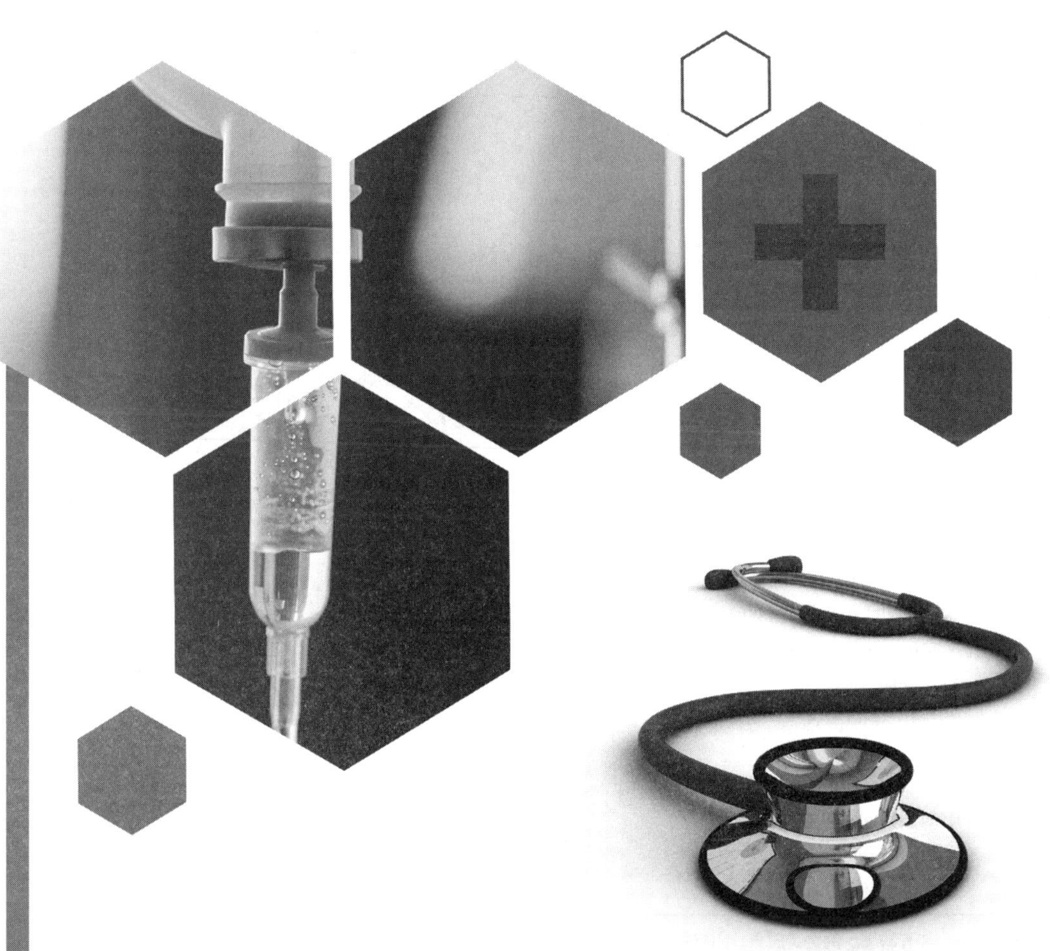

中国纺织出版社有限公司

图书在版编目（CIP）数据

现代内科常见病诊疗方法与临床 / 徐晓霞主编. --
北京 : 中国纺织出版社有限公司, 2021.8
ISBN 978-7-5180-8802-7

Ⅰ. ①现…　Ⅱ. ①徐…　Ⅲ. ①内科—常见病—诊疗
Ⅳ. ①R5

中国版本图书馆CIP数据核字（2021）第172674号

责任编辑：樊雅莉　　责任校对：高　涵　　责任印制：王艳丽

中国纺织出版社有限公司出版发行
地址：北京市朝阳区百子湾东里A407号楼　邮政编码：100124
销售电话：010—67004422　传真：010—87155801
http://www.c-textilep. com
中国纺织出版社天猫旗舰店
官方微博 http://weibo.com/2119887771
唐山玺诚印务有限公司印刷　各地新华书店经销
2021年8月第1版第1次印刷
开本：889×1194　1/16　印张：11.75
字数：355千字　定价：78.00元

编 委 会

主 编 徐晓霞 赵善隽 宋 月 贾慧琼 陈建东

副主编 常 明 张 磊 原子琦
王 帆 姜 睿 李 蕊

编 委 (按姓氏笔画排序)

王 帆 哈尔滨医科大学附属第二医院
王德润 哈尔滨医科大学附属第一医院
朱兴兰 河南中医药大学第一附属医院
李 蕊 内蒙古医科大学附属医院
宋 月 佳木斯大学附属第一医院
张 磊 四川省医学科学院·四川省人民医院
陈建东 南京中医药大学附属医院（江苏省中医院）
林 靖 内蒙古医科大学附属医院
赵善隽 广州市番禺区中心医院
姜 睿 哈尔滨医科大学附属第二医院
贾慧琼 内蒙古医科大学附属医院
原子琦 长治医学院附属和平医院
徐晓霞 佳木斯大学
常 明 齐齐哈尔医学院附属第一医院
谭 华 重庆市开州区人民医院

前 言

内科学是对医学科学发展有重要影响的学科，其涉及面广、整体性强，是临床医学各科的基础学科，并与各临床学科之间有着密切的联系。随着社会经济和医学科技的发展，临床内科学也在快速发展。为适应内科学的发展，更好地诊疗内科疾病，减轻患者经济负担，提高患者生活质量，本书编者参考国内外文献资料，结合国内临床实际情况，编写了此书。

本书重点介绍临床内科常见病、多发病的病因、发病机制、临床表现、诊断方法和防治手段，尤其对新的诊断和治疗方法进行相关阐述。全书内容全面系统、条理清晰、规范实用。本书的编者均从事内科临床多年，具有丰富的诊疗经验和深厚的理论功底，希望本书能为各级医院内科医师及相关科室医护同仁处理相关问题提供参考。

在本书编写过程中，参阅了相关教材、书籍及文献，反复进行论证，力求做到有理有据、准确实用，与临床紧密结合。“工欲善其事，必先利其器”，期盼本书能够为内科病临床诊疗提供参考和依据，成为广大临床医师可以依赖的参考用书。在即将付梓之际，对先后为此书付出努力的同志表示诚挚的感谢！尽管已尽心竭力，但唯恐百密一疏，愿广大读者能加以指正，不胜期盼之至。

编　者

2021 年 7 月

目 录

第一章

绪论

第一节　医学、临床医学与内科学

内科学是临床医学中一个大的分支，学习内科学首先要对医学和临床医学有概括的了解。

医学是生命科学的重要组成部分，是一门探讨人类疾病的发生和发展规律，研究其预防和治疗对策的学科。自人类在地球上诞生以来，与疾病作斗争以维护和增进自身健康、延长寿命就成为人类历史中重要的一章，所以医学是一门历史悠久的科学。古希腊时期，希波克拉底就创立了医学的理论和实践，撰写了众多的医学论著，奠定了医学的基础；此时我国为春秋战国时期，也有托名黄帝所写的医学专著《黄帝内经》问世，总结了古代人民长期与疾病作斗争的经验和理论知识，奠定了我国传统医学的理论基础。随着科学的发达，建立在科学实验基础上的现代医学不断发展，观念不断更新，因此医学又是一门不断创新的学科。

医学科学不断发展，它所探索的范围也不断扩展。现代医学由临床医学和预防医学组成。临床医学是研究人体各系统疾病发生规律及其临床表现、诊断和治疗的学科，传统上分为内科学、外科学、妇产科学、儿科学、眼科学、耳鼻咽喉科学、皮肤科学和口腔医学等。20 世纪 30 年代以后，特别是 50 年代以后，随着临床医学的迅速发展，上述学科进一步分化为门类众多的专业学科。例如，内科学分化成传染病学、神经病学、精神病学、呼吸病学、心血管病学、消化病学、肾病学、血液病学、内分泌病学、营养和代谢病学、风湿病学、老年病学等专业学科，外科学则分化成麻醉学、普通外科学、神经外科学、心胸外科学、创伤外科学、骨科学、泌尿外科学、显微外科学、整形外科学、血管外科学等专业学科。据报道，到 20 世纪 80 年代，美国已形成了由 24 个领域 51 个专业所组成的临床医学体系。临床医学的专科化有利于对疾病的深入研究，提高诊断和治疗水平。但是，分科过细也有不利于患者就诊和进行综合防治的负面影响。因此，在发达国家，发展专科医学的同时，也注意发展集健康促进、常见病防治和康复服务于一体的，面向初级保健的全科医学。预防医学是研究人群中疾病发生、发展和流行规律及其预防措施的学科，现已发展成独立的公共卫生学。临床医学和预防医学的区别在于前者是医治患者于既病之后，后者是预防疾病于未病之前，从费用-效益的角度来考虑，预防医学对维护健康、延长寿命所付出的代价低，所获得的效益高。因此，医学发展到目前阶段，预防医学逐渐得到各国政府和医学界的重视，广大人民群众也逐渐认识到预防疾病、保持身体健康的重要性。

内科学是临床医学领域中一门重要的学科，它涉及面广、整体性强，在研究人体各器官系统疾病的诊断和防治中，以诊治措施不具创伤性（如体格检查、实验室诊断、影像学诊断、药物治疗等）或仅有轻微的创伤性（如介入性诊断和治疗）为其特色。它又是临床医学中各学科的基础，并与它们之间存在着密切的联系。近年来，以生物学（尤其是分子和细胞生物学）、化学、物理学、数学和基础医学的理论和技术蓬勃发展为基础，临床医学处在内容不断更新和深入的阶段，内科学也相应地进入了一个飞跃发展的时期。

内科学的发展历史和人类与疾病作斗争的历史密切相关。人类社会经历了两次卫生革命，第一次卫生革命主要是针对传染病的斗争。有史以来传染病是威胁人类生命的主要疾病，其中烈性传染病如鼠疫、霍乱，传染性强、流行面广、迅速致命，历史上多次出现过居民大批死亡。即使慢性传染病如麻风、结核，也曾造成大量人病残或死亡。随着医学科技的进步，人类对传染病的斗争在20世纪后叶取得了丰硕的成果。以各种疫苗接种为主要预防手段，以各种抗生素和化学药物的应用为主要治疗手段，天花于1979年在全球灭绝，使人们乐观地认为传染病已得到控制，第一次卫生革命取得了决定性的胜利。目前主要威胁人类生命的疾病已经是与生活水平提高、平均期望寿命延长、不良生活方式泛滥以及心理行为和社会环境影响相关的心脑血管病、恶性肿瘤和其他一些老年性疾病。这些疾病已经成为流行病，针对这些疾病进行斗争就是从20世纪后叶开始的第二次卫生革命的主要内容，也是当前的重点。

然而，从2003年新型冠状病毒感染所致的高传染性“严重急性呼吸综合征（SARS）”的袭击到2009年甲型 H_1N_1 流感的全球蔓延向我们敲响了警钟，人类的第一次卫生革命其实尚未成功。老的传染病如结核、疟疾等还未被控制，或正在卷土重来，而新发传染病纷纷出现，特别是艾滋病、埃博拉病毒出血热、西尼罗病毒脑炎、新型流感病毒感染等，都在伺机对人类进行攻击。

因此，第一次卫生革命仍须继续并要大力加强，第二次卫生革命也要进行并不能松懈。2011年9月19日第66届联合国大会召开预防和控制非传染性疾病的高级会议，许多国家元首和政府首脑聚首讨论非传染性慢性病（包括心脑血管病、恶性肿瘤、糖尿病、慢性呼吸系统疾病等）的防控问题，表明这些疾病的防控受到高度重视，也反映出内科学的任务艰巨，任重而道远。

第二节　内科学的发展

一、生命科学的发展促进了现代内科学的进步

自20世纪70年代以来，现代生物学技术迅猛发展，从而极大地推动了现代内科学的发展，特别是以分子生物学为代表的现代生命科学理论和实验技术，使得我们对疾病的认识深入到分子水平。20世纪80年代发明并逐渐应用的重组DNA技术和PCR技术，应用异常基因作为对象，借PCR技术可将基因拷贝数扩增至天文数字，用实时定量PCR（qPCR）检测基因的转录产物。开始于1990年，由美、英、法、德、日和我国合作进行的人类基因组计划，要将人体细胞的23对染色体中的30亿个碱基对进行识别和测序。此项工作原预期在2003年全部完成，但在2000年6月26日已提前公布了人类基因组框架结构草图，2001年2月又公布了人类基因组图谱及初步分析结果，2003年4月30日宣布人类基因组的精细测序工作全部完成。这将为阐明基因如何在决定人类生长、发育、衰老和患病中起作用提供结构基础，也为深入到基因和分子水平来认识遗传性疾病和与遗传有关的疾病提供条件。进入21世纪后，随着人类基因组测序的完成，医学研究已从基因组学进入到后基因组时代。基因芯片和蛋白质芯片等高通量技术的日臻成熟和应用，将为疾病的研究提供动态深入的综合信息，开展功能基因的研究，有助于发现疾病基因和抗病基因。生物信息学技术、生物芯片技术、转基因和基因敲除技术、酵母双杂交技术、基因表达谱系分析、蛋白组学、结构基因组学和高通量细胞筛选技术等的应用使现代内科学对疾病的认识提高到一个新的水平。表观遗传学是指人类基因组含两类遗传信息，一类是传统意义上的遗传信息，即DNA序列所提供的遗传信息，另一类是表观遗传学信息，即没有DNA序列变化的、可遗传的基因表达改变，指导DNA提供的遗传信息得以精确表达。和DNA序列改变不同，许多表观遗传学改变是可逆的，这为疾病治疗提供了理论依据，表观遗传改变在疾病发病机制、诊断、治疗和预后判断方面起重要作用。例如，近年来DNA甲基化和组蛋白去乙酰化两种表观遗传学修饰在白血病发病机制研究中获得可喜的成绩，DNA甲基转移酶抑制剂和组蛋白去乙酰化酶抑制剂都是表观遗传学药物，已在临床上应用，表观遗传靶向治疗是肿瘤治疗新方向。

由于分子生物学和细胞遗传学的进展使不少内科疾病的病因与发病机制获得进一步阐明。截至1999年5月全世界文献已报道异常血红蛋白751种，对血红蛋白的分子及其编码的基因进行了深入研究。血红蛋白基因突变引起的异常血红蛋白病已从过去认识的遗传病，进入到现代认识的血红蛋白分子病，对血红蛋白病的深入研究又大大推动了分子生物学与分子遗传学的发展。分子生物学技术的发展，

血红蛋白病的产前诊断和基因诊断才能在临床实施。急性白血病的分型诊断。已从过去单纯依赖形态学进入到近代以形态学、免疫学、细胞遗传学和分子生物学（M-I-C-M）综合分型诊断。t（15；17）、t（8；21）、inv（16）/t（16；16）融合基因的发现，使急性髓细胞性白血病的早期诊断及微量残留白血病的诊断成为可能。现代内科学更重视疾病实体的诊断，例如慢性淋巴细胞白血病（CLL）和小淋巴细胞淋巴瘤（SLL），WHO 分型认为两者无论从肿瘤细胞形态、免疫表型、细胞遗传学都十分相似，因此将其纳入 CLL/SLL 诊断。

分子生物学技术的发展，使内科疾病的实验诊断学有了长足的进步。高效液相层析、放射免疫和免疫放射测量、酶联免疫吸附测定、聚合酶链反应和酶学检查技术的建立和完善，使测定体液中微量物质、免疫抗体、药物或微生物的 DNA 和 RNA 成为可能，其灵敏度可以达到皮克（pg）乃至飞克（fg）水平。单克隆抗体制备成功又把高度专一性的分析技术推进一步，为实验医学提供了新的有效手段。临床生化分析向超微量、高效能、高速度和自动化方面发展，已有每小时能完成 300 份标本、20 项指标的多道生化分析仪。实验诊断技术的革命，为现代内科疾病的诊断建立了扎实的基础。

分子靶向治疗直接作用于靶基因或其表达产物而达到治疗目的，基于单克隆抗体产物的靶向治疗也已在临床上广泛应用，采用表观遗传学原理设计的药物也已开始出现，从而使恶性肿瘤的内科治疗具有高度选择性，分子靶向治疗的出现在内科药物治疗史上具有划时代的意义。

二、临床流行病学的创立促使现代内科学向循证医学方向发展

临床流行病学是 20 世纪 70 年代后期在临床医学领域内发展起来的新兴学科，是一门临床医学的方法学，采用近代流行病学、生物统计学、临床经济学及医学社会学的原理和方法来改善临床科研和临床工作，提高临床决策的科学性。因此，从某种意义上来讲，除生物医学是内科学的基础课外，临床内科学还需要另一门基础课，即临床流行病学，对内科学来讲，这两门基础课缺一不可。

临床流行病学的发展反映了医学模式的转变。20 世纪 70 年代以来，随着人群中年龄结构、疾病谱和死因谱的改变，医学的理论模式也发生了深刻的变化。20 世纪以前，医学是在生物学发展基础上形成“生物医学模式”。它从生物学因素出发，着重于个体疾病的诊断和防治，从而对疾病的认识、预防和治疗取得了显著的成就。但随着人类文明的进步和科技的发展，这一医学模式日渐显露出它的局限性。例如，美国的研究表明，人类疾病大约 50% 与生活方式和行为有关；20% 与环境有关（包括生活和社会环境）；20% 与遗传、衰老等生物学因素有关，还有 10% 与卫生服务的缺陷有关。可见在防治疾病、维护健康的实践中，不仅要注意影响健康的生物学因素，同时也要注意疾病防治中的心理、环境和社会问题。据此，1974 年，加拿大学者 Lalonde 和美国学者 Blum 相继提出了新的医学模式，称为“生物-心理-社会医学模式”。从“生物医学模式”转变为“生物-心理-社会医学模式”体现在医疗卫生工作从以疾病为主导转变为以健康为主导；从以医院等医疗卫生机构为基础转变为以社会为基础；从主要依靠医学科技和医疗卫生部门转变为依靠众多的学科和全社会的参与；满足人民对医学的需求不仅是面向个体的医疗保健，更需要面向群体的卫生保健；疾病防治的重点不仅是危害人群健康的传染病，更要重视与心理、社会和环境因素密切相关的非传染病。其目标是使人民的身心处于更加良好的健康状态。世界卫生组织（WHO）提出的健康标准是“健康是身体上、精神上和社会适应上的完好状态，而不仅指无病或不虚弱”（1948 年世界卫生组织宪章）。

人民身体健康是社会进步和经济发展的基础。根据新的医学模式，卫生工作将由医治疾病扩展到对人群进行健康监护，提高生命质量。卫生服务目标应是整体的，即从局部到全身、从医病到医人、从个体到群体、从原有的生物医学范畴扩展到社会医学和心理医学的广阔领域。因此，这一新的医学模式对包括内科学在内的整个医学领域的发展都具有重要的指导意义。临床流行病学的创立，使内科学的研究范围得到扩展。依据生物医学研究方法建立的诊断试验，需要通过临床流行病学的研究方法加以评价。各种新的治疗方法，也需要经过临床流行病学方法的评价，评价内容除近期疗效、远期疗效外，尚需要临床经济学评价和生命质量评价，从而在临床上推广那些“价廉物美”的治疗方法。

临床流行病学的发展促进了临床决策的科学化。一位内科医师在平日工作中，每时每刻都处于制订

临床决策的过程中。在诊断过程中，特别是诊断比较复杂的病，内科医师常需要考虑下一步应选用何种辅助检查或特殊检查，是否需要请其他科会诊，这就是诊断决策。一种疾病有多种治疗方法，如何结合所经治患者，提出价廉、高效、安全，适合该患者的治疗措施，这就是治疗决策。临床决策是指根据国内外医学科学的最新进展，提出的临床决策方案与传统方案进行全面比较和系统评价，充分评价不同方案的风险及利益之后选取一种最好的方案用于临床的过程。临床决策采用定量分析方法，这种方法是充分评价不同方案的风险和利益之后选取最佳方案以减少临床不确定性和利用有限资源取得最大效益的一种分析方法。临床决策分析常用的方法主要有决策树模型分析法和灵敏度分析法。另外，针对慢性病的特点，选用 Markov 模型来模拟疾病过程进行决策分析要比一般的决策树模型更合适。

临床流行病学的创立促进现代内科学向循证医学方向发展。循证医学是遵循证据的临床医学。20 世纪 80 年代，临床流行病学创始人之一 Sackett 教授对循证医学的发展起了重要作用，1994 年他在英国牛津大学创建了世界上第一个循证医学中心。循证医学是一种理念，其核心思想是任何医疗干预都应建立在新近最佳科学研究结果的基础上，其目的是临床决策的科学化，它将医师个人的临床实践经验与科学的证据结合起来，使患者获得最佳的诊治。临床流行病学是学习和实践循证医学的基础，从临床流行病学建立起来的严格评价原则和方法已成为实践循证医学的基本技能。21 世纪的临床医学将是循证医学的时代。临床实践指南是官方政府机构（如卫健委）或学术组织（如医学会）形成的医疗文件，其目的是提高医疗质量，控制医疗费用的不断上涨，规范临床医师诊断和治疗行为。面对国内外众多的临床实践指南，首先应选择那些以循证医学为基础的指南，就是从循证医学的原则和方法制订的临床实践指南。

三、转化医学和整合医学促进内科学的发展

转化医学是近年来国际医学健康领域出现的新概念，其主要目的是打破基础医学与药物研发、临床医学之间固有的鸿沟和屏障，建立起彼此的直接关联，缩短从实验室到临床的过程，把基础研究获得的研究成果快速转化为临床上的治疗新方法，从而更快速地推进临床医学的发展，最终使患者直接受益于科技。转化医学要求从临床工作中发现和提出问题，从患者出发开发和应用新的技术，由基础研究人员进行深入研究，然后再将基础科研成果快速转向临床应用，用于患者的早期检查和疾病的早期评估，研究进程向一个更加开放、以患者为中心的方向发展。科学技术的发展、诊断检测方法的临床应用进一步促进了内科学的发展。

20 世纪 50 年代之后，随着临床医学的发展，各种先进的诊疗方法先后应用于临床。除了前述的分子生物学技术应用于内科疾病的实验诊断学外，影像学诊断技术也迅猛发展，包括各种超声检查（包括经食管、经肛管、多普勒、二维、三维、声学造影等）。超声诊断近年发展很快，已从 A 型（一维）、B 型（二维）发展到三维成像，可得到脏器的立体图；多普勒彩色血流显像更可对血流及其变化取得直观的效果；食管内多平面超声心动图能在更接近心脏的部位进行探测；心肌超声显像技术有助于判断心肌的血液灌注情况。血管内超声显像能显示血管壁结构的变化，有力地补充了血管造影的不足。根据光的干涉原理，将光学技术与超灵敏探测器合为一体，应用计算机进行图像处理的光学相干断层显像（OCT），是目前分辨率最高的血管腔内显像技术。超声内镜可以诊断纵隔肿瘤和腹腔内其他肿瘤如淋巴瘤、肾上腺肿瘤，并有助于直肠癌和肺癌的分期。影像学检查在提高灵敏度和特异性的同时融进定量检测的新功能，如 CT、MRI 的灵敏度和特异性在不断提高，新的影像学检查如正电子射线断层检查（PET）、高精度数字造影血管机应用和不断改进。数字减影法动脉造影（DSA）对于肝脏、胰腺和肠道肿瘤的诊断，对于肠道出血，尤其是小肠出血有定位和定性的诊断价值。数字减影法心血管造影的意义也很大。全数字化心血管 X 线造影专用系统用于心导管检查能提高影像的分辨率，增强组织对比度，用光盘录像、激光打印，可得到能显示更多细节的高质量图像，给诊断和治疗提供更有参考价值的资料。多排螺旋 CT 显像技术的迅速发展，使无创性的冠状动脉造影成为可能。放射性核素检查的新技术已广泛应用于胃、肠、肝胆、心血管、内分泌、肾、血液、肺部疾病的诊断，单光子计算机化体层显像（SPECT）使诊断水平进一步提高，而用正电子体层显像（PET）可无创伤地观察活体内的物质代谢改

变，使诊断更加深入。内镜的不断改进扩大了其用途，减轻了患者在检查时的痛苦，并通过直接观察、电视照相、电影照相，采取脱落细胞和活组织检查等手段，提高了对消化道、呼吸道、泌尿道、腹腔内等一些疾病的早期诊断，而且可用于治疗，如止血、取出结石、切除息肉等，逐渐发展成为微创性治疗手段，代替了部分外科手术治疗。例如，内镜下黏膜切除术（EMR）可以切除位于黏膜的癌前病变，Barrett 食管或胃肠道息肉以及内镜黏膜下切除术（ESD）可以切除比较大范围的早期胃肠道癌症。近年又有用于心血管系统的内镜问世。仿真内镜检查术是将 CT 或 MRI 所取得的图像经计算机处理获得的体内管腔三维动态影像，作为非侵入性诊断技术对胃肠道息肉、肿瘤等病变有诊断价值。机械通气的应用，呼吸机的不断更新换代，使呼吸衰竭抢救成功率不断提高。细针穿刺活检的推广，对肝、肾、肺、心内膜和心肌、甲状腺等进行经皮活组织检测的技术，提高了这些脏器疾病的诊断准确性。造血干细胞移植技术的应用，使恶性血液病可获得治愈的机会。血液净化技术的应用，不仅是肾脏的替代治疗，而且可以应用于非肾脏疾病的治疗。心（包括血压）、肺、脑的电子监护系统能连续监测病情，当出现超过容许范围的变化时能及时报警，提高了危重患者的抢救成功率。

整合医学从分子-细胞-组织-器官-个体-群体、从微观到宏观，强调预防性治疗、个体化治疗和替代性治疗的统一。例如肿瘤已被认为是全身代谢障碍的局部表现，因此，临床上对肿瘤的治疗，应针对机体的状况和肿瘤的生物学特性，肿瘤的预防应考虑机体遗传与环境因素的交互作用。环境致病因素只是致病的先决条件而不是必备条件，而致病的必备条件是机体的遗传变异。因此，认识疾病的规律需要从基因组入手，全面揭示基因转录、翻译、调控和代谢与生物学行为的关系。肿瘤全基因组变异分析不仅是转录和蛋白质组学研究的基础，也是未来整合医学发展的基础。疾病系统生物学的研究使人们能从全局的视角了解疾病发生发展的规律和机制，特别是基因、环境和生活方式的相互作用与疾病的相关性。疾病系统生物学研究发现的生物标志物及其网络不仅是疾病的传感器和驱动力，而且是将疾病系统生物学的技术和知识转化为预测医学、预防医学和个性化治疗的桥梁，并使所谓的 3P 医学走到前台。这些新兴学科和新兴技术的发展将为疾病的病因与发病机制的研究带来巨大进步。

第二章

呼吸系统疾病

第一节　慢性支气管炎

一、概述

慢性支气管炎简称“慢支”，是指气管、支气管黏膜及其周围组织的慢性非特异性炎症，以慢性反复发作的咳嗽、咳痰或伴喘息为临床特点。随病情发展，常并发阻塞性肺气肿，进而发生肺动脉高压、肺源性心脏病。它是一种严重危害人民健康的常见病。发病率为3.2%，随着年龄而增长，50岁以上慢支发病率高达15%。

二、病因、发病机制

慢支病因复杂，尚未完全明了，一般将病因分为外因和内因两个方面。

（一）外因

1. 气候异常

寒冷常为本病发病的重要原因和诱因。寒冷可导致：①呼吸道局部小血管痉挛。②纤毛运动障碍。③气道净化作用下降。④防御功能下降。有利于病毒、细菌入侵和繁殖。

2. 感染

感染是促使本病发展的重要因素，主要病因多为病毒和细菌。常见病毒有流感病毒、鼻病毒、腺病毒、呼吸道合胞病毒；常见细菌有嗜血链球菌、肺炎链球菌、甲型溶血性链球菌、奈瑟菌等。

3. 吸烟

研究已证明，吸烟与慢支发生有密切关系。烟雾可致气道副交感神经兴奋，支气管平滑肌张力增高，黏液分泌增加，纤毛运动障碍，黏膜水肿，吞噬细胞活力下降等，长期反复为慢支发病又一重要因素。

4. 过敏因素

与喘息型慢支关系密切，变应原有病原微生物、花粉、尘埃等。

（二）内因

1. 自主神经功能失调

调查显示慢支迷走神经亢进者比率较高，这可能与支气管平滑肌痉挛、黏液腺增生肥大及分泌旺盛有关。

2. 气道局部防御功能及机体免疫机制下降

指支气管黏膜净化、吞噬、分泌球蛋白、咳嗽反射下降（呼吸道局部有四大防御功能：①上呼吸道过滤、湿润、温化作用。②喉头的防御反射。③纤毛的净化作用。④黏膜分泌IgA）。

3. 与营养因素相关

维生素C、维生素A下降影响支气管黏膜修复，使溶菌活力受影响，易罹患慢性支气管肺炎。

4. 老年人易患慢支

老年人由于呼吸道防御功能下降，喉头反射减弱，单核-吞噬细胞功能减弱，慢支发病率增加。

5. 遗传

可能是慢支的易患因素。

三、病理

慢支的主要病理变化是黏膜上皮变性、坏死、脱落、化生，杯状细胞增生，黏膜下层黏膜增生肥大、分泌增多等。支气管壁充血、水肿、炎症细胞浸润、平滑肌痉挛，弹力纤维及软骨架不同程度变形、塌陷，管腔狭窄等形成慢支最为常见的并发症——慢性阻塞性肺气肿的病理学基础。

四、病理生理

本病早期一般没有明显病理生理变化，少数患者可以检出小气道（直径 <2 mm 的气道）功能异常。随着病情加重，逐渐出现气道狭窄、阻力增加和气流受限，其特点是可逆性较小。

五、临床表现

（一）症状

1. 咳嗽

①长期、反复、逐渐加重的咳嗽是慢支的一个主要特点。②一般早晚明显，白昼减轻。③病情缓慢发展后可表现一年四季均咳嗽，而冬季加重。

2. 咳痰

一般为白色黏液痰，合并感染变为脓性，剧咳可痰中带血。

3. 喘息

部分患者伴有气管痉挛，肺部可闻及哮鸣音，称“喘息型慢支”。

（二）体征

早期轻症可无阳性体征；急性发作期双肺可闻及散在、可变的干湿啰音，以背部下方较多，此为慢支特征；喘息型慢支可闻及哮鸣音；并发肺气肿可有肺气肿体征。

六、辅助检查

1. 血液检查

（1）急性发作：白细胞增多，中性粒细胞占比增高。

（2）喘息型：嗜酸性粒细胞增多。

2. 痰涂片

可见大量中性粒细胞等；培养可分离出致病菌。

3. 胸部 X 线

早期无特殊；后期两肺纹理粗、乱，呈网状或条索状，下肺明显；合并支气管周围炎可有斑点状阴影重叠其上。

4. 肺功能测定

（1）早期常无异常。

（2）发展到气道阻塞，FEV_1/FVC（第一秒用力呼气容积占用力肺活量百分比）$<70\%$；$FEV_1\%$ 预计值（第一秒用力呼气容积占预计值百分比）$<80\%$ 预计值。前者为评价气流受限的一项敏感指标，后者为评价气流受限严重程度的良好指标。

七、分型与分期

1. 分型

可分为单纯型和喘息型慢支。①单纯型慢支：表现咳嗽、咳痰两项症状。②喘息型慢支：除咳嗽、咳痰外，同时伴有喘息症状，并经常或多次出现哮鸣音。

2. 分期

（1）急性发作期：1 周内出现多量脓痰或黏液性痰，或咳、痰、喘中一项明显加剧。

（2）慢性迁延期：咳、痰、喘其中一项迁延不愈 1 个月以上。

（3）缓解期：症状基本消失，或仅有轻咳，少量痰，保持 2 个月以上。

八、诊断与鉴别诊断

（一）诊断

（1）咳嗽、咳痰或喘息反复发作，每年持续 3 个月，连续 2 年以上。

（2）排除其他心、肺疾病之后即可做出慢支诊断。如每年发病持续时间虽不足 3 个月，但有明确的客观检查依据（如 X 线检查）支持，也可诊断。

（二）鉴别诊断

1. 支气管哮喘

①发病开始于幼年或青年，常有过敏史。②临床症状以发作性喘息为特点。③体征：发作时两肺有哮鸣音。

2. 肺结核

①有结核中毒症状。②可疑者进行 X 线检查，有肺实质病变。③痰抗酸杆菌阳性或结核杆菌培养阳性者可确诊。

3. 支气管扩张

①大量脓痰，反复咯血。②起病年龄：多在幼年、青年。③体征：局限、恒定，下肺湿啰音。

4. 肺癌

①多见于 40 岁以上。②长期吸烟，痰中带血。③X 线可发现肿块阴影。④胸部 CT、痰查癌细胞或支气管镜等检查有助于明确诊断。

5. 尘肺

①职业史和粉尘接触史。②X 线：明确的硅沉着病（矽肺）结节可确诊。

九、防治

（一）治疗原则

（1）祛除病因。

（2）急性发作期和慢性迁延期以控制感染和祛痰、镇咳为主，伴以解痉、平喘治疗。

（3）缓解期以增强体质，提高免疫功能为主。

（二）治疗措施

1. 急性发作期的治疗

（1）控制感染。

1）及时、有效、足量使用抗生素是控制急性发作的关键。

2）具体方法：①最好根据药敏试验选药。②全身用药，轻者可口服，选用胃肠吸收好、耐药性低的药物，较重者用肌内注射或静脉注射抗生素。常用青霉素、红霉素、氨基糖苷类（如庆大霉素、阿米卡星）、喹诺酮类（如氧氟沙星）、头孢菌素类（如头孢唑啉钠）等。③气管内局部用药，如青霉素 20 万 ~40 万 U，链霉素 0.5 g，氨茶碱 0.25 g，加水 20 mL 超声雾化，每日 2 次。

（2）祛痰止咳：促进排痰，有利于呼吸道通畅和控制感染。方法有：①药物，如氯化铵、溴己新、乙酰半胱氨酸、羧甲司坦、α糜蛋白酶。②多饮水。③超声雾化（蒸气吸入）。

（3）解痉、平喘：改善通气功能，有利痰液排出。常用药：①氨茶碱。②盐酸异丙肾上腺素。③沙丁胺醇；特布他林。

2. 缓解期治疗

（1）气管炎菌苗：常用三联菌苗（甲型链球菌、白色葡萄球菌及卡他球菌），气雾给药效果最佳，皮下注射次之，口服最差。疗程1～2年。长效气管炎菌苗可1个月注射1次。

（2）酯多糖注射液（500 mg/mL）：用法，由0.2 mL皮下注射开始→每次增加0.2 mL→增至1.0 mL为止（共注射20次或更长），以提高非特异性免疫力。

（3）其他治疗：①麻疹病毒疫苗的培养液。用法，2次/周皮下注射或肌内注射，每次2～4 mL。②卡介苗注射液。用法，1 mL（含卡介苗提取物500 mg）肌内注射，每周3次，可连用3个月，以提高机体抗病能力，减少感冒及慢支发作。

十、预防和预后

慢支如无并发症，消除诱发因素，并积极进行治疗，防止复发，则预后良好。如病因持续存在，症状迁延不愈或反复发作，使病情不断发展，易并发阻塞性肺气肿、慢性阻塞性肺疾病（COPD）甚至肺源性心脏病（肺心病）。

预防主要包括戒烟，加强耐寒锻炼，增强体质，提高抗病能力。在气候骤变时及寒冷季节，应注意保暖，避免受凉，预防感染。改善环境卫生，做好防尘、防大气污染工作等。

第二节 慢性阻塞性肺疾病

一、概述

慢性阻塞性肺疾病（COPD）是一组以气流受限为特征的肺部疾病，气流受限不完全可逆，呈进行性发展。COPD是呼吸系统疾病中的常见病和多发病，患病率和死亡率均高。因肺功能呈进行性减退，故常严重影响患者的劳动力和生活质量。

1992年，在我国北部和中部地区对102 230名农村成人进行调查，COPD的患病率为3%。近年来对我国7个地区20 245名成人进行调查，COPD的患者率占40岁以上人群的8.2%。COPD造成巨大的社会和经济负担，根据世界银行/世界卫生组织发表的研究，至2020年COPD将成为世界疾病经济负担占第五位的疾病。

支气管哮喘也具有气流受限的特点，但支气管哮喘是一种特殊的气道炎症性疾病，其气流受限具有可逆性，它不属于COPD。某些患者在患病过程中可能会出现慢性支气管炎合并支气管哮喘。支气管哮喘合并慢性支气管炎，或当哮喘与慢性支气管炎和肺气肿重叠存在时，表现为气流受限不完全可逆，也可列为COPD。

二、病因、发病机制

确切病因不清楚，与下列导致慢性支气管炎的因素有关。

1. 吸烟

为重要发病因素，吸烟者慢性支气管炎的患病率比不吸烟者高2～8倍，烟龄越长，吸烟量越大，COPD患病率越高。吸烟可导致：①支气管纤毛运动减退和巨噬细胞吞噬功能降低。②支气管黏液腺肥大，杯状细胞增生，黏液分泌增多，使气道净化能力下降。③支气管黏液充血、水肿、黏液积聚。④副交感神经功能亢进，引起支气管平滑肌收缩，导致呼吸道阻力增加，气流受限。此外，烟草、烟雾还可使氧自由基产生增多，诱导中性粒细胞释放蛋白酶，抑制抗蛋白酶系统，破坏肺弹力纤维，诱发肺气肿形成。

2. 空气污染

大气中的有害气体如二氧化硫、二氧化碳、氯气等可损伤气道黏膜上皮，使纤毛清除率下降，黏液分泌增加，为细菌侵入创造条件。

3. 感染

是 COPD 发生、发展的重要因素之一。病毒、细菌和支原体是本病急性发作的主要因素。病毒主要为流感病毒、鼻病毒、腺病毒和呼吸道合胞病毒等，细菌则以肺炎链球菌、流感嗜血杆菌及葡萄球菌为多见。

4. 蛋白酶-抗蛋白酶失衡

蛋白酶对肺组织有损伤、破坏作用，而抗蛋白酶对弹性蛋白酶等多种蛋白酶具有抑制功能。蛋白酶和抗蛋白酶维持平衡是保证肺组织正常结构免受破坏的主要因素。蛋白酶增多或抗蛋白酶不足均可导致肺组织结构破坏而发生肺气肿。

5. 其他

机体自主神经功能失调、内分泌功能减退、营养低下、维生素摄入不足、气温突变等都有可能促使 COPD 的发生和发展。

三、病理

COPD 病理学改变发生在中央气道、外周气道、肺实质和肺血管。

1. 中央气道（气管、支气管以及内径 >2 ~4 mm 的细支气管）

炎症细胞浸润气道上皮，黏液分泌腺肥大，杯状细胞增生，纤毛倒伏或部分脱落。

2. 外周气道（内径 <2 mm 的细小支气管）

慢性炎症导致气道壁损伤和修复过程反复循环发生。修复过程导致气道壁结构重塑，胶原含量增加及瘢痕组织形成使气腔狭窄，引起固定性气道阻塞。

3. 肺实质

表现肺过度膨胀，弹性减弱，外观灰白，表面可见大小不等的大疱。显微镜下可见肺泡壁变薄，肺泡腔扩大、破裂或形成大疱。阻塞性肺气肿按累及肺小叶的部位分为小叶中央型、全小叶型和混合型 3 类，其中以小叶中央型最常见。

（1）小叶中央型：由于终末细支气管或一级呼吸性细支气管炎症导致管腔狭窄，其远端的二级呼吸性细支气管呈囊状扩张。

（2）全小叶型：呼吸性细支气管狭窄引起所属终末肺组织（肺泡管-肺泡囊及肺泡）的扩张。

（3）混合型：两型同时存在于一个肺内称混合型肺气肿，见图 2-1、图 2-2。

4. 肺血管

早期改变以血管壁增厚为特征，继之出现平滑肌增厚和血管壁炎症细胞浸润。COPD 晚期继发肺心病时，部分患者可见多发性肺小动脉原位血栓形成。

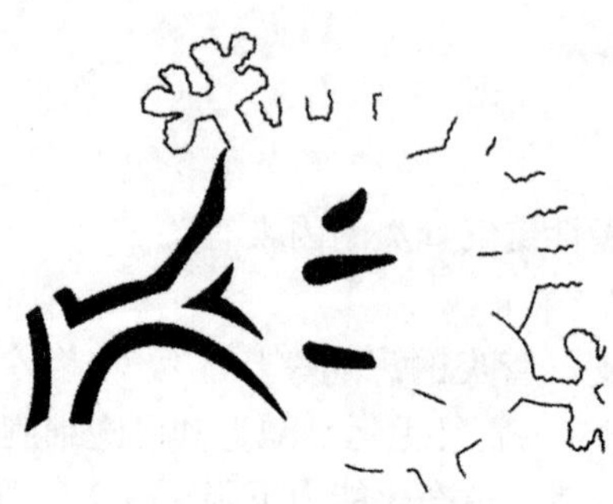

图 2-1　小叶中央型肺气肿

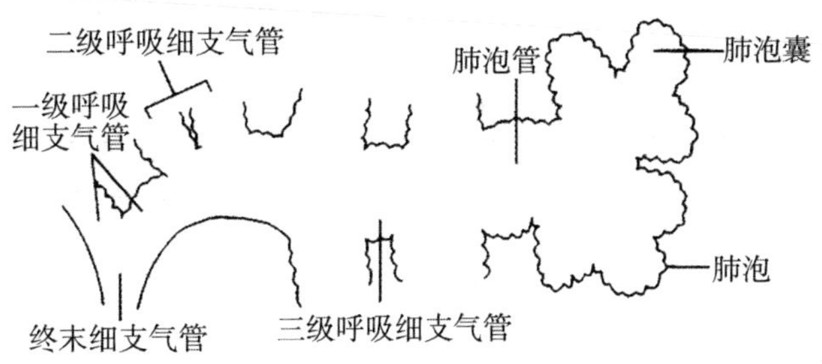

图 2-2　全小叶型肺气肿

四、病理生理

在 COPD 早期，病变主要局限于小气道，闭合容积增大，反映肺组织的顺应性降低。由于病理学改变而出现相应的病理生理学改变，出现气流受限、肺过度充气及气体交换异常。随着 COPD 的进展，病变侵犯大气道时，出现通气功能障碍。随着外周气道阻塞，肺泡持续增大，使肺残气量增加。肺实质破坏及肺血管的异常等使肺气体交换能力下降，发生低氧血症，以后可出现高碳酸血症，最终出现呼吸衰竭。长期慢性缺氧使肺血管广泛收缩而产生肺动脉高压，常伴有血管内膜增生，某些血管发生纤维化和闭塞，造成肺循环的结构重组。COPD 晚期出现肺动脉高压是其重要的心血管并发症，进而发生慢性肺源性心脏病。

五、临床表现

1. 起病方式

缓慢、进展，病程长。

2. 症状

（1）慢性咳嗽：随病程发展可终身不愈。常表现晨间咳嗽明显，夜间有阵咳或排痰。

（2）咳痰：一般为白色黏液或浆液泡沫痰，偶尔带血丝，清晨排痰较多。急性发作期痰量增多，可有脓性痰。

（3）气促或呼吸困难：早期在体力劳动后或上楼等活动时出现，后逐渐加重，以致在日常活动甚至休息时也感到气促。气促是 COPD 标志性症状。

（4）喘息和胸闷：部分患者特别是重度 COPD 患者或急性加重时出现喘息。

3. 体征

早期体征可不明显，随病情进展可出现以下肺部体征：桶状胸，部分患者呼吸变浅，频率增快，严重者可有缩唇呼吸等。触诊双侧语颤减弱；叩诊呈过清音，心浊音界缩小，肺下界和肝浊音界下降；双肺呼吸音减弱，呼气延长，部分患者可闻及湿啰音和（或）干啰音。

六、辅助检查

（一）肺功能检查

肺功能检查是判断气流受限的主要客观指标，对 COPD 诊断，严重程度评价，疾病进展、预后及治疗反应评估等有重要意义。

（1）FEV_1/FVC（第一秒用力呼气容积占肺活量百分比），是评价气流受限的一项敏感指标。

（2）$FEV_1\%$ 预计值（第一秒用力呼气容积占预计值百分比），是评估 COPD 严重程度的良好指标，其易变性小，易于操作。

（3）吸入支气管舒张药后 $FEV_1/FVC < 70\%$ 及 $FEV_1 < 80\%$ 预计值者，可确定为不能完全可逆的气流受限。

（4）肺总量（TLC）、功能残气量（FRC）和残气量（RV）增高，肺活量（VC）减低，表明肺过度充气，有参考价值。根据 FEV_1/FVC、$FEV_1\%$ 预计值的下降程度，可对 COPD 的严重程度作出分级（表 2-1）。

表 2-1　COPD 的严重程度分级

分级	$FEV_1 < FVC$	$FEV_1\%$ 预计值
Ⅰ级（轻）	<70%	≥80%（≥80%）
Ⅱ级（中）	<70%	50%～79%（<80%）
Ⅲ级（重）	<70%	30%～49%（<50%）
Ⅳ级（极重）	<70%	<30%（<30%）

（二）胸部 X 线检查

COPD 早期胸片可无变化，以后可出现肺纹理增粗、紊乱等非特异性改变，也可出现肺气肿改变（两肺野透亮度增加，肋间隙增宽，膈面低平，胸廓及膈肌运动减弱，心影狭长呈垂直位）。X 线胸片改变对 COPD 的诊断特异性不高，主要作为确定肺部并发症及与其他肺疾病鉴别之用。

（三）血气分析

血气分析对确定发生低氧血症、高碳酸血症、酸碱平衡失调，以及判断呼吸衰竭的类型有重要价值。

七、诊断与鉴别诊断

（一）诊断

1. 病因

由吸烟等引起 COPD 的高危因素。

2. 临床表现

咳嗽、咳痰、喘息，逐渐加重的气促。

3. 体征

主要是肺气肿体征。

4. 肺功能

①$FEV_1/FVC < 70\%$，$FEV_1 < 80\%$ 预计值可确定为不完全可逆气流受限。②少数并无咳嗽、吐痰，仅在肺功能检查时 $FEV_1/FVC < 70\%$，而 $FEV_1\% \geq 80\%$ 预计值，在排除其他疾病后，也可诊断为 COPD。

（二）鉴别诊断

1. 支气管哮喘

①多在儿童或青少年期起病。②一般无慢性咳嗽、咳痰等，以发作性喘息为特征。③发作时两肺满布哮鸣音，缓解后消失。④常有过敏史或家族史。⑤气流受限多为可逆性。

2. 肺结核

①有午后潮热、乏力、盗汗等结核中毒症状。②痰检查可发现结核分枝杆菌。③胸片可发现结核病灶。

3. 支气管肺癌

①年龄在 40 岁以上，尤其是有多年吸烟史。②发生刺激性咳嗽，常有反复发作的痰中带血。③X 线胸片显示肿块阴影或阻塞性肺炎表现。④痰脱落细胞检查及纤维支气管镜检可帮助诊断。

八、并发症

1. 慢性呼吸衰竭

常在 COPD 急性加重时发生，其症状明显加重，发生低氧血症和（或）高碳酸血症，可具有缺氧和（或）二氧化碳潴留的临床表现。

2. 自发性气胸

如有突然加重的呼吸困难，并伴有明显的胸痛、发绀，患侧肺部叩诊为鼓音，听诊呼吸音减弱或消失，应考虑并发自发性气胸，通过 X 线检查可确诊。

3. 慢性肺源性心脏病

由于 COPD 病变引起肺血管床减少及缺氧致肺动脉痉挛、血管重塑，导致肺动脉高压、右心室肥大，最终发生右心功能不全。

九、治疗

（一）稳定期治疗

1. 治疗原则

①健康教育。②合理使用支气管扩张药。③止咳化痰。④坚持家庭氧疗。

2. 具体措施

（1）教育和劝导：其中最重要的是劝导吸烟的患者戒烟，这是减慢肺功能损害最有效的措施。

（2）支气管扩张药：短期按需要应用以暂时缓解症状，长期规则应用以预防和减轻症状。可依病情严重程度、用药后患者的反应等酌情选用。

1）抗胆碱药：①短期制剂有异丙托溴铵，雾化吸入，持续 6 ~ 8 小时，每次 40 ~ 80 mg（每喷 20 μg），每天 3 ~ 4 次。②长效制剂有噻托溴铵，每吸 18 μg，每天 1 次。

2）β_2 受体激动剂：①短效如沙丁胺醇，100 ~ 200 μg/次（1 ~ 2 喷）雾化吸入，疗效持续 4 ~ 5 小时。②长效有沙美特罗，每次 1 吸（25 μg），福莫特罗 1 ~ 2 吸/次（每吸 4.5 μg）。

3）茶碱类：①茶碱缓释片 0.2 g，早晚各 1 次。②氨茶碱 0.1 g，每天 3 次。

（3）祛痰药：对痰不易咳出者可应用，常用药物有氨溴索、羧甲司坦、乙酰半胱氨酸等。

（4）长期家庭氧疗（LTOT）：对 COPD 慢性呼吸衰竭者可提高生活质量和生存率，对血流动力学、运动能力、肺生理和精神状态均会产生有益的影响。一般用鼻导管吸氧，氧流量为 1.0 ~ 2.0 L/min，吸氧时间 >15 h/d。

（二）急性加重期治疗

1. 治疗原则

①早期有效地控制感染。②保证呼吸道通畅，合理给氧。③密切观察病情变化，控制性地使用糖皮质激素。

2. 具体措施

（1）抗生素：由于 COPD 急性加重由细菌感染诱发，故抗生素在 COPD 急性加重的治疗中具有重要地位。COPD 加重并有脓性痰是应用抗生素的指征，应根据患者所在地常见病原体类型及药物敏感情况积极选用抗生素治疗。

（2）支气管扩张药：药物同稳定期。有严重喘息症状者可给予较大剂量雾化吸入治疗，如应用沙丁胺醇 2 500 μg 或异丙托溴铵 500 μg，或沙丁胺醇 1 000 μg 加异丙托溴铵 250 ~ 500 μg，通过小型雾化吸入器给患者吸入治疗以缓解症状。

（3）控制性吸氧：氧疗是 COPD 加重期住院患者的基础治疗。无严重并发症的 COPD 加重期患者氧疗后较容易达到满意的氧合水平（PaO_2 >60 mmHg 或 SaO_2 >90%），但有可能发生潜在 CO_2 潴留。鼻导管给氧时吸入氧浓度与给氧流量有关，估算公式为吸入氧浓度（%）=21 +4 × 氧流量（L/min）。一般吸入氧浓度为 25% ~29%（氧流量为 1 ~ 2 L/min），吸入氧浓度过高时引起 CO_2 潴留的风险加大。应注意复查动脉血气以确定氧合满意而未引起 CO_2 潴留或酸中毒。

（4）糖皮质激素：对需住院治疗的急性加重期患者，可考虑口服泼尼松龙 30 ~ 40 mg/d，有效后减量，疗程为 10 ~ 14 天。也可静脉给予甲泼尼龙，一般为 40 mg/d，3 ~ 5 天，有效后改口服并逐渐减量。

（5）其他治疗措施：合理补液和补充电解质以保证水、电解质平衡。注意补充营养，根据患者胃肠功能状况调节饮食，保证热量和蛋白质、维生素等营养素的摄入，必要时可选用肠外营养治疗，积极排痰等。如患者有呼吸衰竭、肺源性心脏病、心力衰竭，具体治疗参阅相关章节的治疗内容。

十、预防与预后

1. 预防

①积极劝导患者戒烟。②控制职业和环境污染，减少有害气体吸入。③积极防治婴幼儿和儿童期的呼吸道感染。④对有慢支反复感染的患者可注射流感疫苗、肺炎链球菌疫苗等。⑤加强体育锻炼，增强体质，提高机体免疫力。⑥对 COPD 高危因素人群，定期进行肺功能监测，以早期发现 COPD 并及时治疗。

2. 预后

COPD 是慢性进行性疾病，目前尚无法使其病变完全逆转；但积极采用综合性治疗措施可以延缓病变进展。晚期常继发慢性肺源性心脏病。

第三节　慢性肺源性心脏病

一、概述

慢性肺源性心脏病，简称肺心病，是由于肺、胸廓或肺血管疾病引起肺循环阻力增加和肺动脉高压，继而出现右心肥厚，最后导致右心衰竭的心脏病。肺心病是我国呼吸系统的一种常见病，根据国内多次普查和抽查，平均患病率为 0.4% ~0.47%。患病年龄多在 40 岁以上，男女性别无显著差异，寒冷地区、高原地区、潮湿地区和农村患病率高。本病占住院心脏病的构成比的 38.5% ~46%。

二、病因、发病机制

（一）病因

1. 支气管、肺疾病

①慢支，并发阻塞性肺气肿最常见（80% ~90%）。②重症肺结核、支气管扩张、支气管哮喘等导致肺气肿，进而发展为肺心病。

2. 胸廓运动障碍性疾病

少见。如：①胸廓脊柱畸形。②神经、肌肉疾病。③胸膜广泛粘连。

3. 肺血管病变

较少见。反复发生的广泛的肺小动脉栓塞，各种原因所致的肺小动脉炎，原发性肺动脉高压等均可使肺血管痉挛、狭窄或闭塞，循环阻力增加，形成肺动脉高压，发展为肺心病。

（二）发病机制

1. 肺动脉高压形成

这是一个长期而复杂的过程。在缺氧、CO_2 潴留、酸碱平衡失调等综合因素作用下引起肺小动脉收缩、红细胞增多，血液黏度增加等，使循环阻力增加，成为肺动脉高压形成的功能因素。肺血管内膜炎、小动脉肌层增厚、管壁硬化、血栓形成及肺毛细血管床大面积减少，导致循环压力增高为肺动脉高压形成的病理解剖因素。

（1）缺氧：缺氧是肺动脉高压形成的最重要因素。①缺氧时收缩血管的活性物质增多，使肺血管收缩，血管阻力增加，如白三烯、5-羟色胺（5-HT）、血管紧张素Ⅱ、血小板活化因子（PAF）等。②缺氧使平滑肌细胞膜对 Ca^{2+} 的通透性增加，细胞内 Ca^{2+} 增高，肌肉兴奋-收缩偶联效应增强，直接使肺血管平滑肌收缩。

（2）高碳酸血症：高碳酸血症时，由于 H^+ 产生过多，使血管对缺氧的收缩敏感性增强，致使肺动脉压增高。

（3）肺血管床面积减少：随肺气肿的加重，肺泡内压增高，压迫肺泡毛细血管，造成毛细血管管腔狭窄或闭塞。当肺泡壁毛细血管面积减少到70%以上时，肺循环阻力增大。

（4）血液流变学异常：①慢性缺氧产生继发性RBC增多，血液黏稠度增加。②缺氧可使醛固酮增加，导致水钠潴留。③缺氧使肾小动脉收缩，肾血流量减少，也加重水钠潴留，血量增多。

2. 心脏负荷增加

肺循环阻力增加时，右心发挥其代偿功能，以克服肺动脉高压的阻力而发生右心室肥厚。早期尚可代偿，随病情进展，肺动脉压持续增高，超过右心室代偿能力，右心失代偿，发生右心衰竭。右室心肌受损的因素也可直接或间接地影响左心室肌，因此，部分患者也可发生左心室肥大及左心衰竭。

3. 其他重要器官损害

缺氧和高碳酸血症还可导致其他重要脏器如脑、肝、肾、胃肠及内分泌系统、血液系统等发生病理改变，引起多脏器的功能损害，如脑水肿、应激性溃疡、DIC等。

三、临床表现

（一）肺心功能代偿期

本期仅有肺动脉高压及右心室肥大，而无右心功能不全，因此主要是原发病的一些症状和体征，如咳嗽、咳痰、呼吸困难等症状；肺部干湿啰音及肺气肿体征。右心肥大的体征往往因肺气肿而掩盖。由于右心室增大，心脏向右前转位，视诊可见心尖冲动位于剑突下。心浊音界往往缩小或不易叩出，心音遥远。由于肺动脉高压和右心室扩大出现三尖瓣相对关闭不全，肺动脉瓣区闻及第二心音亢进，在三尖瓣区出现收缩期杂音。

（二）肺心功能失代偿期

失代偿期主要表现为呼吸衰竭和右心衰竭，一般以呼吸衰竭为主，严重时可伴发右心衰竭。

1. 呼吸衰竭

肺心病多发生Ⅱ型呼吸衰竭，既有低氧血症又有高碳酸血症。低氧血症的表现是气短、胸闷、心慌、头痛、发绀及心率增快，在严重缺氧时出现脑功能紊乱，可有烦躁不安、意识模糊等。高碳酸血症可表现扑翼样震颤，头痛、嗜睡、抽搐、昏迷，有的可出现精神错乱、幻觉等精神症状。

2. 心力衰竭

以右心衰竭为主，少数可伴左心衰竭。右心衰竭以体静脉瘀血为主要表现。症状常有食欲减退、恶心、呕吐、腹胀，是由于胃肠道及肝脏瘀血所致。体征：①颈静脉充盈或怒张。②肝肿大。③下肢水肿。④心率增快。⑤右心室奔马律及由相对性三尖瓣关闭不全引起的收缩期杂音等。

（三）并发症

1. 酸碱失衡及电解质紊乱

由于 CO_2 潴留产生呼吸性酸中毒。呼吸性酸中毒合并代谢性酸中毒时，因代偿作用可出现高钾血症。经排钾利尿易转为呼吸性酸中毒合并低钾、低氯性代谢性碱中毒。

2. 上消化道出血

严重缺氧和 CO_2 潴留可引起胃酸分泌增加，胃黏膜充血、水肿、糜烂、渗血或应激性溃疡，导致上消化道出血。

3. 肺性脑病

即“CO_2 麻醉状态”，表现神志淡漠、肌肉震颤、抽搐、昏睡甚至昏迷。

4. 其他

也可发生弥散性血管内凝血（DIC）。

四、辅助检查

1. X 线

（1）肺动脉高压征：①右肺下动脉扩张横径≥15 mm。②右肺下动脉横径与气管横径比值≥1.07。

（2）肺动脉突出或高度≥3 mm。

（3）中心肺动脉扩张和外周分支纤细，两者形成鲜明对比。

（4）肺动脉圆锥部显著凸出，右前斜位高出≥7 mm。

（5）右心室增大。

上述有 1 项提示；2 项可诊断，见图 2-3。

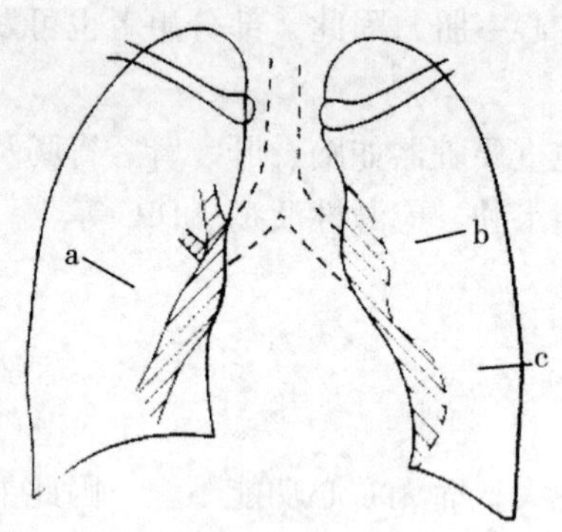

图 2-3 慢性肺心病 X 线正位胸片

a—右下肺动脉干增宽；b—肺动脉段突出；c—心尖圆隆上翘

2. 心电图

主要条件：①额面电轴≥90°。②重度顺钟向转位（V_5 导联：R/S≤1）。③RV_1+SV_5≥1.05 mV。④肺性 P 波。⑤avR 导联，R/S 或 R/Q≥1。次要条件：①肢导联低电压。②右束支传导阻滞。（具备 1 项主要条件可诊断，具备 2 项次要条件为可疑。）

3. 超声心动图检查

右心室流出道内径≥30 mm，右心室内径 20 mm，右心室前壁的厚度≥5 mm，左、右心室内径的比值<2，右肺动脉内径或肺动脉干及右心房增大等，均可以诊断慢性肺心病。

五、诊断与鉴别诊断

（一）诊断

（1）原发病史（慢支或肺部疾病史）。

（2）X 线或心电图显示右心室肥大或临床有右心功能不全。

（3）排除其他器质性心脏病所致的右心功能不全，可做出诊断。

（二）鉴别诊断

1. 冠心病

①有心绞痛史。②多与高脂血症、高血压并存。③左心室肥大或功能不全。④心电图：有心肌缺血改变。

2. 肺心病合并冠心病

①有长期高血压病史，典型者有心绞痛史。②左心室扩大，心律失常持久。③心电图有心肌梗死图形、心肌缺血表现。

3. 风心病二尖瓣狭窄

①有二尖瓣狭窄的典型杂音。②X 线食管吞饮检查显示食管压迹（左心房扩大）。③心电图有二尖瓣 P 波。

六、治疗

（一）治疗原则

治疗原则：①积极控制感染。②通畅呼吸道，改善呼吸功能。③纠正缺氧和 CO_2 潴留。④控制呼吸衰竭和心力衰竭。

（二）具体治疗措施

1. 急性加重期治疗

（1）控制感染：有效控制呼吸道感染是急性发作期治疗的关键，合理使用抗菌药物是控制感染的最重要环节。应根据可靠的痰菌培养及药敏试验结果针对性用药，在未出结果前可酌情经验性用药。社区获得性感染以革兰阳性菌占多数，医院感则以革兰阴性菌为主。常用的有青霉素类、氨基糖苷类、喹诺酮类及头孢菌素类抗感染药物，且必须注意可能继发真菌感染。

（2）氧疗：通畅呼吸道，纠正缺氧和 CO_2 潴留，可用鼻导管吸氧或面罩给氧。

（3）控制心力衰竭：慢性肺心病患者一般在积极控制感染、改善呼吸功能后心力衰竭便能得到改善。但对治疗无效的重症患者，可适当选用利尿药、正性肌力药或扩血管药物。

1）利尿药：有减少血容量、减轻右心负荷、消除水肿的作用。一般采用小剂量、短期、间隙交替使用的方法，避免快速、大量、长期利尿，以免发生严重水电解质及酸碱失衡，尤其是低钾、低氯、低镁和碱中毒。一般用氢氯噻嗪 25 ~ 50 mg，口服，每日 1 ~ 3 次，联用保钾利尿剂螺内酯 20 ~ 40 mg 口服，每日 3 次。效果较差或水肿严重急需利尿治疗的患者，可短期应用呋塞米（速尿）20 ~ 40 mg/d，口服或静脉注射。

2）强心剂：肺心病患者常存在缺氧、CO_2 潴留、感染、电解质紊乱等，对洋地黄类药物耐受性差，易导致中毒。应用原则是：①小剂量，为常规用量的 1/2 ~ 2/3。②选择作用快、排泄快的药物，如毛花苷 C（西地兰）0. 2 ~ 0. 4 mg 或毒毛花苷 K 0. 125 ~ 0. 25 mg，缓慢静脉注射，也可以地高辛 0. 125 mg 口服，每日 1 ~ 2 次。应用指征：①经治疗呼吸衰竭已好转，但心力衰竭依然存在。②利尿剂疗效不佳，心力衰竭不能纠正。③伴有左心衰竭。④伴有室上性心动过速或快速心房颤动。

3）血管扩张剂：血管扩张剂可减轻心脏前、后负荷，降低心肌耗氧量。血管扩张剂分为 3 种：①动脉扩张剂常用的药物是酚妥拉明。②动、静脉扩张药物，最常用的是硝普钠。③静脉扩张剂以硝酸甘油为代表。经临床试用疗效均不确定。近年新开发治疗肺动脉高压的药物有前列腺素（依前列醇）、内泌素受体拮抗剂（波生坦）、磷酸二酯酶抑制剂（西地那非）等，对特发性肺动脉高压具有一定疗效，但对继发于 COPD 等支气管疾病的肺动脉高压无效。

4）控制心律失常：一般经过抗感染、纠正缺氧后，心律失常可自行消失。如果持续存在可根据心律失常的类型选用药物。

5）肺性脑病的治疗：①纠正缺氧和降低 CO_2 潴留。②酌情降低颅内压。③对严重躁动患者慎用镇静药，可用 10% 水合氯醛 10 ~ 20 mL 保留灌肠（禁用吗啡、巴比妥类）。④昏迷患者可用呼吸兴奋剂。

2. 缓解期治疗

①积极预防呼吸道感染及治疗原发病是缓解肺心病的治疗重点，也是减少急性发作的重要措施。②缓解期应坚持保健体操，腹式呼吸、缩唇呼吸，以增强耐寒能力和呼吸肌功能。③合理营养：增强体质，适当应用免疫增强剂如核酪注射液、卡介苗、气管炎菌苗等。④家庭氧疗：对于降低肺动脉压、延缓病情发展有较好效果。

七、预防和预后

预防主要是防治引起本病的 COPD 等慢性支气管及肺疾病。本病随心肺功能损害逐渐加重，多数远期预后不良，病死率为 10% ~15%，但经积极治疗可以延长寿命，提高患者生活质量。

第四节　支气管扩张

一、概述

支气管扩张简称支扩，是指由支气管及其周围组织的慢性炎症所导致的支气管壁破坏，管腔形成不可逆扩张、变形。典型临床症状为慢性咳嗽、咳大量脓痰和反复咯血。过去本病常见，随着人民生活的改善，麻疹、百日咳预防接种及抗生素的应用等，本病已明显减少。本病多见于儿童或青年。大多继发于急、慢性呼吸道感染和支气管阻塞后，反复支气管炎症导致气管管壁破坏而引起支气管的异常和持久扩张。

二、病因、发病机制

（一）病因

支气管扩张的病因有先天性和后天获得性。大多为后天获得性，由先天性发育缺损和遗传性疾病引起者较少见，另有约30%支气管扩张患者病因不明，但通常存在遗传、免疫或解剖缺陷。重要的发病因素是急、慢性呼吸道感染和支气管阻塞。

（二）发病机制

支气管扩张发病机制中的关键环节为支气管感染和支气管阻塞，两者相互影响，形成恶性循环，最终导致支气管扩张发生和发展。另外，支气管外部牵拉、先天性发育缺陷及遗传因素等也可引起支气管扩张。

1. 支气管-肺感染

婴幼儿时期严重的支气管-肺感染是引起支气管扩张的主要原因之一，如病毒和细菌感染引起的细支气管炎和支气管肺炎，造成支气管壁的破坏和附近组织纤维收缩；这些病变使支气管引流不畅、分泌物潴留，导致阻塞；而阻塞又容易进一步诱发感染。这个感染—阻塞—感染的过程反复进行，最终将导致支气管扩张。肺结核在痊愈过程中常伴有支气管肺组织纤维组织增生，牵拉支气管，造成局部支气管扭曲、变形，分泌物不易被清除；随后，继发的普通细菌感染病变进入感染—阻塞—感染的恶性循环过程，最终形成支气管扩张。

2. 支气管先天性发育缺损和遗传因素

支气管先天性发育障碍，如巨大气道-支气管症，可能因先天性结缔组织异常、管壁薄弱所致。支气管扩张伴鼻窦炎、内脏转位（右位心），称为卡特金纳综合征，可能与软骨发育不全或弹性纤维不足，导致局部管壁薄弱或弹性较差有关。

3. 其他疾病

部分不明原因的支气管扩张患者有不同程度的体液免疫和（或）细胞免疫功能异常，提示支气管扩张可能与机体免疫功能失调有关，如类风湿关节炎、系统性红斑狼疮、溃疡性结肠炎、克罗恩病等可同时伴有支气管扩张。

三、病理

1. 形态

支气管弹力组织、肌层及软骨等陆续遭到破坏，由纤维组织代替，管腔逐渐扩张。按形态分为柱状和囊状两种，常合并存在。柱状扩张的管壁破坏较轻。随着病情发展，破坏严重，进而出现囊状扩张。

2. 部位

感染性支气管扩张多见于下叶基底段支气管的分支。由于左下叶支气管较细长，且受心脏血管的压迫而引流不畅，容易导致继发感染，故左下叶支气管扩张多于右下叶。舌叶支气管开口接近下叶背段，易受下叶感染的影响，故左下叶与舌叶支气管扩张常同时存在。结核后性支气管扩张多位于肺上叶，特别多见于上叶尖段与后段支气管及其分支。下叶背段的支扩多数也是结核后发生。右中叶支气管较细长，周围有内、外、前三组淋巴结围绕，易引起肺不张及继发感染，反复发作也可发生支气管扩张。

四、临床表现

（一）症状

支气管扩张的病程较长，多于幼年、青年期发病。常在童年有麻疹、百日咳或支气管肺炎病史，迁延不愈，以后伴有反复发作的肺部感染。

1. 慢性咳嗽、咳吐大量脓痰

（1）咳嗽：一般为阵发，与体位变动有关。

（2）咳痰：①黄色或绿色，每日数百毫升（100～400 mL）。②痰静置于玻璃瓶中可分为三层（泡沫、浆液、沉渣）。③如有厌氧菌感染，呼吸时有腥臭味。

2. 反复咯血

半数以上患者有不同程度的反复咯血，从痰中带血到大量咯血，咯血量与支气管病变范围及感染程度有时并不一致。部分患者仅有反复咯血，临床称为“干性支气管扩张”，常见于结核性支气管扩张，病变多位于引流良好的上叶支气管。

3. 反复肺部感染

同一肺段可反复发生肺炎并迁延不愈。患者可出现发热、食欲缺乏、乏力、消瘦、贫血等慢性感染中毒症状，儿童可影响发育。

（二）体征

1. 早期

可无阳性体征。

2. 后期

①病变部位恒定、局限的湿啰音，为支气管扩张典型肺部体征。②慢性病例伴杵状指（趾）。③出现肺气肿、肺心病等可有相应体征。

五、辅助检查

1. 血常规

一般无特殊表现。继发感染时，血白细胞计数和中性粒细胞占比增高。红细胞沉降率增快，反复咯血的患者可出现贫血。

2. 影像学检查

（1）X 线：早期无特殊表现或仅有肺纹理增深；晚期可见粗乱肺纹理的环状透亮阴影；沿支气管的卷发样阴影；合并感染时阴影中可有液平面。

（2）CT：柱状扩张显示支气管壁增厚，并延伸到肺的边缘；囊状扩张表现为支气管显著扩张，成串或成簇囊状改变，感染时阴影内出现液平面。

（3）高分辨率 CT（HRCT）：可显示次级肺小叶为基本单位的肺内细微结构，是支气管扩张的主要诊断方法。

3. 支气管碘油造影

以往为确诊支气管扩张的金标准。现在由于胸部 CT 技术的不断发展，对诊断支扩的准确性很高，因此，已经取代支气管碘油造影而成为确诊支气管扩张的金标准。

4. 支气管镜检查

目前支气管镜可以达到 3 级支气管，窥见 4 级支气管，而支气管扩张病变多发生于远端的支气管，故经支气管镜直接窥见支气管扩张病变的概率较低。对部分病例可发现出血部位及支气管阻塞原因，对支扩的病因及定位诊断有一定帮助；对获取标本明确病原体有一定价值。

5. 痰微生物检查

痰涂片可发现革兰阴性及革兰阳性细菌；培养可检出致病菌；药敏试验结果对于临床正确选用抗生素具有一定指导价值。

六、诊断与鉴别诊断

（一）诊断

（1）儿童或青年期开始发病。

（2）长期咳嗽，咳大量脓痰或反复咯血。

（3）肺下部局限、恒定的湿啰音。

（4）X 线片（胸片）可见肺纹理粗乱或呈卷发样阴影。

（5）肺 HRCT 和支气管碘油造影可确诊。

（二）鉴别诊断

1. 慢性支气管炎

①中年以上发病。②肺部以干啰音为主，无恒定、局限的湿啰音。③一般无咯血。

2. 肺结核

①有结核中毒症状。②病变（体征）多在上肺。③痰结核菌检查可阳性。

3. 肺脓肿

①起病急。②X 线片可见大片阴影内有透光区、液平面。③经有效抗生素治疗，炎症可完全吸收。

4. 先天性肺囊肿

①无慢性咳嗽，咳大量脓痰，有反复咯血症状。②X 线可见数量不等、边缘锐利的圆形阴影，壁光洁整齐。

5. 支气管肺癌

①多发生于 40 岁以上的男性吸烟者。②行 X 线、纤维支气管镜、痰细胞学检查等，可做出鉴别诊断。

七、治疗

（一）治疗原则

治疗原则为：①控制呼吸道感染。②促进痰液引流。③必要时手术切除。

（二）内科治疗

1. 一般治疗

根据病情轻重，合理安排休息。合并感染及咯血时，应卧床休息。平时应避免受凉，劝导患者戒烟，预防呼吸道感染。对于反复长期感染、反复咯血而身体虚弱者，应加强营养。

2. 控制感染

抗生素是治疗支气管扩张的最重要药物。有发热、咳脓痰等化脓性感染时，开始可根据病情经验性选药，获得痰培养及药敏试验结果后酌情进行调整。病情轻者可口服，较重者需静脉给药，如喹诺酮类、头孢菌素类等。有厌氧菌感染者可使用甲硝唑。对于感染不易控制者可考虑轮换使用不同的抗生素。

3. 祛除痰液

有多种方法可供选用，但效果不稳定。

（1）体位引流：①原则，病变位处高处，其口朝下，借助重力使痰液排出。②意义，排痰、减轻症状，有时较使用抗生素更有效。③具体方法，中叶：头低脚高仰卧位（床脚抬高 30 cm 左右）；下叶：俯卧位，仍头低脚高位；上叶：取坐位。④注意事项，患者深呼吸，间隙用力咳嗽并拍背；引流前可超声雾化（可加入庆大霉素 α 糜蛋白酶）；每天 2～4 次，每次 15～30 分钟。体位引流示意见图 2-4。

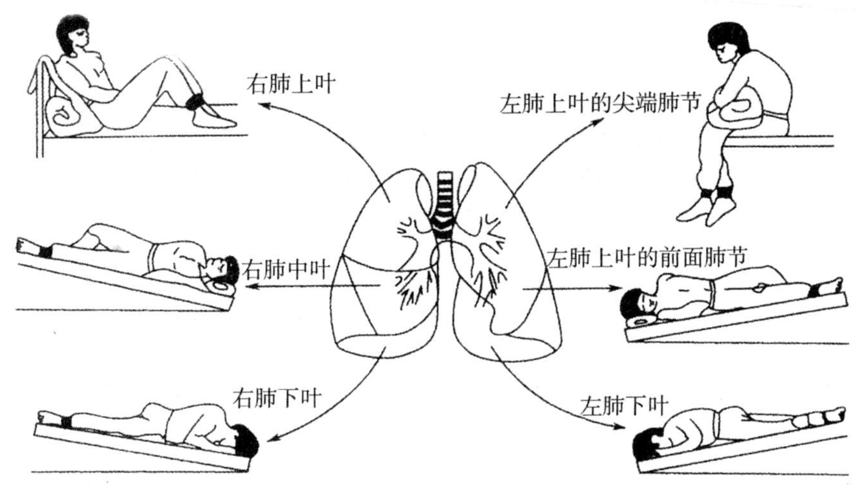

图 2-4　体位引流示意图

①上叶取坐位或健侧卧位。②中叶取仰卧稍向左侧位。③下叶取仰卧稍向右侧位。④下叶尖段取俯卧位。⑤下叶各底段床脚抬高 30～50 cm，前底段取仰卧位，外底段取侧卧位，后底段取俯卧位

（2）祛痰剂：如氯化铵 0.3 g，溴己新 16 mg，盐酸氨溴索片 30 mg，鲜竹沥 10 mL，每日 3 次，可促进痰液排出。

（3）雾化吸入：可稀释分泌物，使其易于排出，促进引流，有利于控制感染。可选用生理盐水、胰脱氧核糖核苷酸酶、α 糜蛋白酶超声雾化，每天 2～3 次。

（4）补充水分：通过多饮水补足机体的水分，可有效祛痰。

4. 使用支气管扩张剂

对有阻塞性通气功能障碍的患者可使用支气管扩张剂，能减轻患者症状，提高生活质量。

5. 咯血的处理

大量咯血可引起窒息死亡，必须积极治疗。

第五节　慢性呼吸衰竭

一、概述

慢性呼吸衰竭指由慢性肺、胸疾病引起呼吸功能障碍逐渐加重而发生的呼吸衰竭，分为代偿性和失代偿性。机体代偿适应，尚能从事日常生活、工作，称代偿性呼吸衰竭；因呼吸道感染或其他原因，使呼吸功能急剧恶化，代偿丧失，出现严重的缺氧和二氧化碳潴留的症状，则称为失代偿性呼吸衰竭。

二、病因

常见病因：①以 COPD 最常见。②其次有重症哮喘、弥散性肺纤维化、重症肺结核、尘肺等。③呼吸道感染是导致呼吸衰竭失代偿的直接原因。

三、临床表现

缺氧和二氧化碳潴留导致的表现如下。

1. 呼吸困难

是临床上最早出现的症状，主要表现为呼吸频率、节律和幅度的改变。中枢性呼吸衰竭以节律和频率改变为著，呈潮式、间歇或抽泣样呼吸。呼吸器官病变所致的周围性呼吸衰竭，可呈端坐张口、耸肩

呼吸。药物中毒抑制呼吸中枢表现为呼吸匀缓、昏睡；严重肺心病并发呼吸衰竭，二氧化碳麻醉时则出现浅慢呼吸。

2. 发绀

发绀是一项可靠的低氧血症的体征，但不够敏感。发绀的机制实际上是当 $PO_2 < 50$ mmHg、血氧饱和度（SaO_2）<80%时即可出现发绀（以往认为还原 Hb > 50 g/L 出现发绀的观点已否认）。舌发绀较口唇、甲床呈现发绀更早。发绀主要取决于缺氧的程度，也受血红蛋白量、皮肤色素及心功能状态的影响。

3. 精神、神经症状

缺氧和二氧化碳潴留均可引起精神症状。缺氧：慢性缺氧多表现记忆力下降，智力或定向力障碍；急性缺氧出现精神错乱、躁狂、昏迷、抽搐等。二氧化碳潴留：轻度出现兴奋症状（失眠、烦躁、夜间失眠、白天嗜睡）；严重则导致麻醉状态，发生肺性脑病，患者表现神志淡漠、肌肉震颤、抽搐、昏睡甚至昏迷等。

4. 循环系统症状

轻度缺氧和二氧化碳潴留可出现脉搏加快、血压上升；严重缺氧和二氧化碳潴留引起肺动脉高压，搏动性头痛；晚期由于严重缺氧、酸中毒引起心肌损害，出现血压下降、心律失常，心脏停搏。

5. 消化系统症状

低氧和高碳酸血症可引起胃酸分泌增多，胃黏膜广泛充血、水肿、糜烂，加之氢离子逆向弥散和长期大量使用皮质激素可致上消化道出血。大量出血常提示预后不良。

6. 血液改变

①代偿性红细胞增多。②严重者会诱发弥散性血管内凝血（DIC）。

7. 酸碱平衡失调和电解质紊乱

（1）呼吸性酸中毒：占首位，由二氧化碳潴留引起，结果引起 HCO_3^- 代偿性增加。

（2）呼吸性酸中毒合并代偿性碱中毒：占第二位，呕吐、利尿导致低钾血症，或过度补碱引起。PCO_2 升高，HCO_3^- 显著增加。

（3）呼吸性酸中毒并代偿性酸中毒：占第三位，呼吸性酸中毒原因，酸性代谢产物增加，pH 显著下降，PCO_2 升高，HCO_3^- 正常或下降。

（4）呼吸性碱中毒：较少见，CO_2 排出过度，pH 升高，PCO_2 下降。

（5）呼吸性碱中毒合并代偿性碱中毒：少见，CO_2 排出过快或不适当补碱引起，pH、HCO_3^- 均升高。

四、诊断

本病一般根据病史及呼吸衰竭的表现即可诊断。

（1）有慢性呼吸系统疾病病史或其他导致呼吸功能障碍的基础病因。

（2）有缺氧和（或）二氧化碳潴留的症状和体征。

（3）动脉血气分析，Ⅰ型呼吸衰竭：$PO_2 < 60$ mmHg（8 kPa），无 PCO_2 增高；Ⅱ型呼吸衰竭：$PO_2 < 60$ mmHg（8 kPa），伴有 PCO_2 高于 50 mmHg（6.7 kPa）。

（4）呼吸衰竭伴有神经、精神症状，排除其他原因可诊断为肺性脑病。

五、治疗

（一）治疗原则

治疗原则：①保持呼吸道通畅。②纠正缺氧和二氧化碳潴留。③纠正代谢紊乱。④防治各种并发症。

(二)具体措施

1. 保证气道通畅是纠正呼吸衰竭的重要措施

(1)反复清理咽、喉部分泌物。

(2)支气管扩张剂(如异丙肾上腺素、氨茶碱等)。

(3)祛痰:①药用溴己新、鲜竹沥、α 糜蛋白酶等。②超声雾化(痰干结者)。

(4)翻身拍背,鼓励咳嗽排痰。

(5)必要时建立人工气道(气管插管或切开)。

2. 氧疗

吸氧是治疗呼吸衰竭必需的措施。

(1)Ⅰ型呼吸衰竭:以缺氧为主,不伴有二氧化碳潴留,应吸入较高浓度的 O_2(大于33%,一般不超过41%),氧流量3~5 L/min,使 PO_2 提高到60 mmHg(8 kPa)以上,用面罩给氧效果较好。面罩供氧是通过 Venturi 原理,利用氧射流产生负压,吸入空气以稀释氧,调节空气进量可控制氧浓度为25%~50%,可按需调节。面罩给氧浓度稳定,不受呼吸频率和潮气量的影响,对鼻黏膜刺激小,缺点是进食、咳痰不方便。

(2)Ⅱ型呼吸衰竭:应持续低浓度吸氧(25%~33%),氧流量1~3 L/min。不能高浓度吸氧,因Ⅱ型呼吸衰竭缺氧伴二氧化碳潴留是由于通气不足所造成,由于二氧化碳潴留,其呼吸中枢化学感受器对二氧化碳反应性差,呼吸维持主要靠低氧血症对外周化学感受器的兴奋作用。如吸入高浓度氧,解除了低氧血症对外周化学感受器的刺激,患者的呼吸会变浅变慢,PCO_2 随之上升,严重者可陷入二氧化碳麻醉状态或呼吸停止。吸氧的简便方法是经双腔鼻管、鼻导管或鼻塞吸氧。鼻导管或鼻塞给氧简单、方便,不影响患者进食、咳嗽及排痰。缺点为氧浓度不恒定,高流量对鼻黏膜刺激大,患者不舒适。吸入氧浓度(FiO_2)与吸入氧流量的关系:$FiO_2=21+4\times$吸入氧流量(L/min)。

3. 呼吸中枢兴奋剂的应用

(1)适应证:缺氧伴二氧化碳潴留患者若出现神经症状时,可使用呼吸中枢兴奋剂。

(2)使用方法及注意事项:对于慢性呼衰患者需要用呼吸兴奋剂治疗时,剂量不宜偏大,常用5%葡萄糖注射液或生理盐水500 mL+洛贝林15 mg(3支)或尼可刹米1.125 g(3支)。使用时应注意保持呼吸道通畅,必要时可增加吸氧浓度。因为呼吸中枢兴奋剂的使用使机体耗氧量增大。

4. 机械通气

(1)轻、中度呼吸衰竭:鼻或鼻罩机械通气。

(2)严重呼吸衰竭:给予机械通气。①定容型,达到预定容量时自动切换,适用于自主呼吸微弱或无自主呼吸者。②定压型,以预定压力为切换信号,适用于有一定自主呼吸者。

(3)注意事项:①过度通气可出现呼吸性碱中毒,或造成气道损伤、张力性气胸等并发症。②通气量小起不到改善作用。③加强护理(监测)。④无菌操作防止交叉感染。

5. 水、电解质、酸碱失衡的处理

(1)呼吸性酸中毒:以改善通气为主,合理进行氧疗,一般不宜补碱。

(2)呼吸性酸中毒伴代偿性碱中毒:在纠正二氧化碳潴留的同时,针对代谢性碱中毒的原因进行治疗,给予适量补充氯化钾和生理盐水。

(3)呼吸性酸中毒伴代偿性酸中毒:在纠正缺氧和二氧化碳潴留的基础上,应积极治疗引起代谢性酸中毒的原因,适量补充 $NaHCO_3$。

(4)单纯呼吸性碱中毒:鼻、口加纸罩以重复吸入排出的二氧化碳,或适当降低机械呼吸(机)的通气量。

(5)常有低血钾:相应及时补充。

6. 治疗原发病,去除病因

(1)呼吸道感染:为呼吸衰竭加重的诱因,故积极控制感染是缓解呼吸衰竭的重要措施。

(2)消化道出血:可静脉注射西咪替丁或胃内灌注凝血酶。

（3）其他：如自发性气胸、心力衰竭、心律失常、肺血栓栓塞等并发症应相应处理。

六、预后、预防

预后决定慢性呼吸衰竭原发病的严重程度及肺功能状态。加强胸、肺疾病的防治，防止肺功能恶化和呼吸衰竭的发生是关键。已有慢性呼吸衰竭的患者则应注重呼吸道感染的发生。

七、实训处方

1. 化痰平喘，保持气道通畅（选用）

①氨茶碱 0.1 g，口服，每日 3 次。②沙丁胺醇 2 ~ 4 mg，口服，每日 3 次。③溴己新（必嗽平）16 mL，口服，每日 3 次。④鲜竹沥 10 mL，口服，每日 3 次。⑤α 糜蛋白酶 5 mg 肌内注射或超声雾化。

2. 氧疗

①Ⅰ型呼吸衰竭：氧流量 5 L/min，面罩给氧。②Ⅱ型呼吸衰竭：氧流量 1 ~ 3 L/min，鼻导管持续给氧。

3. 呼吸中枢兴奋剂（选用）

①10% 葡萄糖注射液 500 mL + 洛贝林 15 mg，静脉滴注，每天 1 ~ 2 次。②10% 葡萄糖注射液 500 mL + 尼可刹米（可拉明）1.125 g，静脉滴注，每天 1 ~ 2 次。

4. 预防上消化道出血

10% 葡萄糖注射液 250 mL + 西咪替丁 1.2 g，静脉滴注，每天 1 次 ×（3 ~ 5）天。

第六节　肺炎链球菌肺炎

肺炎链球菌肺炎是由肺炎链球菌引起的肺实质的急性炎症。本病居院外感染性肺炎首位，好发于青壮年和冬春季节。临床以高热、胸痛、咳嗽、咳铁锈痰及肺实变为特征。近年来，由于抗生素的广泛应用，临床上轻症或不典型病例多见。

一、病因、发病机制

1. 致病菌

肺炎链球菌为革兰阳性球菌，涂片常成对或短链状排列，有荚膜，其毒力与荚膜中的多糖结构和含量有关，在确定的 86 个血清亚型中，引起成人致病的多为 1 ~ 9 型及 12 型，其中 3 型毒力最强，儿童中以 6、14、19 及 23 型多见。肺炎链球菌经阳光直射 30 分钟或加热 52 ℃10 分钟可杀灭。

2. 诱因

（1）受凉，淋雨，过劳。

（2）长期卧床，心力衰竭。

（3）麻醉，镇静药过量等。

3. 发病机制

肺炎链球菌是健康人鼻咽部的一种正常菌群，一般情况下并不致病。当上呼吸道病毒感染、受凉、过劳、醉酒、全身麻醉和长期卧床等，使呼吸道防御功能受损或全身免疫力低下时，有毒力的链球菌侵入下呼吸道而致病。细菌在肺泡内繁殖，其致病力主要在于荚膜对组织的侵袭作用，首先引起肺泡壁水肿，出现白细胞和红细胞渗出，含菌的渗出液经肺泡间孔（Cohn 孔）向肺的中央部分扩展，甚至累及几个肺段或整个肺叶，因病变开始于肺的外周，故叶间分界清楚，易累及胸膜，引起渗出性胸膜炎。少数可发生菌血症或感染性休克，老年人及婴幼儿的病情尤为严重。

二、病理

1. 细菌入侵

肺炎链球菌侵入肺，在肺内繁殖，首先引起肺泡壁水肿，随后红细胞、白细胞、纤维蛋白渗出，含菌渗出液经 Cohn 孔向邻近肺泡扩散，肺叶、肺段实变。

2. 疾病经过

典型病理改变：①肺叶充血、肿胀为充血期（1～2 天）。②肺叶高度充血、大量红细胞渗出为红色肝变期（2～3 天）。③大量渗出物压迫肺泡壁为灰色肝变期（3～5 天）。④渗出物吸收、排出为消散期（6～7 天）。整个自然病程为 1～2 周。

3. 预后

①消散后肺组织不遗留纤维瘢痕。②少数可引起机化性肺炎。

三、临床表现

（一）诱因

发病前常有诱因，如受凉、淋雨、疲劳等。

（二）症状

1. 全身症状

（1）急性起病，寒战高热，体温达 39～40 ℃。

（2）伴全身酸痛、头痛、乏力等。

2. 呼吸道症状

（1）咳嗽、咳痰：①初为干咳，或有少量白色黏液痰。②典型为特征性铁锈色痰，为肺泡内的红细胞被巨噬细胞吞噬，崩解后形成含铁血黄素混入痰中所致。

（2）胸痛：①常有胸痛，多为刺痛，咳嗽、呼吸加重。②波及膈胸膜可引起下胸痛、上腹痛；若伴腹膜刺激征易误诊为急腹症。

（3）呼吸困难：大面积实变引起通气/血流比例失调时出现。

（4）其他症状：①消化道症状，少数有肝损害。②神经系统症状，如虚性脑膜炎。

（三）体征

（1）轻症或不典型：可无明显体征。

（2）典型：有肺实变体征（患侧呼吸运动减少，触诊语颤增强，叩诊浊音，听诊有病理性支气管呼吸音等）。

（3）部分并发胸膜炎可有相应体征。

（4）病变进入消散期，可出现湿啰音。

（5）合并休克时，可有相应体征。

四、并发症

1. 感染性休克

感染性休克是由于严重的毒血症或菌血症所致微循环障碍而引起的休克，多见于老年体弱或有慢性心肺疾病患者。其临床特点表现为：①起病急骤，高热或体温不升。②血压骤降至 80/60 mmHg 以下，四肢厥冷、面色苍白、多汗、发绀、心动过速和心音减弱等。③呼吸道症状轻微，而消化道和神经系统症状明显。④肺部体征不明显。⑤白细胞总数和中性粒细胞占比显著升高。⑥常伴有代谢性酸中毒及多种并发症。

2. 渗出性胸膜炎

部分患者可伴发纤维素性胸膜炎，少量胸腔积液随病情好转自行吸收，胸腔积液量多时需抽液；个别患者继发其他化脓性感染可并发脓胸。

3. 中毒性心肌炎

出现心动过速、心律失常，房室传导阻滞甚至心力衰竭。

4. 中毒性脑病

可出现头痛、谵妄、幻觉、昏迷、惊厥等，伴脑膜刺激征。

五、辅助检查

1. 血常规

（1）白细胞增高：一般为（10～20）$\times 10^9$/L，中性粒细胞多在80%以上。

（2）伴核左移表示病情严重。

（3）年老体弱或免疫功能低下者白细胞可不增高或正常，但中性粒细胞百分比仍高。

2. 痰液检查

痰直接涂片做革兰染色镜检，如发现典型的革兰染色阳性、带荚膜的双球菌，即可初步做出病原学诊断。痰培养24～48小时可以确定病原体。

3. 血培养

有20%的重症肺炎血培养阳性，为菌血症所致。

4. X线

（1）早期（充血期）：仅有肺纹理增多或病变叶段稍模糊。

（2）实变期：可见按肺叶、肺段分布的大片均匀密度的阴影。

（3）消散期：呈散在、不规则的片状阴影，多数患者在3～4周后完全消散。

六、诊断与鉴别诊断

1. 诊断

①突然畏寒、发热，咳嗽、胸痛，咳铁锈色痰。②典型肺实变体征。③X线见呈肺叶、肺段分布的大片致密阴影。④白细胞总数增高，中性粒细胞占比升高，核左移。⑤痰培养：有助于病因诊断。

2. 鉴别诊断

（1）干酪性肺炎：①为重症肺结核，病程迁延，全身情况差。②有结核史，结核中毒症状明显。③痰中可找到抗酸杆菌。④X线检查提示常侵犯肺尖或锁骨上、下，可形成空洞，易有支气管播散。

（2）其他肺炎。

（3）肺癌：①中心型肺癌，肺炎在同一部位反复发生，易发生肺不张和肺门团块影，支气管镜可发现支气管内肿物；活检及刷检可确诊。②周围性肺癌和肺泡癌，可呈现“肺炎型”，无明显感染症状，抗生素应用无效；反复查痰可发现癌细胞。

七、治疗

（一）治疗原则

治疗原则：①及时有效地抗生素治疗。②适当的支持疗法。③积极治疗并发症。

（二）治疗措施

1. 抗生素治疗

（1）首选青霉素，轻症成人患者可用240万U/d，分3次肌内注射；病情稍重者宜用青霉素240万U～480万U/d，静脉滴注，每6～8小时1次；重症及并发脑膜炎者，每日剂量可增至1 000万～3 000万U，分4次静脉滴注。

（2）约25%的肺炎双球菌肺炎对青霉素耐药，对青霉素耐药者可用喹诺酮类：左旋氧氟沙星、司帕沙星、莫西沙星、加替沙星、环丙沙星等，也可用β-内酰胺类头孢噻肟、头孢曲松静脉滴注。对青霉素过敏者，可用红霉素、林可霉素，头孢类应慎用，两者可能出现交叉过敏。万古霉素作为唯一一种具有持久活性的药物，对所有肺炎球菌均有抗菌活性，可作为在大多数情况下伴有高耐青霉素发生率的重症患者的首选药物。对高度耐药菌株的治疗，应根据体外药敏试验。

（3）对疑有脑膜炎时，应给予头孢噻肟 2.0 g，静脉注射，每 4 ~6 小时 1 次；或头孢曲松 1 ~2 g，静脉注射，每 12 小时 1 次；同时给予万古霉素 1.0 g，静脉注射，每 12 小时 1 次。

（4）抗菌药物疗程视病情而定，一般为 10 ~14 天，或在热退后 3 天停药或由静脉用药改为口服，维持数日。

2. 支持疗法

（1）卧床休息（如休克时平卧位）。

（2）饮食：给予足够维生素、热量和水分。

（3）高热应首先物理降温，慎用退热剂。

（4）干咳、剧烈胸痛者，可给予可待因 0.03 g，每日 3 次。

（5）有气促、发绀者给氧。

3. 感染性休克的治疗

关键在于早期诊断，及时抢救。

（1）加强监护：①严密观察呼吸、血压、心律等。②记录出入量。③注意保温和高流量给氧。

（2）补足血容量：①用量，休克早期，应不失时机地补充血容量。观察指标，中心静脉压：正常 5 ~12 cmH_2O，<5 cmH_2O 为补液不足，>12 cmH_2O 观察下缓慢补液，>15 cmH_2O 应停止补液。②种类，一般用低分子右旋糖酐、生理盐水、葡萄糖注射液、苏打水等，具体用量 <2 000 mL/d，其中生理盐水 <500 mL/d，注意：输液速度不能过快，以免发生肺水肿，不盲目使用血管收缩剂（易导致肾衰竭）。

（3）纠正酸中毒：①有休克就有酸中毒。②休克持续较久，50% $NaHCO_3$ 200 ~250 mL 静脉滴注，先用半量，然后再根据二氧化碳结合率（CO_2CP）或剩余碱（BE）按公式计算出碳酸氢钠用量，再补给。BE 补碱公式是：所需 5% $NaHCO_3$（mL） = ［正常 BE-所测 BE（mmol/L） ×0.4×体重（kg）］。

（4）应用血管活性药物：①血管收缩药，休克早期，血容量一时难以补足可临时用。②血管扩张剂，多主张在补充血容量基础上应用，可用多巴胺、酚妥拉明等。

（5）糖皮质激素的应用：上述处理休克未纠正，应尽早应用，可用氢化可的松 100 ~300 mg 或地塞米松 5 ~10 mg 静脉滴注，病情好转后 12 ~24 小时停用，用药一般不超过 3 天。

（6）加强抗感染治疗：用第二、第三代头孢菌素。对病因不明的严重感染，可合并头孢拉定（复达欣）或头孢哌酮（先锋必），以及氨基糖苷类抗生素兼顾革兰阳性及阴性细菌。

（7）其他：①防止心、肾功能不全。②防止急性呼吸窘迫综合征（ARDS）等。

八、预防

（1）预防上呼吸道感染，加强体育锻炼，增强体质。

（2）避免淋雨、受寒、醉酒、过度疲劳等诱因。

（3）对于年老体弱和糖尿病、慢性肝病、慢性心肺疾病、脾切除等免疫功能减弱者，必要时可注射肺炎免疫疫苗。

第三章

循环系统疾病

第一节 房性心律失常

房性心律失常发生率较高，且随年龄增长发病率逐渐增加，房性心律失常通常分为房性期前收缩、房性心动过速、心房扑动和心房颤动。

一、房性期前收缩

（一）诱发因素

房性期前收缩，是起源于窦房结以外心房任何部位的期前收缩，常见于肺源性心脏病、冠心病、病态窦房结综合征、风湿性心脏瓣膜病、高血压心脏病、心肌病、心力衰竭、甲状腺功能亢进、二尖瓣脱垂等疾病。此外，在低血钾、低血钙、低血镁、酸碱中毒，以及使用洋地黄、奎尼丁、普鲁卡因胺、肾上腺素、异丙肾上腺素、锑剂及各种麻醉药等也可出现，房性期前收缩还与精神紧张、血压突然升高、疲劳、过多饮酒、吸烟，喝浓茶、咖啡，饱餐，便秘、腹胀，失眠，体位突然改变等因素有关。

（二）主要特点

神经异常状态所致的房性期前收缩在睡眠前或静止时较易出现，在运动后或心率增快后减少或消失。还可因心脏的直接机械性刺激（如心脏手术或心导管检查等）引起房性期前收缩。房性期前收缩常是快速性房性心律失常出现的先兆。老年人房性期前收缩大部分起源于左心房肺静脉、右心房界嵴、上下腔静脉、冠状窦等部位。多为局部心房肌组织自律性增高所致。

（三）临床表现

1. 心悸，咽部胀满感等不适

频发房性期前收缩时可有胸闷、气短、头晕、乏力，脉搏有间歇，伴有冠心病及心力衰竭的患者可出现心绞痛及心力衰竭症状加重。部分患者无任何不适主诉，可能因期前收缩持续时间较久，患者已适应。此外，期前收缩的症状与患者的精神状态有密切关系，不少患者的很多症状是由于对期前收缩不正确的理解和恐惧、焦虑等情绪所致。

2. 心跳停顿感，自测有脉搏脱落或减弱

房性期前收缩二联律或三联律时脉搏呈规律性脱落。听诊可闻及提前出现的期前收缩，常有第一心音增强，并可闻及其后的代偿间歇。房室传导比例有变化时，听诊心律不恒定。

（四）辅助检查

临床怀疑房性期前收缩，但普通心电图未记录到时需行动态心电图检查。确诊患者需行超声心动图检查明确有无伴发的器质性心脏病。检查甲状腺功能、电解质，以及相关疾病的排查以明确房性期前收缩与这些疾病的关系。

心电图检查显示提前出现的异位 P′波，与窦性 P 波不同。如 P′波下传，QRS 波为室上性，也可伴有差异性传导。期前收缩后代偿间歇不完全。P′-R≥0.12 秒，联律间期越短，P′-R 越长。有时房性期前收缩未下传心室易误诊为窦房传导阻滞或窦性停搏。通常根据 V_1 及 aVL 导联 P′波形态可判断出期前收缩起源于左心房或右心房，如 V_1P′波为（+），aVL 为（-）则起源于左心房，相反起源于右心房。

（五）药物治疗

发生于正常人或临床症状不明显时可不予治疗。有器质性心脏病时应积极治疗原发病，对肺源性心脏病应控制感染，纠正缺氧。对左心功能不全，应改善心功能。甲状腺功能亢进应予抗甲状腺药物纠正甲状腺功能亢进。频发房性期前收缩症状明显，或出现频繁发作的房性心动过速，房性期前收缩诱发的心房扑动、心房颤动时可给予口服胺碘酮、美托洛尔、心律平等药物，心功能较差及心脏扩大患者尽量避免使用心律平等Ⅰ类抗心律失常药物。选用药物时应该根据患者心率快慢和心功能好坏进行选择，对心功能较差的患者，尽量少用抗心律失常药，以免加重心功能衰退。临床常用药物及用法、用量如下。

1. β 肾上腺素能受体阻滞药

美托洛尔：每次 1/4 片（每片 50 mg），每天 2 次。可致心率减慢，如心率≤60 次/分应停用。适用于交感神经张力亢进、血压偏高、心率偏快的频发房性期前收缩患者；有低血压、心动过缓及房室传导阻滞者禁用。

2. 胺碘酮（可达龙）

口服每次 1 片（0.2 g），每天 3 次，1 周后改为每次 1 片，每天 2 次。以后再改为每次 1 片，每天 1 次维持。最后可改为每次半片，每天 1 次维持。老年人用量偏小。适用于心率偏快、心功能较差的频发房性期前收缩患者。肝肾功能不全者慎用。胺碘酮可导致甲状腺功能异常，以及心电图 QT 间期延长，服用后应定期行甲状腺功能及心电图检查。

3. 普罗帕酮

每次 150 mg（每片 50 mg），每天 3 次，有效后改为每次 100 mg，每天 3 次维持。适用于心率偏快、心功能良好的频发房性期前收缩患者。

4. 钙离子拮抗药

维拉帕米：口服每次 1 片（40 mg），每天 3 次。或缓释片，每次半片或 1 片（120～240 mg），每天 1 次口服。该药能减少或消除房性期前收缩。适用于心率偏快、血压偏高的频发房性期前收缩患者。服药期间要注意心率和血压，如心率每分钟低于 60 次应停用。

二、房性心动过速

（一）主要特点

房性心动过速是连续 3 个以上的房性期前收缩，且频率 >100 次/分。青少年房性期前收缩、房性心动过速的主要发病机制是异常自律性增高，是由于残留的异位自律性心肌存在于心房。大部分自律性心肌存在于右心房界嵴、冠状窦口或左心房肺静脉口，成年及老年人多为心房肌组织的退行性变诱发折返，触发活动导致房性期前收缩及房性心动过速的发生，常在器质性心脏病基础上发作，如急性心肌梗死、心肌病、慢性阻塞性肺疾病（尤其是伴急性感染时）、肺源性心脏病等。洋地黄过量、低钾血症常是自律性房性心动过速发作的重要原因。此外，心肌缺血、代谢紊乱、饮酒、缺氧等常为诱发因素。

（二）临床表现

（1）发作时患者胸闷、气短，伴有冠心病及心力衰竭的患者可出现心绞痛及心力衰竭症状加重；部分持续性房性心动过速患者长期心律失常可导致快速心律失常性心肌病，临床出现心力衰竭症状。

（2）听诊心率增快，房室传导比例有变化时，听诊心率不恒定。房性心动过速多为自律性增高所致，发作开始时具有心房率逐渐增加的特点（warm-up 现象）。心率为 100～180 次/分，大多为 160 次/分，<250 次/分。

（三）辅助检查

1. 心电图检查

发作时心电图表现为窄 QRS 波的室上性心律失常，P′波形态与窦性 P 波不同，而和其后心动过速中的 P 波形态相同。P′-R 间期 >0.12 秒，P′波出现在 QRS 波之前，RP′/P′R >1，也可见 R 后 P′波的房性心动过速。心动过速发作时初始几个 P′-P′间距有逐渐缩短现象（温醒现象），然后稳定于同一水平，固定不变，通常 P′-P′间距相差不超过 20 ms。终止前逐渐减速，终止时有较长的代偿间歇。心动过速发作时可伴有房室传导阻滞，可为 2 ∶ 1、3 ∶ 1 或 3 ∶ 2 或文氏型传导阻滞。尤其是应用洋地黄、奎尼丁等药物时更易发生。可根据对心房内异位起搏点从 12 导联体表心电图上初步判断异位起搏点的位置。房性心动过速与心房扑动的鉴别点在于房性心动过速时 P 波之间的等电位线仍存在（心房扑动等电位线消失）。

2. 电生理检查

适时的房性期前收缩不能诱发或终止发作，兴奋迷走神经的方法如颈动脉窦按压等不能终止心动过速，给予心室快速刺激后表现为心室→心房→心房→心室的激动顺序。在老年患者房性心动过速可与心房扑动及心房颤动交替出现，必要时行动态心电图检查。同时行超声心动图、电解质、甲状腺功能检查明确房性心动过速的病因。起源于上腔静脉或界嵴上部的房性心动过速由于邻近窦房结易被误诊为窦性心动过速。

（四）治疗方法

1. 器质性心脏病

应积极治疗原发病，对肺源性心脏病应控制感染，纠正缺氧。对左心功能不全，应改善心功能。纠正电解质紊乱，怀疑洋地黄中毒时应及时停用。

2. 频繁发作

可给予口服胺碘酮、普罗帕酮、美托洛尔、维拉帕米及索他洛尔等药物，服用方法与治疗房性期前收缩相同，心功能较差及心脏扩大患者尽量避免使用 I 类抗心律失常药物。索他洛尔每次 20 ~ 80 mg，每天 3 ~ 4 次，当患者肌酐清除率 <60 mL/min 时，应慎用本品。禁用于支气管哮喘、窦性心动过缓、二度或三度房室传导阻滞（除非安放有效的心脏起搏器）、先天性或获得性 QT 间期延长综合征、心源性休克、未控制的充血性心力衰竭。

3. 射频消融

由于三维标测系统（CAR-TO）的出现，房性心动过速射频消融具有较高的成功率，成为临床有效的治疗手段。

三、心房扑动

心房扑动与心房颤动是常见的心律失常，两者均可使心房失去正常收缩能力，从而使回心血量下降，心排血量下降。

（一）诱发因素

心房扑动可继发于器质性心脏病，如风湿性心脏病、冠心病、高血压、肺源性心脏病、心肌病、心肌炎、病态窦房结综合征、慢性肺源性心脏病、某些先天性心脏病（尤其是房间隔缺损）、肺栓塞、慢性缩窄性心包炎、急性心包炎、心脏手术后，其他疾病如甲状腺功能亢进症、胸外科手术后、心导管检查、糖尿病性酸中毒、低血钾、低温、缺氧、急性胆囊炎、胆石症、烧伤、全身感染、蛛网膜下腔出血等均可诱发心房扑动。也可见于无器质性心脏病患者，称为特发性心房扑动。

（二）临床类型

目前认为，是心房内环形折返机制导致心房扑动，根据心房扑动大折返环路的缓慢传导区是否位于三尖瓣环至下腔静脉之间的峡部，将心房扑动分为峡部依赖型心房扑动和非峡部依赖性心房扑动，前者如Ⅱ、Ⅲ、aVF 导联 F 波向下，V_1 导联 F 波向上则为右心房内逆时针折返，如Ⅱ、Ⅲ、aVF 导 F 波向上，V_1 导联 F 波向下则为右心房内顺时针折返。非峡部依赖性心房扑动多为心脏外科术后瘢痕依赖的折返环。部分心房扑动是起源于肌袖组织的快速、连续、有序或无序的电激动触发或驱动心房引起频率 >250 次/分的规律或相对规律的心房激动，此称肌袖性心房扑动。

（三）临床表现

心房扑动大多数为阵发性，常突然发作、突然终止，若持续时间超过 2 周即为持续性发作，又称慢性心房扑动。个别病例有达数年者。心房扑动也可由心房颤动转变而来。阵发性心房扑动也有部分可转为慢性心房颤动。

1. 症状

有无症状取决于是否存在基础心脏病和心室率的变化。心室率的快慢与心房扑动的房室传导比例有关，当房室传导为 3 ∶ 1 与 4 ∶ 1 时，心房扑动的心室率接近正常值，对血流动力学影响较小，症状可无或轻，仅有轻微的心悸、胸闷等；当房室传导为 2 ∶ 1，甚至达 1 ∶ 1 时，心室率可超过 150 次/分，血流动力学可明显受累，患者可出现心悸、胸闷、头晕、眩晕、神情不安、恐惧、呼吸困难等，并可诱发心绞痛或脑动脉供血不足。特别是老年人患者，尤其是在初发时，以及原有心脏病较严重者心室率增快更明显，并可诱发或加重心力衰竭。心房扑动也增加心房内血栓的可能性，引起体循环栓塞。脑梗死的发生率与心房颤动相同。

2. 体征

听诊心率增快，心室率常在 150 次/分左右（2 ∶ 1 房室传导），心律齐，当以 1 ∶ 1 传导时心室率更快，当以 3 ∶ 1、4 ∶ 1 等传导交替出现时，节律不齐。此时听诊第一心音强弱不等、间隔不一，应与心房颤动鉴别。

（四）辅助检查

典型心电图特征如下。

（1）窦性 P 波消失，代之以形态、振幅相同，间距相等，频率为 250 ~ 350 次/分的心房扑动波（F 波），呈锯齿状或波浪状（典型图形在Ⅱ、Ⅲ、aVF 导联出现），F 波之间无等电线。

（2）QRS 波群形态与窦性相同，有时因 F 波的影响，QRS 波群形态可稍有差异。

（3）常见房室传导比例为 2 ∶ 1，也可以 3 ∶ 1、4 ∶ 1 传导，房室传导比例不固定者心室率可不规则。

（4）有时 F 波频率和形态不是绝对规则，称不纯性心房扑动或心房扑动-颤动。

同时行超声心动图、动态心电图、电解质、甲状腺功能检查明确心房扑动的病因。

（五）防治措施

1. 病因治疗

由于心房扑动大多是器质性心脏病所致，因此治疗原发病很重要。有时当原发病未能纠正，心房扑动即使使用药物控制也可反复发作，还应积极控制心力衰竭、感染，纠正电解质紊乱。

2. 治疗心房扑动

心房扑动时心室率常较快，尤以活动时更明显，这对原发病患者影响较大。因此，原则上除了对极短阵发作的心房扑动且无器质性心脏病依据的患者可以观察外，对其他患者均应及时纠正，使心房扑动转为窦性心律，即使变成心房颤动，由于心室率减慢，临床症状也较心房扑动减轻，阵发性或持续性心房扑动可采取以下方法治疗：①终止发作。如直流电转复和抗心律失常药（胺碘酮、普罗帕酮等）。②当药物或电转复为窦性心律时，需服胺碘酮、普罗帕酮等药物以维持疗效。③采用导管射频消融术可达根治目的。

（1）直流电复律术：心房扑动电复律是最有效的方法，最适用于持续性心房扑动而药物治疗无效者。对于预激综合征并发心房扑动，或伴有明显血流动力学障碍需要紧急复律的心房扑动，宜首选电复律治疗。急性心肌梗死伴心房扑动者由于心室率过快也应用电复律。通常应用 25 ~ 50 J 即可成功转复心房扑动。其缺点为复发率高，约有 20% 的患者在复律后数天内又复发。复发率与心房扑动持续时间的长短有关，持续时间长的复发率高。故在复律后应服胺碘酮或普罗帕酮维持窦性心律，可使复发率明显降低。

（2）药物转复和维持窦性心律治疗。

1）胺碘酮：150 mg 胺碘酮加入 5% 葡萄糖注射液 20 mL 中缓慢静脉推注。注射时间不得短于 3 分钟。无效 15 分钟后再给予上述剂量 1 次：如有效可改用维持量 10 ~ 20 mg/kg 加入 250 ~ 500 mL 5% 葡萄糖注射液中静脉滴注 24 小时。从静脉注射的第 1 天起同时口服胺碘酮，200 mg/次，每天 3 次，服 7 天，然后 200 mg/次，每天 2 次，服 7 天，最后 200 mg/次，每天 1 次，维持下去。

2）普罗帕酮：常规首剂 70 mg，稀释于 5% 葡萄糖注射液 20 mL 中缓慢静脉推注，10 分钟后如不复律可重复 1 次，静脉注射总量不超过 210 mg。口服每次 150 mg（每片 50 mg），每天 3 次，有效后改为每次 100 mg，每天 3 次维持。

3）索他洛尔：按 1.5 mg/kg 剂量将索他洛尔稀释于生理盐水 20 mL 中。缓慢静脉推注 10 分钟。观察 30 分钟，若未转复可重复该剂量 1 次。口服转复法：每次 40 ~ 80 mg，每天 2 次，通常日总量在 160 mg以下。不良反应：半衰期长，随剂量增加，扭转型室性心动过速发生率上升。低钾、低镁加重索他洛尔毒性作用。用药期间应监测心电图变化，当 QT 间期（QTc）≥0.55 秒时，应考虑减量或暂时停药。窦性心动过缓、心力衰竭者不宜应用。

4）伊布利特：转复成功率为53%。剂量成人体重≥60 kg 者用 1 mg 溶于 5% 葡萄糖注射液 50 mL 内静脉缓慢推注 10 分钟，若心律失常仍未终止，10 分钟后可重复 1 次。成人体重 <60 kg 患者推荐剂量为开始 0.01 mg/kg，按上法应用。如心律失常终止或出现非持续（持续）室性心动过速或明显 QTc 延长均需立即停药。应监测 4 小时以上。静脉注射至少 4 小时以后才能应用 I A 和Ⅲ类抗心律失常药。肝肾功能不全者无须调整剂量。

5）洋地黄：转复成功率为 40% ~60%。有报道第 1 次发生的心房扑动用洋地黄转复成功率为 90%。是既往常用的首选药。尤其适合伴发于心力衰竭时的心房扑动。不足之处为起效慢，对体力活动等交感神经兴奋时的心室率控制不满意。用毛花苷 C 0.4 ~0.8 mg 加入 5% 葡萄糖注射液 20 mL 中缓慢静脉推注，以后再追加 0.2 ~0.4 mg，24 小时内不应 >1.2 mg。

（3）控制心房扑动时的心室率：可选用地尔硫䓬静脉推注负荷量 15 ~25 mg（0.25 mg/kg），随后 5 ~15 mg/h 静脉滴注。如首剂负荷量心室率控制不满意，15 分钟内再给负荷量。有效率达 95%，可减少心室率 20% 以上，用药 5 分钟之内可明显地减慢心室率，应监测心电血压。维拉帕米：口服 40 ~ 80 mg/次，每 8 小时 1 次，可增加到 160 mg/次，每 8 小时 1 次，最大剂量为 480 mg/d，老年人酌情减量。β 受体阻滞药与地高辛合用：如阿替洛尔 12.5 ~25 mg/次，每天 1 ~3 次及地高辛 0.125 ~0.25 mg/次，每天 1 次。

（4）射频消融治疗：对于峡部依赖性心房扑动，消融成功率可达 90%，消融靶点在下腔静脉开口和三尖瓣环之间的峡部，即在心房扑动折返环的解剖关键部位，行线性消融。实现峡部双向性传导阻滞。非峡部依赖心房扑动消融成功率低，常需三维标测系统进行标测。

四、心房颤动

心房颤动是常见的心律失常，它使心房失去正常收缩能力，心排血量下降。

（一）诱发因素

1. 器质性心脏病

心房颤动可继发于器质性心脏病如风湿性心脏病、冠心病、高血压性心脏病、肺源性心脏病、心肌病、病态窦房结综合征、甲状腺功能亢进、预激综合征、呼吸睡眠暂停、心脏手术后，也可见于无器质性心脏病患者，称为特发性心房颤动或孤立性心房颤动。

2. 非器质性心脏病

（1）酗酒和吸烟、情绪激动、过度吸烟、排尿等可直接发生或在原有心脏病基础上诱发心房颤动。

（2）心脏手术和外伤，肺和全身性感染，以及慢性肺功能不全。

（3）洋地黄中毒，乌头碱类、尼古丁等中毒，以及电解质紊乱均可诱发心房颤动。

（4）部分患者伴有家族史，其患病率随年龄的增长而增加，>65 岁患者，其发病率达 5%，且心房颤动还可引发卒中，快速心律失常性心肌病，临床危害较大。

（二）主要特点

心房颤动发病的电生理机制是房内存在多个随机的折返环，95%由起源于左心房肺静脉肌袖的房性期前收缩触发和驱动。其中位于左上肺静脉者占48%～51%，位于右上肺静脉者占26%～44%。位于双侧下肺静脉者占28%。此外局灶起源性心房颤动患者有68%在两支或两支以上的肺静脉内有触发性局灶。约6%的患者触发心房颤动的局灶位于上腔静脉，位于右心房者占3%～4.7%。由于老年人心房肌退行性改变使其传导减慢，易于在期前收缩触发下形成折返。老年人多伴有左心室舒张功能不全，心肌梗死后患者易伴有收缩功能不全，两者均会使左心房压力增加，而肺源性心脏病患者易于出现右心房压力增加，心房在牵拉下兴奋性增加，心房颤动易感性增加。老年人病态窦房结综合征发病率较高，在基础窦性心率较慢情况下，窦房结对房性期前收缩的抑制作用减弱，易于出现房性期前收缩，即长短周期现象，同时心房肌的不应期离散度增大，使其心房颤动发病率较高即临床所称慢-快综合征。近来发现很多特发性心房颤动患者伴有心房的无菌性炎症，提示炎症是促发心房颤动的重要原因，这也能解释心胸外科手术后心房颤动高发的原因。

总之，心房颤动发生的基础包括三方面。①解剖学基础：包括心房肌的纤维化、心房扩张、心房梗死、心房外科手术等。其形成需较长的时间。②功能性基础：包括心房的牵张与缺血、自主神经与药物的影响、心动过缓或过速的存在。其形成需要时间相对短，可在数天或数月形成。③启动因素：包括心脏停搏、长短周期现象、短长周期现象等，启动因素可能在数秒到数分钟就可形成。

（三）临床类型

1. 根据心电图 f 波粗细分型

（1）粗波型心房颤动：指 f 波的振幅 >0.1 mV。多见于风湿性心脏病二尖瓣狭窄、甲状腺功能亢进性心脏病、心房扑动转为心房颤动的过程中。此型对药物、电击复律术的反应好，疗效佳，复发率低。

（2）细波型心房颤动：指 f 波的振幅≤0.1 mV。多见于病程较长的风湿性心脏病、冠心病等患者。此型对药物、电击复律反应差、疗效差。复发率高。

（3）扑动性心房颤动：或称不纯性扑动。

2. 根据病程分型

通常分为阵发性心房颤动、持续性心房颤动及永久性心房颤动。

（1）阵发性心房颤动：发作持续时间 <7 天、发作后能自动转复或被转复。

（2）持续性心房颤动：发作后不能自动转复或虽然应用药物等措施转复，但在短时间内又复发，发作持续时间 >7 天但 <1 年。

（3）永久性心房颤动：心房颤动发作持续时间超过 1 年。

（四）临床表现

1. 症状

可有胸闷、心悸、气短，以初发或阵发性发作时明显。当心室率较快时，在一些严重心脏病如扩张性心肌病、缺血性心肌病、风湿性心脏病二尖瓣狭窄可诱发急性左心衰竭及肺水肿。部分患者在初发心房颤动时由于心房分泌出较多心房利钠肽（ANP）导致小便增多。持续性心房颤动或伴有较慢心室率心房颤动时可不伴有任何不适。心房颤动时心房内易于形成血栓，血栓脱落可引起脑血管栓塞，以及肢体动脉栓塞。持续性（或慢性）心房颤动的症状与基础心脏病有关，也与心室率快慢有关。可有心悸、气短、胸闷、乏力，尤其在体力活动后心室率明显增加，并可出现晕厥，尤其是老年患者，由于脑缺氧及迷走神经亢进所致。预激综合征并发心房颤动时心室率较快并伴有血流动力学障碍。

2. 体征

心房颤动时脉搏紊乱，节律不齐，强弱不等。听诊时心律绝对不齐，第一心音强弱不等，有短绌脉现象即脉搏率小于听诊的心室率。

（五）辅助检查

1. 心电图

是诊断的金标准。心房颤动时各导联 P 波消失，代之以形态振幅间距完全不一致的心房颤动波（f 波），频率达 350～600 次/分，代表心室激动的 QRS 波节律不齐，为室上性，如心室率较快时可伴有差异性传导，出现宽大畸形 QRS 波。也可见心房颤动与心房扑动交替出现，局灶起源性心房颤动的心电图特征表现为多种形式的房性心律失常，包括房性期前收缩、房性心动过速、心房扑动和心房颤动的交替发生。房性期前收缩可触发心房颤动。

2. 超声心动图

可发现心房收缩消失，心房扩大，同时可发现促发心房颤动的心脏基础病变如左心室舒张及收缩功能不全、风湿性心脏病、肺源性心脏病。部分患者可发现心房内血栓，对于血栓形成的高危患者普通超声未发现血栓，但经食管超声检查可发现左心耳内的血栓。心房颤动患者化验时需注意除外低血钾、低血镁及甲状腺功能亢进。心功能不全患者血清脑钠肽前体（Pro-BNP）升高。与炎症相关心房颤动患者血中高敏 C 反应蛋白增高。

（六）防治措施

基本原则是消除易患因素、转复和维持窦性心律、预防复发、控制心室率、预防栓塞并发症。明确病因导致的心房颤动，积极治疗原发病，如心功能不全、甲状腺功能亢进、肺源性心脏病、风湿性心脏病等。对于永久性心房颤动主要以控制心室率，以及抗凝预防血栓为主。阵发性及持续性心房颤动可采用抗心律失常药物维持窦性心律或直流电转复。

1. 控制心室率

永久性心房颤动以控制心室率为主，心房颤动静息心率须控制在 60～80 次/分，活动后须控制在 90～115 次/分。临床常用洋地黄、β 受体阻滞药、硫氮㖕酮。紧急时静脉给予毛花苷 C、地尔硫䓬、美托洛尔或艾司洛尔。

（1）洋地黄类药物：对白天和运动时的心室率控制效果差，常需加用 β 受体阻滞药和非二氢吡啶类钙拮抗药，主要适用于心房颤动伴明显心力衰竭者。毛花苷 C 0.4 mg 静脉注射，4～6 小时或以后再给 0.2～0.4 mg，4 小时后再给 0.2 mg；地高辛 0.25～0.375 mg 口服，每天 1 次，7 天后 0.125～0.25 mg 口服，每天 1 次。

（2）β 受体阻滞药：适用于伴交感神经张力增高状态的心房颤动患者，如手术后新发心房颤动等。有研究证实，在目前用于心室率控制的口服制剂中，β 受体阻滞药控制心室率的效果明显优于非二氢吡啶类钙拮抗药和地高辛等药物，而 β 受体阻滞药联合地高辛则优于单用地高辛或地尔硫䓬。但 β 受体阻滞药本身具有负性肌力作用，心力衰竭或射血分数降低的心房颤动患者应从小剂量开始，逐步加量。艾司洛尔 300 mg/kg 于 1 分钟内滴注，然后 50 mg/（kg · min）维持。美托洛尔 5 mg，静脉注射（1～2 mg/min），如需要 5 分钟后重复上述剂量，口服 12.5～50 mg，每天 3 次。阿替洛尔 12.5～25 mg，每天 3 次。

（3）非二氢吡啶类钙拮抗药：包括地尔硫䓬和维拉帕米，是控制心房颤动患者休息和运动时心室率的有效药物，适用于并发哮喘、肺源性心脏病的患者。维拉帕米和地尔硫䓬两药之间的比较效果相当，对大多数心房颤动患者均可提高运动耐力。由于此类药物有负性肌力作用，对于并发心力衰竭者应慎用，通常与地高辛联合控制运动时的快速心率。地尔硫䓬 0.15～0.35 mg/kg，静脉注射，2 分钟以上；维拉帕米 5～10 mg 缓慢静脉注射（5 分钟可见效），维持量 40 mg，每天 3 次。

2. 药物转复及维持窦性心律

理论上讲，节律控制优于室率控制，但无明确证据显示两者的病死率有差异，也无证据表明节律控制患者的卒中发生率更低。目前认为，基础心脏病变轻、有症状的年轻心房颤动患者，转复心房颤动有益。阵发性心房颤动可采用抗心律失常药物转复及维持窦性心律。但在下列情况需慎用：①病窦综合征患者并发的心房颤动。②心房内有血栓，转复后血栓可能脱落导致栓塞。③心房颤动并发房室传导阻滞。④心房显著扩大，严重心功能不全。⑤已证实转复后不能维持较长期窦性心律者。

（1）胺碘酮（可达龙）：代表性Ⅲ类药物，可用于器质性心脏病并发心房颤动时的有效节律控制，并能较好地控制活动与休息时心室率，负性肌力和致心律失常作用极小。静脉用胺碘酮首先予150 mg在10分钟内缓慢静脉注射，此后以1 mg/min静脉滴注6小时，然后再以0.5 mg/min维持，24小时剂量不超过1 200 mg。口服每次1片（0.2 g），每天3次，1周后改为每次1片，每天2次。以后再改为每次1片，每天1次维持。最后可改为每次半片，每天1次维持。服药后定期复查心电图、电解质、甲状腺功能及胸部X线片，如发现心电图QT间期延长（>0.48秒），甲状腺功能异常，胸部X线片或肺CT发现肺纤维化，低血钾时应及时停药。

（2）普罗帕酮：是应用较多的转复无器质性病变心房颤动的Ⅰc类药物，静脉注射普罗帕酮可作为器质性心脏病新发心房颤动的首选，优于Ⅲ类药物，且其节律控制率优于索他洛尔。在严密监护下静脉注射，每8小时静脉注射70 mg，或在1次静脉注射后继以静脉滴注（每小时20～40 mg）。口服治疗量每天300～900 mg，分4～6次服用。维持量每天300～600 mg，分2～4次服用。

（3）依布利特：是新型Ⅲ类药物，具有较强的转复作用，静脉注射30分钟起效，平均16分钟转复心房颤动，且随剂量增加而复律平均时间减短。最主要的不良反应是阵发性室性心动过速（1%～8%），故需预防性补镁并密切监护。对体重>60 kg的患者推荐剂量为1 mg在10分钟内静脉滴注完，如无效相隔10分钟后再以相同剂量静脉滴注，对体重<60 kg患者两次剂量均应为0.01 mg/kg。

（4）多非利特：与依布利特的作用机制相似，口服及静脉注射的利用度高，适用于器质性心脏病心房颤动及其他药物无效的心房颤动，疗效和不良反应（尖端扭转性室性心动过速）与用量呈正相关，需严格掌握适应证。静脉注射多非利特剂量为8 mg/kg，或口服1次0.125～0.5 mg，每天2次。

（5）非抗心律失常性药物。

1）血管紧张素转换酶抑制剂（ACEI）和血管紧张素Ⅱ受体拮抗剂（ARB）：目前认为，心房的解剖重构和电重构是心房颤动发生和维持的主要机制，肾素-血管紧张素-醛固酮系统（RAS）是引发重构的关键因素，因此抑制RAS可有效防止心房颤动发生。多项研究表明ACEI和ARB通过干扰心房颤动的特异性信号转导通路，降低心房颤动的发生率和其电转复后的复发率。

2）他汀类药物：心房颤动引发的心房电重构及解剖重构与炎症反应密切相关。临床研究表明，接受降脂治疗患者的心房颤动发生率低于未治疗和无高脂血症患者，而且他汀治疗不但能明显减少阵发性心房颤动，还能降低电复律成功后的心房颤动复发。

3. 直流电转复

选择同步直流电复律，首次电击给予100 J，第2次和以后的电击给予200 J。其适应证如下。

（1）心房颤动持续时间<6个月。

（2）心房颤动伴快速心室率而药物治疗无效或控制心室率不满意者。

（3）心房颤动诱发心力衰竭或心绞痛，药物治疗效果不好。

（4）甲亢治愈后4～6周仍有心房颤动。

（5）心脏瓣膜术后或心包剥脱术后4～6周仍有心房颤动。

4. 抗凝治疗

心房颤动是缺血性卒中的重要、独立危险因素，其可使各年龄段的脑卒中危险增加4～5倍。由于老年的心房颤动患病率增加，使心房颤动脑卒中成为老年人发生脑卒中的重要原因。因此对心房颤动患者，尤其是老年心房颤动患者，预防缺血性脑卒中的发生尤为重要。统计分析表明心房颤动患者年龄>75岁，高血压，女性，糖尿病，左心衰竭，风湿性心脏病伴二尖瓣狭窄，既往有脑卒中、短暂脑缺血发作病史，是心房颤动发生脑卒中的危险因素，需给予华法林抗凝治疗。如心房颤动年龄<60岁，且无上述各种并发症可口服阿司匹林治疗。

华法林在心房颤动抗凝治疗的有效治疗窗是国际标准化比率（INR）为2.0～3.0，其意义如下。

（1）INR<2.0，提示抗凝不足，>3.0将增加出血并发症。

（2）接受机械瓣膜置换的心房颤动患者应使INR维持在2.5以上。

(3) INR >3.0 是最强的出血预测因素，此外还应监测患者的肾功能情况。

对于并发血栓栓塞高危因素的患者，如存在脑卒中史、严重心力衰竭应考虑早期重叠应用肝素或低分子肝素。年龄既是血栓栓塞的危险因素，也是出血的危险因素，因此对于 >75 岁的老年患者，用药应从小剂量开始。而且，华法林抗凝作用易受机体及外界因素影响，个体差异较大，在应用过程中须严密监测 INR。华法林起始剂量为 2.5 ~3 mg/d，起效时间 2 ~4 天，5 ~7 天达治疗高峰。初始治疗时应隔天监测 INR，直到 INR 连续 2 次在目标范围内后改为每周监测 2 次，稳定后改为每月复查 1 次。每次华法林剂量的增减幅度一般在 1.5 mg/d 以内。

5. 射频消融治疗

由于大部分心房颤动起源于肺静脉肌袖，因此针对肺静脉的电隔离射频消融可有效治疗心房颤动，由于采用了三维电解剖标测系统 CARTO 或 ENSITE 使心房颤动的消融成功率明显提高。

第二节　室性心律失常

一、概述

（一）诱发因素

室性心律失常主要包括室性期前收缩及室性心动过速，可见于扩张性心肌病、AMI、缺血性心肌病、心肌炎、缺氧、左心室假腱索、心力衰竭、地高辛中毒、电解质紊乱，也可见于无器质性心脏病患者。

1. 室性期前收缩

多由心室肌的自律性增高所致，心电图上室性期前收缩可分为单形、多形、成对成串、RONT 室性期前收缩。从起源部位上又可分为流出道、流入道室性期前收缩，间隔室性期前收缩。

2. 室性心动过速

发病机制与折返激动、触发活动、自律性增高有关。多由室性期前收缩触发，因此多发生于冠心病 AMI、缺血性心肌病、扩张型及肥厚性心肌病、电解质紊乱、长 QT 综合征、右心室发育不良心肌病（ARVC）、Brugada 综合征（心电图表现为右束支阻滞及 $V_{1\sim3}$ 导联的 ST 段上抬）。

（二）主要特点

上述各因素可使心肌除极、复极发生异常变化，其速度及同步性均处于不均一状态，在心肌之间形成不同形态的折返运动。在部分器质性心脏病患者，室性期前收缩及阵发性室性心动过速可演变为心室颤动，危及患者生命，须高度警惕及早入院治疗。

（三）临床类型

目前认为室性心律失常分为三类。

1. 恶性室性心律失常

指有器质性心脏病，持续性室性心动过速或心室颤动。

2. 潜在性恶性室性心律失常

指伴有器质性心脏病，其心律失常为室性期前收缩或短阵室性心动过速。

3. 良性室性心律失常

指无器质性心脏病，其心律失常为室性期前收缩或短阵室性心动过速。

（四）临床表现

室性期前收缩患者可有心悸、咽部胀满感等不适。如患者伴有冠心病或左心功能不全，频发的室性期前收缩有可能引起心绞痛或加重心力衰竭。室性心动过速时可有心悸、心前区不适、胸闷、胸痛、乏力。持续室性心动过速可伴有血压下降、心力衰竭，频率极快的室性心动过速可发生 Adams-Stroke 综合征（阿-斯综合征），产生严重脑缺血而诱发晕厥。阵发性室性心动过速有突发突止特点。室性心动过速时症状及血流动力学改变取决于室性心动过速时心室率的快慢、发作持续时间、基础心脏病情况。

（五）辅助检查

1. 心脏听诊

室性心动过速时可发现节律不齐，期前收缩时第一心音明显增强，脉搏减弱，其后有代偿间歇，患者自觉有漏跳现象。心室率快而规则，也可不规则。由于房室分离使第一心音响度改变，可有舒张期奔马律。因左心室充盈程度不同导致血压有波动。房室收缩不同步，右心房收缩时三尖瓣关闭可在颈静脉产生巨大A波。

2. 心电图检查

（1）室性期前收缩：为提前出现的宽大畸形的QRS波群，其前无相关的P波，ST-T呈继发性改变，其后有完全的代偿间歇，可呈插入性、二联律、三联律。

（2）室性心动过速：为连续3个或3个以上的室性期前收缩，频率在100次/分以上，QRS波宽大畸形，时限≥0.12秒，心室律可规则也可明显不齐，频率在100次/分以上。其特征性改变为房室分离，心室夺获及室性融合波。根据室性心动过速的形态分为单形性室性心动过速和多形性室性心动过速（发作时QRS波形态在同一导联呈两种或两种以上图形）。根据持续时间分为非持续性室性心动过速（<30秒）和持续性室性心动过速（发作持续超过30秒）。

3. 实验室检查

除检测血钾、血镁及甲状腺功能等相关指标外，心功能不全患者血清脑钠肽前体（Pro-BNP）可升高，与炎症相关心房颤动患者血中高敏C反应蛋白增高。

二、室性期前收缩

室性期前收缩（PVB）为起源于希氏束或以下的异位期前激动。

（一）诱发因素

室性期前收缩常见于冠心病、心肌病、风湿性心脏病与二尖瓣脱垂患者，也可见于无器质性心脏病患者。

1. 心脏疾病

心肌病、心肌梗死、心肌炎、心肌缺血、心肌缺氧、左心室假腱索、心力衰竭。

2. 药物因素

如地高辛、奎尼丁、三环抗抑郁药中毒。

3. 其他

电解质紊乱，精神不安，过量烟、酒、咖啡。

（二）临床分型

1. 根据发病机制分型

可分为自律性增高，折返激动，触发活动等。触发活动：它不是细胞膜的四相自动除极活动，而是在动作电位的复极过程中，或复极完了后出现的膜电位震荡，称为震荡性后电位或称后除极。后除极达到阈电位也可产生兴奋，形成触发活动。

2. 按照后除极的发生时相分型

可分为早期后除极（EAD）及延迟后除极（DAD）两类。心电图上室性期前收缩可分为单形、多形、成对成串、RONT现象。从起源部位上又可分为右心室流出道室性期前收缩、左后间隔室性期前收缩。

既往曾用LOWN氏分级来评判室性期前收缩的严重程度，但目前已不采用。

（三）临床表现

1. 症状

患者可有心悸、咽部胀满感等不适。有时患者会有心前区重击感及头晕等感觉。如患者伴有冠心病或左心功能不全，频发的室性期前收缩有可能引起心绞痛或加重心力衰竭。如果室性期前收缩触发其他快速性心律失常则可出现黑蒙及晕厥症状。

2. 体征

心脏听诊发现节律不齐，期前收缩时第一心音明显增强，脉搏减弱，其后有代偿间歇，患者自觉有漏跳现象。

（四）辅助检查

心电图是诊断室性期前收缩最主要的方法。常规12导联心电图有助于判断期前收缩的性质及起源部位。提前出现的宽大畸形的QRS波群，其前无相关的P波，ST-T呈继发性改变，其后有完全的代偿间歇。当室性期前收缩起源位置较高时，QRS波可不明显增宽。室性期前收缩如逆向传导到心房也可产生不完全代偿间歇。室性期前收缩可呈插入性、二联律、三联律，成对出现。室性并行心律是指室性期前收缩联律间期不等，但相邻两个室性期前收缩之间有倍数关系。RonT现象：室性期前收缩发生于前一QRS-T波群的T波的波峰或附近，因此时正处于心室的易损期，易诱发室性心动过速、心室颤动。室性期前收缩Ⅱ、Ⅲ、aVF导联呈单相R波，aVR及aVL导联呈QS型，提示起源于心室流出道，在无器质性心脏病患者发生率较高。

（五）预后评估

室性期前收缩治疗前，需评估其危险性，是否存在器质性心脏病及室性期前收缩对患者预后的影响。室性期前收缩本身并不会造成死亡，而治疗的关键在于室性期前收缩的预后意义，期前收缩是否预示着出现更严重的心律失常，抑制了期前收缩是否可以改善预后。对无器质性心脏病患者所伴发的良性室性期前收缩，其预后良好，如期前收缩不产生明显症状，可不予处理。

（六）防治措施

1. 症状明显的良性期前收缩

应对患者进行必要的解释以打消对期前收缩的恐惧，并适当使用抗心律失常药，常用药为胺碘酮、美西律、心律平等。治疗的目的在于改善症状，而不是完全消除期前收缩。治疗中应注意药物的不良反应及可能的致心律失常作用。如胺碘酮会引起甲状腺功能减低或甲状腺功能亢进，QT延长导致的尖端扭转室性心动过速。

2. 器质性心脏病所致期前收缩

应积极治疗基础病，并充分考虑抗心律失常药对患者预后的影响。对心肌梗死后或扩张性心肌病导致的心功能不全所伴发的室性期前收缩宜给予小剂量β受体阻滞药或Ⅲ类抗心律失常药如胺碘酮，不宜选用Ⅰ类抗心律失常药。因为CAST试验表明对心肌梗死后患者Ⅰ类抗心律失常药虽能减少期前收缩，但却增加死亡率。

3. 需要紧急治疗的室性期前收缩

这类室性期前收缩有可能演变为室性心动过速、心室颤动等致命性心律失常，须紧急处理。多见于急性冠状动脉综合征时出现的室性期前收缩，尤其是频发、多源、短联律间期、成对成串的期前收缩，心肺复苏后出现的室性期前收缩，正处于室性心动过速频繁发作期的室性期前收缩，处于心功能急剧恶化时的室性期前收缩；心动过缓，抗心律失常药物，低血钾导致QT延长时出现的室性期前收缩。上述情况下应首先改善心肌缺血，纠正心力衰竭等原发因素，在此基础上可恰当地使用抗心律失常药物。静脉注射利多卡因为首选，也可静脉注射胺碘酮。

4. 特发性室性期前收缩

起源于右心室流出道或左后间隔的特发性室性期前收缩可给予维拉帕米或β受体阻滞药。部分患者还可采用射频消融治疗。

5. 常用药物

（1）普罗帕酮：适用于心功能良好的冠心病、心肌炎后遗症引起的心率偏快的频发室性期前收缩患者。口服每次3片（每片50 mg），每天3次，有效后改为每次2片，每天3次维持。对有严重心力衰竭，心源性休克，显著心动过缓，窦房结、房室结和室内传导阻滞，病态窦房结综合征，明显的电解质紊乱，严重的阻塞性肺病，哮喘及明显低血压者禁用。

（2）莫雷西嗪：对缺血性心脏病引起的频发室性期前收缩患者有较好治疗效果。口服每次3片（每片50 mg），每天3次，有效后改为每次2片，每天3次维持。可致口干、轻度胃肠道反应。个别患者在服药早期可有口唇麻木或欣快感。房室传导阻滞、病态窦房结综合征、严重低血压者禁用。严重肝肾功能障碍者慎用。

（3）美西律：是最常用的治疗室性期前收缩药物，适用于心功能良好的室性期前收缩患者。口服每次3片（每片50 mg），每天3次，有效后改为每次2片，每天3次维持。不良反应以胃肠道反应为多见。严重心力衰竭、病态窦房结综合征、一度或二度房室传导阻滞、双束支传导阻滞、严重肝功能损害者禁用。帕金森综合征患者应用后，可使震颤加剧。

（4）胺碘酮（可达龙）：适用于心功能较差、心率偏快的频发室性期前收缩患者。口服每次1片（0.2 g），每天3次，半周后改为每次1片，每天2次，再1周后改为每次1片，每天1次，最后可改为每次半片，每天1次维持。可致心率明显减慢、心电图Q-T间期延长，偶可致甲状腺功能紊乱。

三、室性心动过速

室性心动过速指自发的连续3个以上的室性期前收缩，频率在100次/分以上。室性心动过速多见于器质性心脏病患者，可对血流动力学产生明显影响，死亡率较高。也可见于无器质性心脏病患者，称为特发性室性心动过速，对血流动力学影响较小，预后较好。

（一）发病机制

室性心动过速的发病机制与折返激动、触发活动、自律性增高有关。室性心动过速多发生于冠心病AMI、缺血性心肌病、扩张型及肥厚性心肌病、电解质紊乱、长QT综合征、先天性右心室发育不良（ARVC）、Brugada综合征。上述各因素可使心肌除极、复极发生异常变化，其速度及同步性均处于不均一状态，在心肌之间形成不同形态的折返运动。特发性室性心动过速约占室性心动过速的10%，根据室性心动过速的起源及心电图的形态可分为右心室室性心动过速和左心室室性心动过速，左心室特发性室性心动过速多起源于左心室间隔，机制与后除极和折返有关。右心室特发性室性心动过速多起源于右心室流出道，其机制可能与后除极导致的触发活动有关，与伴有器质性心脏病的室性心动过速不同，特发性室性心动过速的射频消融成功率可达85%～100%，但有时特发性室性心动过速的临床表现及心电图特征不易与室上性心动过速相区别，造成临床医师诊断及治疗出现错误。

（二）临床类型

根据室性心动过速的形态可分为单形性室性心动过速和多形性室性心动过速（发作时QRS波形态在同一导联呈两种或两种以上图形）；根据持续时间可分为非持续性室性心动过速（<30秒）和持续性室性心动过速（发作持续超过30秒）。

（三）临床表现

1. 症状

可有心悸、心前区不适、胸闷、胸痛、乏力，严重时可伴有血压下降、休克、心力衰竭、晕厥，频率极快的室性心动过速可发生Adams-Stroke综合征（阿-斯综合征）。阵发性室性心动过速有突发突止特点。室性心动过速时症状及血流动力学改变取决于室性心动过速时心室率的快慢、发作持续时间、基础心脏病情况。

2. 体征

心室率快而规则，也可不规则。由于房室分离使第一心音响度改变，可有舒张期奔马律。因左心室充盈程度不同导致血压有波动。房室收缩不同步，右心房收缩时三尖瓣关闭可在颈静脉产生巨大A波。

（四）辅助检查

心电图上连续3个或3个以上的室性期前收缩，QRS波宽大畸形，时限≥0.12秒，室律可规则也可明显不齐。频率在100次/分以上。室性心动过速的特征性改变为房室分离，心室夺获及室性融合波。致心律失常性右心室心肌病患者发作室性心动过速时心电图呈左束支传导阻滞图形且电轴多左偏。窦性心律时右胸导联（$V_{1\sim3}$），特别是V_2导联T波倒置，V_1导联QRS波群时间延长>110 ms，部分患者呈完全或不完全右束支传导阻滞图形，30%的ARVC患者能在右胸导联特别是V_1导联上见到QRS波终末，ST段起始部有小棘波，称epsilon波，此波出现提示右心室壁局部激动延迟。

1. 特发性室性心动过速

根据起源部位的不同主要有两种。

（1）起自右心室流出道的右心室室性心动过速，其心电图呈左束支传导阻滞，Ⅱ、Ⅲ、aVF导联QRS主波向上，aVL导联呈较深的QS型。其特点是活动易于诱发，多为非持续性，机制可能与后除极导致的触发活动有关。

（2）起自左心室间隔下部的左心室室性心动过速。其心电图呈右束支传导阻滞、Ⅱ、Ⅲ、aVF导联QRS主波向下。其特点是多为运动诱发，多为持续性，机制与后除极和折返有关。特发型室性心动过速对血流动力学影响较小。

2. 尖端扭转性室性心动过速

心电图特点为QRS波形态振幅不断改变，3~5次心搏扭转其波峰方向。该型室性心动过速常发生于长Q-T综合征，特别是由于服用Ⅰa类如奎尼丁，Ⅲ类如胺碘酮等抗心律失常药导致的获得性长Q-T综合征。多在心率较慢基础上发作尖端扭转性室性心动过速。也可见于先天性长Q-T综合征，患者多有家族史。多在受到惊吓、情绪激动等心率较快时发作。尖端扭转性室性心动过速属恶性心律失常，对血流动力学影响较大，须紧急处理。

（五）防治措施

1. 发作期间

应立即给予静脉注射抗心律失常药，常用药为利多卡因，首次注射剂量为1 mg/kg，静脉维持量为2~4 mg/min。也可使用胺碘酮150 mg+生理盐水20 mL静脉注射，如药物未能转复，且伴有明显血流动力学异常，应给予同步直流电转复。

2. 获得性长Q-T导致间歇依赖性尖端扭转性室性心动过速

给予静脉滴注异丙肾上腺素（1 mg+500 mL生理盐水）或给予安装临时起搏器，快速起搏。伴血流动力学异常或晕厥者应首选电转复。对先天性长Q-T患者，平时可予β受体滞断药治疗。

3. 特发性室性心动过速

对维拉帕米较为敏感，应首选维拉帕米（5 mg+生理盐水10 mL）静脉注射，如效果不佳，也可注射利多卡因或普罗帕酮。

4. 常用口服药物

有胺碘酮、索他洛尔、美西律、普罗帕酮、莫雷西嗪等，服用方法与室性期前收缩相同，对于心功能较差患者应首选胺碘酮。尽量避免使用负性肌力作用较强的Ⅰ类抗心律失常药。因胺碘酮可引起QT间期延长，甲状腺功能亢进/减低，应定期做心电图及甲状腺功能检查，β受体阻滞药适用于心肌梗死后室性心律失常的治疗并预防猝死。缺血性心脏病所致VT，常见于陈旧性心肌梗死后，心肌坏死与纤维化病变广泛，患者又可能并发心力衰竭，预后不良，治疗困难，常用抗心律失常药物胺碘酮或普罗帕酮治疗。过去认为胺碘酮易致Q-T间期延长，引起扭转型VT，现在认为该药使心肌不应期均匀延长，各部分心肌Q-T离散度反而减少，因此不易致折返性VT。但Q-T间期延长伴心动过缓时易发生扭转型VT。胺碘酮在三方面优于普罗帕酮：无负性肌力作用；不影响束支传导；有冠状动脉扩张作用。

5. 射频消融治疗

有高猝死危险的室性心动过速患者可安装ICD（埋藏式转复除颤器）。

（六）鉴别诊断

室性心动过速与宽QRS波室上性心动过速鉴别要点见表3-1。

表 3-1 室性心动过速与宽 QRS 波室上性心动过速鉴别要点

鉴别要点		室性心动过速	室上性心动过速
病变性质		多发生于器质性心脏病	多无器质性心脏病
右束支阻滞型宽 QRS 波	V_1 导联形态	V_1 呈 rS、Qrs、Qs、QR 或单相 R 波；如呈 RS 形，则 R/S < 1	（1）呈 rSr′、rR′、rsr′，或 rSR′，多为室上性心动过速伴室内差异传导 （2）呈单相 R 波、RS 形其 R 波宽度 > 30 ms，或呈 Ra 及 qR 形，提示为室性心动过速
	V_6 导联形态	V_6 呈 rS、Qrs、Qs、QR 或单相 R 波；如呈 RS 形，则 R/S < 1	室上性心动过速伴右束支差异性传导在 V_6 形成 qRs、Rs、RS 或 RS（R/S > 1），反映激动是通过左束支下传的
左束支阻滞型宽 QRS 波	V_1 导联形态	表现为较宽的初始 R 波（时限 > 30 ms）及较深 S 波、S 波下行支缓慢，且以下几点更支持室性心动过速： （1）V_1 导联初始 R 波越宽或伴有切迹； （2）S 波下行支有切迹； （3）V_1 导联 R 波幅度比窦性心律时增高	伴左束支阻滞或差异性传导时，其 V_1 导联 QRS 波群呈 rS 或 QS 形，初始 r 波窄小，S 波迅速、平滑下行到波谷
	V_6 导联形态	多为 QR、QS、Qrs 或 Rr′形	伴左束支差异性传导或阻滞时，V_6 导联 QRS 波群初始的 q 波消失，呈 RR’ 或单相 R 形
肢体导联 QRS 波		（1）Ⅰ、Ⅱ、Ⅲ导联 QRS 波群均为负向波，其电轴在右上方； （2）出现房室分离，室性融合波，窦性夺获	

第三节 不稳定型心绞痛

一、定义

临床上将原来的初发型心绞痛、恶化型心绞痛和各型自发性心绞痛统称为不稳定型心绞痛（UAP）。其特点是疼痛发作频率增加、程度加重、持续时间延长、发作诱因改变，甚至休息时也出现持续时间较长的心绞痛。含化硝酸甘油效果差，或无效。本型心绞痛介于稳定型心绞痛和急性心肌梗死之间，易发展为心肌梗死，但无心肌梗死的心电图及血清酶学改变。

不稳定型心绞痛是介于稳定型心绞痛和急性心肌梗死之间的一组临床心绞痛综合征。有学者认为除了稳定的劳力性心绞痛为稳定型心绞痛外，其他所有的心绞痛均属于不稳定型心绞痛，包括初发劳力型心绞痛、恶化劳力型心绞痛、卧位型心绞痛、夜间发作的心绞痛、变异型心绞痛、梗死前心绞痛、梗死后心绞痛和混合型心绞痛。如果劳力性和自发性心绞痛同时发生在一个患者身上，则称为混合型心绞痛。

不稳定型心绞痛具有独特的病理生理机制及临床预后，如果得不到恰当及时的治疗，可能发展为急性心肌梗死。

二、病因及发病机制

目前认为有 5 种因素与不稳定型心绞痛有关，它们相互关联。

（一）冠脉粥样硬化斑块上有非阻塞性血栓

为最常见的发病原因，冠脉内粥样硬化斑块破裂诱发血小板聚集及血栓形成，血栓形成和自溶过程的动态不平衡过程，导致冠脉发生不稳定的不完全性阻塞。

（二）动力性冠脉阻塞

在冠脉器质性狭窄基础上，病变局部的冠脉发生异常收缩、痉挛导致冠脉功能性狭窄，进一步加重心肌缺血，发生不稳定型心绞痛。这种局限性痉挛与内皮细胞功能紊乱、血管收缩反应过度有关，常发生在冠脉粥样硬化的斑块部位。

（三）冠状动脉严重狭窄

冠脉以斑块导致的固定性狭窄为主，不伴有痉挛或血栓形成，见于某些冠脉斑块逐渐增大、管腔狭窄进行性加重的患者，或 PCI 术后再狭窄的患者。

（四）冠状动脉炎症

近年来，研究认为斑块发生破裂与其局部的炎症反应有十分密切的关系。在炎症反应中感染因素可能也起一定作用，其感染物可能是巨细胞病毒和肺炎衣原体。这些患者炎症递质标志物水平检测常有明显增高。

（五）全身疾病加重的不稳定型心绞痛

在原有冠脉粥样硬化性狭窄基础上，由于外源性诱发因素影响冠脉血管导致心肌氧的供求失衡，心绞痛恶化加重。常见原因有：①心肌需氧增加，如发热、心动过速、甲亢等。②冠脉血流减少，如低血压、休克。③心肌氧释放减少，如贫血、低氧血症。

三、临床表现

（一）症状

临床上不稳定型心绞痛可表现为新近发生（1 个月内）的劳力型心绞痛，或原有稳定型心绞痛的主要特征近期内发生了变化，如心前区疼痛发作更频繁、程度更严重、时间也延长，轻微活动甚至在休息也发作。少数不稳定型心绞痛患者可无胸部不适表现，仅表现为颌、耳、颈、臂或上胸部发作性疼痛不适，或表现为发作性呼吸困难，其他还可表现为发作性恶心、呕吐、出汗和不能解释的疲乏症状。

（二）体格检查

一般无特异性体征。心肌缺血发作时可发现反常的左室心尖冲动，听诊有心率增快和第一心音减弱，可闻及第三心音、第四心音或二尖瓣反流性杂音。当心绞痛发作时间较长，或心肌缺血较严重时，可发生左室功能不全的表现，如双肺底细小水泡音，甚至急性肺水肿或伴低血压。也可发生各种心律失常。

体检的主要目的是努力寻找诱发不稳定型心绞痛的原因，如难以控制的高血压、低血压、心律失常、梗阻性肥厚型心肌病、贫血、发热、甲状腺功能亢进、肺部疾病等，并确定心绞痛对患者血流动力学的影响，如对生命体征、心功能、乳头肌功能或二尖瓣功能等的影响，这些体征的存在高度提示预后不良。

体检对胸痛患者的鉴别诊断至关重要，有几种疾病状态如得不到及时准确诊断，即可能出现严重后果。如背痛、胸痛、脉搏不整，心脏听诊发现主动脉瓣关闭不全的杂音，提示主动脉夹层破裂，心包摩擦音提示急性心包炎，而奇脉提示心脏压塞，气胸表现为气管移位、急性呼吸困难、胸膜疼痛和呼吸音改变等。

（三）临床类型

1. 静息心绞痛

心绞痛发生在休息时，发作时间较长，含服硝酸甘油效果欠佳，病程 1 个月以内。

2. 初发劳力型心绞痛

新近发生的严重心绞痛（发病时间在1个月以内），CCS（加拿大心脏病学会的劳力型心绞痛分级标准，表3-2）分级，Ⅲ级以上的心绞痛为初发性心绞痛，尤其注意近48小时内有无静息心绞痛发作及其发作频率变化。

表3-2　加拿大心脏病学会的劳力型心绞痛分级标准

分级	特点
Ⅰ级	一般日常活动例如走路、登楼梯不引起心绞痛，心绞痛发生在剧烈、速度快或长时间的体力活动或运动后
Ⅱ级	日常活动轻度受限，心绞痛发生在快步行走、登楼梯、餐后行走、冷空气中行走、逆风行走或情绪波动后活动
Ⅲ级	日常活动明显受限，心绞痛发生在一般速度行走时
Ⅳ级	轻微活动即可诱发，心绞痛患者不能做任何体力活动，但休息时无心绞痛发作

3. 恶化劳力型心绞痛

既往诊断的心绞痛，最近发作次数频繁、持续时间延长或痛阈降低（CCS分级增加Ⅰ级以上或CCS分级Ⅲ级以上）。

4. 心肌梗死后心绞痛

急性心肌梗死后24小时以后至1个月内发生的心绞痛。

5. 变异型心绞痛

休息或一般活动时发生的心绞痛，发作时ECG显示暂时性ST段抬高。

四、辅助检查

（一）心电图

不稳定型心绞痛患者中，常有伴随症状而出现短暂的ST段偏移，伴或不伴有T波倒置，但不是所有不稳定型心绞痛患者都发生这种ECG改变。ECG变化随着胸痛的缓解而常完全或部分恢复。症状缓解后，ST段抬高或降低，或T波倒置不能完全恢复，是预后不良的标志。伴随症状产生的ST段、T波改变持续超过12小时者可能提示非ST段抬高型心肌梗死。此外临床表现拟诊为不稳定型心绞痛的患者，胸导联T波呈明显对称性倒置（≥0.2 mV），高度提示急性心肌缺血，可能系前降支严重狭窄所致。胸痛患者ECG正常也不能排除不稳定型心绞痛可能。若发作时倒置的T波呈伪性改变（假正常化），发作后T波恢复原倒置状态；或以前心电图正常者近期内出现心前区多导联T波深倒，在排除非Q波性心肌梗死后结合临床也应考虑不稳定型心绞痛的诊断。

不稳定型心绞痛患者中有75%～88%的一过性ST段改变不伴有相关症状，为无痛性心肌缺血。动态心电图检查不仅有助于检出上述心肌缺血的动态变化，还可用于不稳定型心绞痛患者常规抗心绞痛药物治疗的评估以及是否需要进行冠状动脉造影和血管重建术的参考指标。

（二）心脏生化标志物

心脏肌钙蛋白：肌钙蛋白复合物包括3个亚单位，即肌钙蛋白T（TnT）、肌钙蛋白I（TnI）和肌钙蛋白C（TnC），目前只有TnT和TnI应用于临床。约有35%不稳定型心绞痛患者显示血清TnT水平增高，但其增高的幅度与持续的时间与AMI有差别。AMI患者TnT>3.0 ng/mL者占88%，非Q波心肌梗死中仅占17%，不稳定型心绞痛中无TnT>3.0 ng/mL者。因此，TnT升高的幅度和持续时间可作为不稳定型心绞痛与AMI的鉴别诊断之参考。

不稳定型心绞痛患者TnT和TnI升高者较正常者预后差。临床怀疑不稳定型心绞痛者TnT定性试验为阳性结果者表明有心肌损伤（相当于TnT>0.05 μg/L），但如为阴性结果并不能排除不稳定型心绞痛的可能性。

（三）冠状动脉造影

目前仍是诊断冠心病的金标准。在长期稳定型心绞痛的基础上出现的不稳定型心绞痛常提示为多支冠脉病变，而新发的静息心绞痛可能为单支冠脉病变。冠脉造影结果正常提示可能是冠脉痉挛、冠脉内血栓自发性溶解、微循环系统异常等原因引起，或冠脉造影病变漏诊。

不稳定型心绞痛有以下情况时应视为冠脉造影强适应证：①近期内心绞痛反复发作，胸痛持续时间较长，药物治疗效果不满意者可考虑及时行冠状动脉造影，以决定是否急诊进行介入性治疗或急诊冠状动脉旁路移植术（CABG）。②原有劳力性心绞痛近期内突然出现休息时频繁发作者。③近期活动耐量明显减低，特别是低于 BruceⅡ级或 4METs 者。④梗死后心绞痛。⑤原有陈旧性心肌梗死，近期出现由非梗死区缺血所致的劳力性心绞痛。⑥严重心律失常、LVEF <40% 或充血性心力衰竭。

（四）螺旋 CT 血管造影（CTA）

近年来，多层螺旋 CT 尤其是 64 排螺旋 CT 冠状动脉成像（CTA）在冠心病诊断中正在推广应用。CTA 能够清晰显示冠脉主干及其分支狭窄、钙化、开口起源异常及桥血管病变。有资料显示，CTA 诊断冠状动脉病变的灵敏度 96.33%、特异度 98.16%，阳性预测值 97.22%，阴性预测值 97.56%。其中对左主干、左前降支病变及大于 75% 的病变灵敏度最高，分别达到 100% 和 94.4%。CTA 对冠状动脉狭窄病变、桥血管、开口畸形、支架管腔、斑块形态均显影良好，对钙化病变诊断率优于冠状动脉造影，阴性者不能排除冠心病，阳性者应进一步行冠状动脉造影检查。另外，CTA 也可以作为冠心病高危人群无创性筛选检查及冠脉支架术后随访手段。

（五）其他检查

其他非创伤性检查包括运动平板试验、运动放射性核素心肌灌注扫描、药物负荷试验、超声心动图等，也有助于诊断。通过非创伤性检查可以帮助决定冠状动脉造影单支临界性病变是否需要做介入性治疗，明确缺血相关血管，为血运重建治疗提供依据。同时可以提供有否存活心肌的证据，也可作为经皮腔内冠状动脉成形术（PTCA）后判断有否再狭窄的重要对比资料。但不稳定型心绞痛急性期应避免做任何形式的负荷试验，这些试验宜放在病情稳定后进行。

五、诊断

（一）诊断依据

对同时具备下述情形者，应诊断不稳定型心绞痛。

（1）临床新出现或恶化的心肌缺血症状表现（心绞痛、急性左心衰竭）或心电图心肌缺血图形。

（2）无或仅有轻度的心肌酶（肌酸激酶同工酶）或 TnT、TnI 增高（未超过 2 倍正常值），且心电图无 ST 段持续抬高。应根据心绞痛发作的性质、特点、发作时体征和发作时心电图改变以及冠心病危险因素等，结合临床综合判断，以提高诊断的准确性。心绞痛发作时心电图 ST 段抬高或压低的动态变化或左束支阻滞等具有诊断价值。

（二）危险分层

不稳定型心绞痛的诊断确立后，应进一步进行危险分层，以便于对其进行预后评估和干预措施的选择。

1. 中华医学会心血管分会关于不稳定型心绞痛的危险度分层

根据心绞痛发作情况，发作时 ST 段下移程度以及发作时患者的一些特殊体征变化，将不稳定型心绞痛患者分为高、中、低危险组（表 3-3）。

表 3-3　不稳定型心绞痛临床危险度分层

组别	心绞痛类型	发作时 ST 降低幅（mm）	持续时间（min）	肌钙蛋白 T 或 I
低危险组	初发、恶化劳力型，无静息时发作	≤1	<20	正常
中危险组	1 个月内出现的静息心绞痛，但 48 小时内无发作者（多数由劳力型心绞痛进展而来）或梗死后心绞痛	>1	<20	正常或轻度升高

续表

组别	心绞痛类型	发作时 ST 降低幅（mm）	持续时间（min）	肌钙蛋白 T 或 I
高危险组	48 小时内反复发作静息心绞痛或梗死后心绞痛	>1	>20	升高

注：①陈旧性心肌梗死患者其危险度分层上调一级，若心绞痛是由非梗死区缺血所致时，应视为高危险组。②左心室射血分数（LVEF）<40%，应视为高危险组。③若心绞痛发作时并发左心功能不全、二尖瓣反流、严重心律失常或低血压［SBP≤12.0 kPa（90 mmHg）］，应视为高危险组。④当横向指标不一致时，按危险度高的指标归类。例如：心绞痛类型为低危险组，但心绞痛发作时 ST 段压低 >1 mm，应归入中危险组。

2. 美国 ACC/AHA 关于不稳定型心绞痛/非 ST 段抬高心肌梗死危险分层

见表 3-4。

表 3-4　ACC/AHA 关于不稳定型心绞痛/非 ST 段抬高心肌梗死的危险分层

危险分层	高危（至少有下列特征之一）	中危（无高危特点但有以下特征之一）	低危（无高中危特点但有下列特点之一）
（1）病史	近 48 小时内加重的缺血性胸痛发作	既往 MI、外围血管或脑血管病，或 CABG，曾用过阿司匹林	近 2 周内发生的 CCS 分级Ⅲ级或以上伴有高、中度冠脉病变可能者
（2）胸痛性质	静息心绞痛 >20 分钟	静息心绞痛 >20 分钟，现已缓解，有高、中度冠脉病变可能性，静息心绞痛 <20 分钟，经休息或含服硝酸甘油缓解	无自发性心绞痛 >20 分钟持续发作
（3）临床体征或发现	第三心音，新的或加重的奔马律，左室功能不全（EF <40%），二尖瓣反流，严重心律失常或低血压［SBP≤12.0 kPa（90 mmHg）］或存在与缺血有关的肺水肿，年龄 >75 岁	年龄 >75 岁	
（4）ECG 变化	休息时胸痛发作伴 ST 段变化 >0.1 mV；新出现 Q 波，束支传导阻滞；持续性室性心动过速	T 波倒置 >0.2 mV，病理性 Q 波	胸痛期间 ECG 正常或无变化
（5）肌钙蛋白监测	明显增高（TnT 或 TnI >0.1 μg/mL）	轻度升高（即 TnT >0.01，但 <0.1 μg/mL）	正常

六、鉴别诊断

在确定患者为心绞痛发作后，还应对其是否稳定做出判断。

与稳定型心绞痛相比，不稳定型心绞痛症状特点是短期内疼痛发作频率增加、无规律，程度加重、持续时间延长、发作诱因改变或不明显，甚至休息时也出现持续时间较长的心绞痛，含化硝酸甘油效果差，或无效，或出现了新的症状如呼吸困难、头晕甚至晕厥等。不稳定型心绞痛的常见临床类型包括初发劳力型心绞痛、恶化劳力型心绞痛、卧位型心绞痛、夜间发作的心绞痛、变异型心绞痛、梗死前心绞痛、梗死后心绞痛和混合型心绞痛。

临床上，常将不稳定型心绞痛和非 ST 段抬高心肌梗死（NSTEMI）以及 ST 段抬高心肌梗死（STEMI）统称为急性冠脉综合征。

不稳定型心绞痛和非 ST 段抬高心肌梗死（NSTEMI）是在病因和临床表现上相似，但严重程度不同而又密切相关的两种临床综合征，其主要区别在于缺血是否严重到导致足够量的心肌损害，以至于能检测到心肌损害的标志物肌钙蛋白（TnI、TnT）或肌酸激酶同工酶（CK-MB）水平升高。如果反映心肌坏死的标志物在正常范围内或仅轻微增高（未超过2倍正常值），就诊断为不稳定型心绞痛，而当心肌坏死标志物超过正常值2倍时，则诊断为NSTEMI。

不稳定型心绞痛和ST段抬高心肌梗死（STEMI）的区别，在于后者在胸痛发作的同时出现典型的ST段抬高并具有相应的动态改变过程和心肌酶学改变。

七、治疗

不稳定型心绞痛的治疗目标是控制心肌缺血发作和预防急性心肌梗死。治疗措施包括内科药物治疗、冠状动脉介入治疗（PCI）和外科冠状动脉旁路移植手术（CABG）。

（一）一般治疗

对于符合不稳定型心绞痛诊断的患者应及时收住院治疗（最好收入监护病房），急性期卧床休息1~3天，吸氧，持续心电监测。对于低危险组患者留观期间未再发生心绞痛，心电图也无缺血性改变，无左心衰竭的临床证据，留观12~24小时期间未发现有CK-MB升高，TnT或TnI正常者，可在留观24~48小时后出院。对于中危或高危组的患者特别是TnT或TnI升高者，住院时间相对延长，内科治疗也应强化。

（二）药物治疗

1. 控制心绞痛发作

（1）硝酸酯类：硝酸甘油主要通过扩张静脉，减轻心脏前负荷来缓解心绞痛发作。心绞痛发作时应舌下含化硝酸甘油，初次含硝酸甘油的患者以先含0.5 mg为宜。对于已有含服经验的患者，心绞痛发作时若含0.5 mg无效，可在3~5分钟追加1次，若连续含硝酸甘油1.5~2.0 mg仍不能控制疼痛症状，需应用强镇痛药以缓解疼痛，并随即采用硝酸甘油或硝酸异山梨酯静脉滴注，硝酸甘油的剂量以5 μg/min开始，以后每5~10分钟增加5 μg/min，直至症状缓解或收缩压降低1.3 kPa（10 mmHg），最高剂量一般不超过80~100 μg/min，一旦患者出现头痛或血压降低［SBP<12.0 kPa（90 mmHg）］应迅速减少静脉滴注的剂量。维持静脉滴注的剂量以10~30 μg/min为宜。对于中危和高危组的患者，硝酸甘油持续静脉滴注24~48小时即可，以免产生耐药性而降低疗效。

常用口服硝酸酯类药物：心绞痛缓解后可改为硝酸酯类口服药物，常用药物有硝酸异山梨酯（消心痛）和5-单硝酸异山梨酯。硝酸异山梨酯作用的持续时间为4~5小时，故以每日3~4次口服为妥，对劳力性心绞痛患者应集中在白天给药。5-单硝酸异山梨酯可采用每日2次给药。若白天和夜间或清晨均有心绞痛发作者，硝酸异山梨酯可每6小时给药1次，但宜短期治疗以避免耐药性。对于频繁发作的不稳定型心绞痛患者口服硝酸异山梨酯短效药物的疗效常优于服用5-单硝类的长效药物。硝酸异山梨酯的使用剂量可以从每次10 mg开始，当症状控制不满意时可逐渐加大剂量，一般不超过每次40 mg，只要患者心绞痛发作时口含硝酸甘油有效，即是增加硝酸异山梨酯剂量的指征，若患者反复口含硝酸甘油不能缓解症状，常提示患者有极为严重的冠状动脉阻塞病变，此时即使加大硝酸异山梨酯剂量也不一定能取得良好效果。

（2）β受体阻滞药：通过减慢心率、降低血压和抑制心肌收缩力而降低心肌耗氧量，从而缓解心绞痛症状，对改善近、远期预后有益。

对不稳定型心绞痛患者控制心绞痛症状以及改善其近、远期预后均有好处，除有禁忌证外，主张常规服用。首选具有心脏选择性的药物，如阿替洛尔、美托洛尔和比索洛尔等。除少数症状严重者可采用静脉推注β受体阻滞药外，一般主张直接口服给药。剂量应个体化，根据症状、心率及血压情况调整剂量。阿替洛尔常用剂量为12.5~25 mg，每日2次，美托洛尔常用剂量为25~50 mg，每日2~3次，比索洛尔常用剂量为5~10 mg，每日1次，不伴有劳力性心绞痛的变异性心绞痛不主张使用。

（3）钙拮抗药：通过扩张外周血管和解除冠状动脉痉挛而缓解心绞痛，也能改善心室舒张功能和心室顺应性。非二氢吡啶类有减慢心率和减慢房室传导作用。常用药物有两类：①二氢吡啶类钙拮抗药。硝苯地平对缓解冠状动脉痉挛有独到的效果，故为变异性心绞痛的首选用药，一般剂量为 10 ~ 20 mg，每 6 小时 1 次，若仍不能有效控制变异性心绞痛的发作还可与地尔硫䓬合用，以产生更强的解除冠状动脉痉挛的作用，当病情稳定后可改为缓释和控释制剂。对并发高血压病者，应与 β 受体阻滞药合用。②非二氢吡啶类钙拮抗药。地尔硫䓬有减慢心率、降低心肌收缩力的作用，故较硝苯地平更常用于控制心绞痛发作。一般使用剂量为 30 ~ 60 mg，每日 3 ~ 4 次。该药可与硝酸酯类合用，也可与 β 受体阻滞药合用，但与后者合用时需密切注意心率和心功能变化。

如心绞痛反复发作，静脉滴注硝酸甘油不能控制时，可试用地尔硫䓬短期静脉滴注，使用方法为 5 ~ 15 μg/（kg · min），可持续静滴 24 ~ 48 小时，在静滴过程中需密切观察心率、血压的变化，如静息心率低于 50 次/分，应减少剂量或停用。

钙通道阻滞药用于控制下列患者的进行性缺血或复发性缺血症状：①已经使用足量硝酸酯类和 β 受体阻滞药的患者。②不能耐受硝酸酯类和 β 受体阻滞药的患者。③变异性心绞痛的患者。因此，对于严重不稳定型心绞痛患者常需联合应用硝酸酯类、β 受体阻滞药和钙拮抗药。

2. 抗血小板治疗

阿司匹林为首选药物。急性期剂量应在 150 ~ 300 mg/d，可达到快速抑制血小板聚集的作用，3 天后可改为小剂量即 50 ~ 150 mg/d 维持治疗，对于存在阿司匹林禁忌证的患者，可采用氯吡格雷替代治疗，使用时应注意经常检查血常规，一旦出现明显白细胞或血小板降低应立即停药。

（1）阿司匹林：阿司匹林对不稳定型心绞痛治疗目的是通过抑制血小板的环氧化酶快速阻断血小板中血栓素 A_2 的形成。因小剂量阿司匹林（50 ~ 75 mg）需数天才能发挥作用。故目前主张：①尽早使用，一般应在急诊室服用第一次。②为尽快达到治疗性血药浓度，第一次应采用咀嚼法，促进药物在口腔颊部黏膜吸收。③剂量 300 mg，每日 1 次，5 天后改为 100 mg，每日 1 次，很可能需终身服用。

（2）氯吡格雷：为第二代抗血小板聚集的药物，通过选择性地与血小板表面腺苷酸环化酶偶联的 ADP 受体结合而不可逆地抑制血小板的聚集，且不影响阿司匹林阻滞的环氧化酶通道，与阿司匹林合用可明显增加抗凝效果，对阿司匹林过敏者可单独使用。噻氯匹定的最严重不良反应是中性粒细胞减少，见于连续治疗 2 周以上的患者，易出现血小板减少和出血时间延长，也可引起血栓性血小板减少性紫癜，而氯吡格雷则不明显，目前在临床上已基本取代噻氯匹定。目前对于不稳定型心绞痛患者和接受介入治疗的患者多主张强化血小板治疗，即二联抗血小板治疗，在常规服用阿司匹林的基础上立即给予氯吡格雷治疗至少 1 个月，也可延长至 9 个月。

（3）血小板糖蛋白Ⅱb/Ⅲa 受体抑制药：为第三代血小板抑制药，主要通过占据血小板表面的糖蛋白Ⅱb/Ⅲa 受体，抑制纤维蛋白原结合而防止血小板聚集。但其口服制剂疗效及安全性令人失望。静脉制剂主要有阿昔单抗和非抗体复合物替罗非班、lamifiban、xemilofiban、eptifiban、lafradafiban 等，其在注射停止后数小时作用消失。目前临床常用药物有盐酸替罗非班注射液，是一种非肽类的血小板糖蛋白Ⅱb/Ⅲa 受体的可逆性拮抗药，能有效地阻止纤维蛋白原与血小板表面的糖蛋白Ⅱb/Ⅲa 受体结合，从而阻断血小板的交联和聚集。盐酸替罗非班对血小板功能的抑制时间与药物的血浆浓度相平行，停药后血小板功能迅速恢复到基线水平。在不稳定型心绞痛患者盐酸替罗非班静脉输注可分两步，在肝素和阿司匹林应用条件下，可先给以负荷量 0.4 μg/（kg · min）（30 分钟），而后以 0.1 μg/（kg · min）维持静脉点滴 48 小时。对于高度血栓倾向的冠脉血管成形术患者盐酸替罗非班两步输注方案为负荷量 10 μg/kg于 5 分钟内静脉推注，然后以 0.15 μg/（kg · min）维持 16 ~ 24 小时。

3. 抗凝治疗

目前临床使用的抗凝药物有普通肝素、低分子肝素和水蛭素，其他人工合成或口服的抗凝药正在研究或临床观察中。

（1）普通肝素：是常用的抗凝药，通过激活抗凝血酶而发挥抗栓作用，静脉滴注肝素会迅速产生抗凝作用，但个体差异较大，故临床需化验部分凝血活酶时间（APTT）。一般将 APTT 延长至 60 ~ 90 秒作为治疗窗口。多数学者认为，在 ST 段不抬高的急性冠状动脉综合征，治疗时间为 3 ~ 5 天，具体用法为 75 U/kg 体重，静脉滴注维持，使 APTT 在正常的 1.5 ~ 2 倍。

（2）低分子肝素：低分子肝素是由普通肝素裂解制成的小分子复合物，分子量在2 500～7 000，具有以下特点：抗凝血酶作用弱于肝素，但保持了抗因子Ⅹa的作用，因而抗因子Ⅹa和凝血酶的作用更加均衡；抗凝效果可以预测，不需要检测APTT；与血浆和组织蛋白的亲和力弱，生物利用度高；皮下注射，给药方便；促进更多的组织因子途径抑制物生成，更好地抑制因子Ⅶ和组织因子复合物，从而增加抗凝效果等。许多研究均表明低分子肝素在不稳定型心绞痛和非ST段抬高心肌梗死的治疗中起作用至少等同或优于经静脉应用普通肝素。低分子肝素因生产厂家不同而规格各异，一般推荐量按不同厂家产品以千克体重计算皮下注射，连用1周或更长。

（3）水蛭素：是从药用水蛭唾液中分离出来的第一个直接抗凝血酶制药，通过重组技术合成的是重组水蛭素。重组水蛭素理论上优点有：无须通过AT-Ⅲ激活凝血酶；不被血浆蛋白中和；能抑制凝血块黏附的凝血酶；对某一剂量有相对稳定的APTT，但主要经肾脏排泄，在肾功能不全者可导致不可预料的蓄积。多数试验证实水蛭素能有效降低死亡与非致死性心肌梗死的发生率，但出血危险有所增加。

（4）抗血栓治疗的联合应用：①阿司匹林+ADP受体拮抗药。阿司匹林与ADP受体拮抗药的抗血小板作用机制不同，一般认为，联合应用可以提高疗效。CURE试验表明，与单用阿司匹林相比，氯吡格雷联合使用阿司匹林可使死亡和非致死性心肌梗死降低20%，减少冠状动脉重建需要和心绞痛复发。②阿司匹林加肝素。RISC试验结果表明，男性非ST段抬高心肌梗死患者使用阿司匹林明显降低死亡或心肌梗死的危险，单独使用肝素没有受益，阿司匹林加普通肝素联合治疗的最初5天事件发生率最低。目前资料显示，普通肝素或低分子肝素与阿司匹林联合使用疗效优于单用阿司匹林；阿司匹林加低分子肝素等同于甚至可能优于阿司匹林加普通肝素。③肝素加血小板GPⅡb/Ⅲa抑制药。PUR-SUTT试验结果显示，与单独应用血小板GPⅡb/Ⅲa抑制药相比，未联合使用肝素的患者事件发生率较高。目前多主张联合应用肝素与血小板GPⅡb/Ⅲa抑制药。由于两者连用可延长APTT，肝素剂量应小于推荐剂量。④阿司匹林加肝素加血小板GPⅡb/Ⅲa抑制药。目前，并发急性缺血的非ST段抬高心肌梗死的高危患者，主张三联抗血栓治疗，是目前最有效的抗血栓治疗方案。持续性或伴有其他高危特征的胸痛患者及准备做早期介入治疗的患者，应给予该方案。

4. 调脂治疗

血脂增高的干预治疗除调整饮食、控制体重、体育锻炼、控制精神紧张、戒烟、控制糖尿病等非药物干预手段外，调脂药物治疗是最重要的环节。近代治疗急性冠脉综合征的最大进展之一就是3-羟基-3甲基戊二酰辅酶A（HMGCoA）还原酶抑制药（他汀类）药物的开发和应用。该类药物除降低总胆固醇（TC）、低密度脂蛋白胆固醇（LDL-C）、甘油三酯（TG）和升高高密度脂蛋白胆固醇（HDL-C）外，还有缩小斑块内脂质核、加固斑块纤维帽、改善内皮细胞功能、减少斑块炎性细胞数目、防止斑块破裂等作用，从而减少冠脉事件；另外还能通过改善内皮功能减弱凝血倾向，防止血栓形成，防止脂蛋白氧化，起到抗动脉粥样硬化和抗血栓作用。随着长期大样本的实验结果出现，已经显示他汀类强化降脂治疗和PTCA加常规治疗可同样安全有效地减少缺血事件。所有他汀类药物均有相同的不良反应，即胃肠道功能紊乱、肌痛及肝损害，儿童、孕妇及哺乳期妇女不宜应用。常见他汀类降调脂药见表3-5。

表3-5　临床常见他汀类药物剂量

药物	常用剂量（mg）	用法
阿托伐他汀（立普妥）	10～80	每天1次，口服
辛伐他汀（舒将之）	10～80	每天1次，口服
洛伐他汀（美将之）	20～80	每天1次，口服
普伐他汀（普拉固）	20～40	每天1次，口服
氟伐他汀（来适可）	40～80	每天1次，口服

5. 溶血栓治疗

国际多中心大样本的临床试验（TIMI ⅢB）业已证明采用AMI的溶栓方法治疗不稳定型心绞痛反而有增加AMI发生率的倾向，故已不主张采用。至于小剂量尿激酶与充分抗血小板和抗凝血酶治疗相结合是否对不稳定型心绞痛有益，仍有待临床进一步研究。

6. 不稳定型心绞痛出院后的治疗

不稳定型心绞痛患者出院后仍需定期门诊随诊。低危险组的患者1～2个月随访1次，中、高危险组的患者无论是否行介入性治疗都应1个月随访1次，如果病情无变化，随访半年即可。

UA患者出院后仍需继续服阿司匹林、β受体阻滞药。阿司匹林宜采用小剂量，每日50～150 mg即可，β受体阻滞药宜逐渐增量至最大可耐受剂量。在冠心病的二级预防中阿司匹林和降胆固醇治疗是最重要的。降低胆固醇的治疗应参照国内降血脂治疗的建议，即血清胆固醇>4.68 mmol/L（180 mg/dL）或低密度脂蛋白胆固醇>2.60 mmol/L（100 mg/dL）均应服他汀类降胆固醇药物，并达到有效治疗的目标。血浆甘油三酯>2.26 mmol/L（200 mg/dL）的冠心病患者一般也需要服降低甘油三酯的药物。其他二级预防的措施包括向患者宣教戒烟、治疗高血压和糖尿病、控制危险因素、改变不良的生活方式、合理安排膳食、适度增加活动量、减少体重等。

八、影响不稳定型心绞痛预后的因素

（1）左心室功能：为最强的独立危险因素，左心室功能越差，预后也越差，因为这些患者的心脏很难耐受进一步的缺血或梗死。

（2）冠状动脉病变的部位和范围：左主干病变和右冠开口病变最具危险性，三支冠脉病变的危险性大于双支或单支者，前降支病变危险大于右冠或回旋支病变，近段病变危险性大于远端病变。

（3）年龄：是一个独立的危险因素，主要与老年人的心脏储备功能下降和其他重要器官功能降低有关。

（4）并发其他器质性疾病或危险因素：不稳定型心绞痛患者如并发肾衰竭、慢性阻塞性肺疾患、糖尿病、高血压、高脂血症、脑血管病以及恶性肿瘤等，均可影响不稳定型心绞痛患者的预后。

第四节　慢性稳定型心绞痛

一、概述

慢性稳定型心绞痛是指心绞痛反复发作的临床表现持续在2个月以上，且心绞痛发作性质（如诱因、持续时间、缓解方式等）基本稳定，是因某种因素引起冠状动脉供血不足，发生急剧的暂时的心肌缺血、缺氧，引起阵发性、持续时间短暂、休息或应用硝酸酯制剂后可缓解的以心前区疼痛为主要临床表现的综合征。本病多见于40岁以上的男性，劳累、情绪因素、高血压、吸烟、寒冷、饱餐等为常见诱因。

二、诊断和鉴别诊断

（一）冠心病危险因素

年龄因素（男性>45岁、女性>55岁），高血压、血脂异常、糖尿病、吸烟、冠心病家族史，其他如超重、活动减少、心理社会因素等。

（二）典型的心绞痛症状

劳累后胸骨后压榨样闷痛，休息或舌下含服硝酸甘油可以缓解。患者多有典型的胸痛病史，该病可根据典型的病史做出明确诊断，因此认真采集病史对诊断和处理心绞痛是必需的。慢性稳定型心绞痛典型发作时的诱因、部位、性质、持续时间及缓解方式如下。

1. 诱因

劳力性心绞痛发作常由体力活动引起，寒冷、精神紧张、饱餐等也可诱发。

2. 部位

大多数心绞痛位于胸骨后中、上1/3段，可波及心前区，向左肩、左上肢尺侧、下颌放射，也可向上腹部放射。少数患者以放射部位为主要不适部位。

3. 性质

心绞痛是一种钝痛，为压迫、憋闷、堵塞、紧缩等不适感，重者可伴出汗、濒死感。

4. 持续时间

较短暂，一般3～5分钟，不超过15分钟。可在数天或数星期发作1次，也可一日内多次发作。

5. 缓解方式

体力活动时发生的心绞痛如停止活动，休息数分钟即可缓解。舌下含服硝酸甘油后1～3分钟也可使心绞痛缓解。服硝酸甘油5～10分钟后症状不缓解，提示可能为非心绞痛或有严重心肌缺血。

（三）常规检查提示心肌缺血

1. 静息心电图

对于慢性稳定型心绞痛患者必须行静息心电图检查。尽管心电图对缺血性心脏病诊断的敏感性低，约50%以上的慢性稳定型心绞痛患者心电图结果正常，但心电图仍可以提供有价值的诊断性信息，例如可见ST-T改变、病理Q波、传导阻滞及各种心律失常。特别是心绞痛发作时的ST-T动态改变：心绞痛时ST段呈水平形或下斜形压低，部分心绞痛发作时仅表现为T波倒置，而发作结束后ST-T改变明显减轻或恢复，即可做出明确诊断。值得注意的是部分患者原有T波倒置，心绞痛发作时T波可变为直立（为正常化）。

2. 运动心电图

单用运动试验诊断冠心病敏感性较低（约75%）。在年轻人和女性患者中假阳性率的发生率更高。运动试验有2个主要用途：①对缺血性心脏病的诊断和预后的判断。如果使用得当，运动试验是可靠、操作方便的危险分层方法。②对鉴别高危患者和即将行介入手术的患者特别有用。但在临床上应注意其适应证，以免出现危险。

3. 负荷心肌灌注显像

负荷心肌灌注显像是较运动试验更准确的诊断缺血性心脏病的方法，可显示缺血心肌的范围和部位，其敏感性和特异性较运动试验高。但对运动试验已经诊断明确的高危者，负荷心肌灌注显像并不能提供更多的信息。对怀疑运动试验假阳性或假阴性而静息心电图异常的患者有诊断价值。对考虑行冠状动脉介入治疗的多支血管病变患者，负荷心肌灌注显像有助于确定哪支血管为罪犯血管。对左心室功能障碍的患者，负荷心肌灌注显像可鉴别冬眠心肌，从而通过冠状动脉介入治疗获益。负荷心肌灌注显像的缺血范围与预后成正比。

4. 静息和负荷超声心动图

静息和运动时的左心室功能障碍预示患者预后不良。和负荷心肌灌注显像一样，负荷超声心动图是确诊缺血性心脏病特异性和敏感性较高的方法。负荷超声心动图有助于判断冬眠心肌所致的心功能障碍，而冬眠心肌功能可通过冠状动脉介入术得到改善。

（四）多层螺旋CT

近年来应用多层螺旋CT增强扫描无创地显示冠状动脉的解剖已逐渐成熟（后简称冠脉CT），目前常用的64～256层CT对冠心病的诊断价值已得到国内外医学界的普遍认可。虽然冠状动脉导管造影（后简称冠脉造影）目前仍是诊断冠心病的金标准，但在下列方面有其明显不足。

（1）因临床症状和心电图改变而进行的冠脉造影阳性率不足50%（冠状动脉无明显狭窄或闭塞），有些医院甚至不足20%。

（2）不少患者心存畏惧，不愿住院接受有创的造影，且费用较高。

（3）冠状动脉造影不能显示危险的类脂斑块，不能提出预警。这种斑块容易破裂，造成猝死（发病后1小时甚至几分钟内死亡），几乎无抢救机会。患者生前从无相关症状，出现的第1个“症状”就是猝死。

冠脉 CT 目前虽还不能完全代替冠脉造影，但冠脉 CT 能可靠地显示冠状动脉壁上的类脂斑块，及时应用调脂药可有效地将其消除，从而大幅减少或防止心脏性猝死的危险。冠脉 CT 还能无创地对冠状动脉支架或搭桥手术后的患者进行复查，相当准确地了解有无再狭窄或闭塞。

冠状动脉重度钙化时难以判断狭窄程度、对于心律失常患者如何获得好的图像以及辐射剂量较大是目前冠脉 CT 的最大不足。有资料显示，对 120 例患者的统计，冠状动脉正常或仅有 1～2 处病变的 70 例患者，冠脉 CT 对狭窄位置和程度诊断符合率可达 99.2%，仅 0.8% 的患者对狭窄程度的诊断不够准确。但对多发病变（冠状动脉明显狭窄达 5 处以上），诊断的准确率仅 88.4%，11.6% 的病变对狭窄程度的诊断不够准确或严重的钙化导致难以诊断。此类患者多有重度的冠脉钙化，临床上也有典型的症状或心肌梗死的病史。

冠脉 CT 的技术还在迅速发展，机型几乎年年出新。最新机型使检查过程简化，适应证增宽（无须控制心率），屏气扫描时间缩短至 1～4 秒，射线剂量和对比剂用量均远低于冠脉造影，图像质量不断提高。

（五）冠状动脉造影

冠状动脉造影是目前诊断冠心病最可靠的方法。适应证为：①临床及无创性检查不能明确诊断者。②临床及无创性检查提示有严重冠心病，进行冠状动脉造影，以选择做血运重建术，改善预后。③心绞痛内科治疗无效。④需考虑做介入性手术者。尤其近年来多数患者采用经桡动脉途径，避免了患者术后必须卧床的需要，大幅减轻了患者的痛苦。

（六）鉴别诊断

慢性稳定型心绞痛要与以下疾病相鉴别：①急性冠脉综合征。②其他疾病引起的心绞痛，如严重的主动脉瓣狭窄或关闭不全、风湿性冠状动脉炎、梅毒性主动脉炎、肥厚型心肌病、心肌桥病变等均可引起心绞痛。③肋间神经痛和肋软骨炎。④心脏神经症。⑤不典型疼痛还需与反流性食管炎等食管疾病、膈疝、消化性溃疡、肠道疾病、颈椎病等相鉴别。

三、治疗

（一）治疗目标与措施

稳定型心绞痛治疗主要有 2 个目标：①预防心肌梗死的发生和延长寿命。②缓解心绞痛症状及减少发作频率以改善生活质量。第一个目标是最终目标。如果有数种策略可供选择，且都能够达到缓解心绞痛的效果，那么能否有效预防死亡将是其选择的主要依据。

慢性稳定型心绞痛的治疗措施包括减少心血管病危险因素的生活方式改变，药物治疗以及血运重建 3 个方面。临床医师应根据患者个体情况的差异和伴随疾病的不同，而选择不同的治疗方案。

（二）改变生活方式

生活方式的改变是慢性稳定型心绞痛治疗的重要手段，因为它可以改善症状和预后，并且相对较经济，应该鼓励每个患者持之以恒。

1. 戒烟

吸烟是导致冠心病的主要危险因素，有研究表明，戒烟可使冠心病病死率下降 36%，其作用甚至超过单独应用他汀类药物、阿司匹林的作用。因此，应积极劝诫吸烟患者进行戒烟治疗。

2. 饮食干预

加大蔬菜、水果、鱼和家禽在膳食中所占比例。饮食干预是调脂治疗的有效补充手段，单独低脂饮食就可使血清中的胆固醇成分平均降低 5%。改变饮食习惯（如摄入地中海饮食或鱼油中的高 ω-3 不饱和脂肪酸）能增加预防心绞痛的作用。

3. 控制体重

肥胖与心血管事件密切相关。目前还没有干预试验显示体重减轻可以减轻心绞痛的程度，但体重减轻可以减少心绞痛发作频率，且可能改善预后。随着肥胖程度的增加（尤其是腹型肥胖），可出现以肥胖、胰岛素抵抗、脂质紊乱、高血压为特征的代谢综合征，后者可导致心血管事件的增加。目前新的治疗方法可减少肥胖和代谢综合征，大麻素1型受体拮抗药联合低热量饮食，可显著减轻体重和减少心血管事件危险因素，但其对冠心病肥胖患者的作用尚待确立。

4. 糖尿病患者需控制血糖

对所有糖尿病患者必须严格控制血糖，因其可减少长期并发症（包括冠心病）。一级预防试验及心肌梗死后的二级预防试验表明，强化降糖治疗可减少致残率和死亡率，且心肌梗死时血糖控制不佳提示预后不佳。

5. 适度运动

鼓励患者进行可以耐受的体力活动，因为运动可以增加运动耐量，减少症状的发生，运动还可以减轻体重，提高高密度脂蛋白浓度，降低血压、血脂，还有助于促进冠状动脉侧支循环的形成，改善冠心病患者的预后。值得注意的是，每个患者在咨询心脏科医生后，可以根据自身的具体病情制订符合自身的运动方式和运动量。

（三）药物治疗

以下将根据作用机制不同分述稳定型心绞痛内科治疗的药物。

1. 抗血小板治疗

（1）阿司匹林：乙酰水杨酸（阿司匹林）可以抑制血小板在动脉粥样硬化斑块上的聚集，防止血栓形成，同时通过抑制血栓素 A_2（TXA_2）的形成，抑制 TXA_2 所致的血管痉挛。因此阿司匹林虽不能直接改善心肌氧的供需关系，但能预防冠状动脉内微血栓或血栓形成，有助于预防心脏事件的发生。稳定型心绞痛患者可采用小剂量75～150 mg/d。不良反应主要有胃肠道反应等，颅内出血少见，在上述剂量情况下发生率<0.1%/年。在长期应用阿司匹林过程中，应该选择最小的有效剂量，达到治疗目的和胃肠道不良反应方面的平衡。

（2）ADP受体拮抗药：噻氯匹定250 mg，1～2次/日，或氯吡格雷首次剂量300 mg，然后75 mg/d，通过ADP受体抑制血小板内钙离子活性，并抑制血小板之间纤维蛋白原的形成。本类药物与阿司匹林作用机制不同，合用时可明显增强疗效，但合用不作为常规治疗，而趋向于短期使用，如预防支架后急性或亚急性血栓形成，或用于有高凝倾向、近期有频繁休息时心绞痛或反复出现心内膜下梗死者。氯吡格雷是一种可供选择的对胃黏膜没有直接作用的抗血小板药物，可用于不能耐受阿司匹林或对阿司匹林过敏的患者。

（3）肝素或低分子肝素：抗凝治疗主要为抗凝血酶治疗，肝素为最有效的药物之一。近年来，大规模的临床试验表明低分子肝素对降低心绞痛尤其是不稳定型心绞痛患者的急性心肌梗死发生率方面优于静脉普通肝素，故已作为不稳定型心绞痛的常规用药，而不推荐作为抗血小板药物用于稳定型心绞痛患者。

2. 抗心绞痛

（1）β受体阻滞药：β受体阻滞药通过阻断拟交感胺类的作用，一方面减弱心肌收缩力和降低血压而起到明显降低心肌耗氧量的作用；另一方面减慢心率，增加心脏舒张期时间，增加心肌供血时间，并且能防止心脏猝死。既能缓解症状又能改善预后。因此，β受体阻滞药是稳定型心绞痛的首选药物。β受体阻滞药应该从小剂量开始应用，逐渐增加剂量，使安静时心率维持在55～60次/分，严重心绞痛可降至50次/分。

普萘洛尔是最早用于临床的β受体阻滞药，用法3～4次/日，每次10 mg，对治疗高血压、心绞痛、急性心肌梗死已有30多年的历史，疗效十分肯定。但由于普萘洛尔是非选择性β受体阻滞药，在治疗心绞痛等方面现已逐步被 β_1 受体选择性阻滞药所取代。目前临床上的常用的制剂有美托洛尔（倍他乐克）12.5～50 mg，2次/日；阿替洛尔12.5～25 mg，2次/日；醋丁洛尔（醋丁酰心胺）200～400 mg/d，分2～3次服；比索洛尔（康可）2.5～10 mg，1次/日；噻利洛尔（噻利心安）200～400 mg，1次/日等。

β 受体阻滞药的禁忌证：心率 <50 次/分、动脉收缩压 <90 mmHg、中重度心力衰竭、二度到三度房室传导阻滞、严重慢性阻塞性肺部疾病或哮喘、末梢循环灌注不良、严重抑郁者等。

本药可与硝酸酯类药物合用，但需注意：①本药与硝酸酯类制剂有协同作用，因而起始剂量要偏小，以免引起直立性低血压等不良反应。②停用本药时应逐渐减量，如突然停药有诱发心肌梗死的危险。③剂量应逐渐增加到发挥最大疗效，但应注意个体差异。

我国慢性稳定型心绞痛诊断治疗指南指出，β 受体阻滞药是慢性稳定型心绞痛患者改善心肌缺血的最主要药物，应逐步增加到最大耐受剂量。当不能耐受 β 受体阻滞药或疗效不满意时可换用钙拮抗药、长效硝酸酯类或尼可地尔。当单用 β 受体阻滞药疗效不满意时也可加用长效二氢吡啶类钙拮抗药或长效硝酸酯类，对于严重心绞痛患者必要时可考虑 β 受体阻滞药、长效二氢吡啶类钙拮抗药及长效硝酸酯类三药合用（需严密观察血压）。

（2）硝酸酯类药物：硝酸酯类药物能扩张冠状动脉，增加冠状循环的血流量，还通过对周围血管的扩张作用，减轻心脏前后负荷和心肌需氧，从而缓解心绞痛。

硝酸酯类常见的不良反应是头晕、头痛、脸面潮红、心率加快、血压下降，患者一般可以耐受，尤其是多次给药后。第一次用药时，患者宜平卧片刻，必要时吸氧。轻度的反应可作为药物起效的指标，不影响继续用药。若出现心动过速或血压降低过多，则不利于心肌灌注，甚至使病情恶化，应减量或停药。

静脉点滴长时间用药可能产生耐受性，需增加剂量，或间隔使用，一般在停用 10 小时以上即可复效。其他途径给药如含服等则不会产生耐受性。

临床上常用的硝酸酯类制剂如下。

1）硝酸甘油（NTG），是最常用的药物，一般以舌下含服给药。心绞痛发作时，立即舌下含化 0.3 ~0.6 mg，1 ~2 分钟见效，持续 15 ~30 分钟。对约 92% 的患者有效，其中 76% 的患者在 3 分钟内见效。需要注意的是，诊断为稳定型心绞痛者，如果服用的硝酸甘油在 10 分钟以上才起作用，这种心绞痛的缓解可能不是硝酸甘油的作用，或者是硝酸甘油失效。

2）硝酸异山梨酯（消心痛）为长效制剂，3 次/日，每次 5 ~20 mg，服药后 30 分钟起作用，持续 3 ~5 小时；缓释制剂药效可维持 12 小时，可用 20 mg，2 次/日。单硝酸异山梨酯多为长效制剂，20 ~50 mg，每天 1 ~2 次。患青光眼、颅内压增高、低血压者不宜使用本类药物。

3）戊四硝酯制剂：服用长效片剂，硝酸甘油持续而缓慢释放，口服 30 分钟后起作用，持续 8 ~12 小时，可每 8 小时服 1 次，每次 2.5 mg。用 2% 硝酸甘油油膏或皮肤贴片（含 5 ~10 mg）涂或贴在胸前或上臂皮肤而缓慢吸收，适用于预防夜间心绞痛发作。最近还有置于上唇内侧与牙龈之间的缓释制剂。

（3）钙离子拮抗药：钙离子拮抗药（CCB，或称钙拮抗药），通过抑制钙离子进入细胞内，以及抑制心肌细胞兴奋-收缩耦联中钙离子的作用，抑制心肌收缩，减少心肌氧耗；扩张冠状动脉，解除冠状动脉痉挛，改善心肌供血；扩张周围血管，降低动脉压，减轻心脏负荷；还能降低血液黏滞度，抗血小板聚集，改善心肌微循环。又因其阻滞钙离子的内流而有效防治心肌缺血再灌注损伤，保护心肌。钙离子拮抗药对冠状动脉痉挛引起的变异型心绞痛有很好的疗效，因为它直接抑制冠状动脉平滑肌收缩并使其扩张。

钙离子拮抗药与其他扩血管药物相似，有服药后面部潮红、头痛、头胀等不良反应。一般 1 周左右即可适应，不影响治疗。少数患者发生轻度踝关节水肿或皮疹。部分病例可加重心力衰竭或引起传导阻滞，临床上应予以注意。维拉帕米和地尔硫䓬与 β 受体阻滞药合用时有过度抑制心脏的危险。因此，临床上不主张非二氢吡啶类钙拮抗药与 β 受体阻滞药联用。停用本类药物时也应逐渐减量停服，以免发生冠状动脉痉挛。

钙离子拮抗药主要分为二氢吡啶类与非二氢吡啶类。非二氢吡啶类包括地尔硫䓬与维拉帕米，它们在化学结构上并无相同之处。

二氢吡啶类药物举例如下。

1）硝苯地平（硝苯吡啶，心痛定）：有较强的扩血管作用，使外周阻力下降，心排血量增加，反射性引起交感神经兴奋、心率加快，而对心脏传导系统无明显影响，故也无抗心律失常作用。硝苯地平一般用法：10～20 mg，3 次/日。舌下含服3～5 分钟后发挥作用，每次持续4～8 小时，故为短效制剂。循证医学的证据表明，短效二氢吡啶类钙拮抗药对冠心病的远期预后有不利的影响，故在防治心绞痛的药物治疗中需避免应用。现有缓释制剂 20～40 mg，1～2 次/日，能平稳维持血药浓度。

2）其他常用于治疗心绞痛的二氢吡啶类钙拮抗药有：尼群地平口服，每次 10 mg，1～3 次/日；尼卡地平口服，每次 10～30 mg，3～4 次/日，属短效制剂，现有缓释片口服每次 30 mg，2 次/日；氨氯地平口服，每次 5 mg，每日 1 次，治疗 2 周疗效不理想可增至每日 10 mg。需要长期用药的患者，推荐使用控释、缓释或长效制剂。

非二氢吡啶类药物举例如下。

1）地尔硫䓬（硫氮䓬酮，合心爽）：对冠状动脉和周围血管有扩张作用，抑制冠状动脉痉挛，增加缺血心肌的血流量，有改善心肌缺血和降低血压的作用。用法为口服，每次 30～60 mg，3 次/日。现有缓释胶囊，每粒 90 mg/d。尤其适用于变异型心绞痛。

2）维拉帕米：有扩张外周血管及冠状动脉的作用，此外还能抑制窦房结和房室结兴奋性及传导功能，减慢心率，降低血压，从而降低心肌耗氧。口服，每次 40 mg，3 次/日。现有缓释片，每次 240 mg，每日 1 次。

（4）钾通道激活药：主要通过作用于血管平滑肌细胞和心肌细胞的钾通道，发挥血管扩张、改善心肌供血和增强缺血预适应、保护心肌的作用。尼可地尔是目前临床上唯一使用的此类药物，具有硝酸酯类和钾通道开放的双重作用。但目前尚无证据表明钾通道激活剂优于其他抗心绞痛药物，能明显改善冠心病预后。目前主要用于顽固性心绞痛的综合治疗手段之一。尼可地尔用法：每次口服 5～10 mg，3 次/日。

（5）改善心肌能量代谢：在心肌缺血缺氧状态下，应用曲美他嗪（万爽力）抑制心肌内脂肪酸氧化途径，促使有限的氧供更多地通过葡萄糖氧化产生更多的能量，能够更早地阻止或减少缺血缺氧的病理生理改变，从而缓解临床症状，改善预后。

3. 他汀类药物

近代药物治疗稳定型心绞痛的最大进展之一是他汀类药物的开发和应用。该类药物抑制胆固醇合成，增加低密度脂蛋白胆固醇（LDL-C）受体的肝脏表达，导致循环 LDL-C 清除增加。研究表明他汀类药物可降低 LDL 胆固醇水平 20%～60%。应用他汀类药物后，冠状动脉造影变化所显示的管腔狭窄程度和动脉粥样硬化斑块消退程度相对较少，而患者的临床冠心病事件的危险性降低却十分显著。对此的进一步的解释是他汀类药物除了降低LDL-C、胆固醇、甘油三酯水平和提高高密度脂蛋白胆固醇（HDL-C）水平外，还可能有其他的有益作用，包括稳定甚至缩小粥样斑块、抗血小板、调整内皮功能、改善冠状动脉内膜反应、抑制粥样硬化处炎症、抗血栓和降低血黏稠度等非调脂效应。

他汀类药物的治疗结果说明，对已确诊为冠心病的患者，经积极调脂后，明显减慢疾病进展并减少以后心血管事件发生。慢性冠心病中许多是稳定型心绞痛患者，他汀类药物对减少心血管事件发生超过对冠状动脉造影显示的冠状动脉病变的改善。慢性稳定型心绞痛患者 LDL-C 水平应控制在 2.6 mmol/L 以下。

4. 血管紧张素转化酶抑制药（ACEI）

2007 年中国《慢性稳定型心绞痛诊断与治疗指南》明确了 ACEI 在稳定型心绞痛患者中的治疗地位，将并发糖尿病、心力衰竭、左心室收缩功能不全或高血压的稳定型心绞痛患者应用 ACEI 作为Ⅰ类推荐（证据水平 A），将有明确冠状动脉疾病的所有患者使用 ACEI 作为Ⅱa 类推荐证据水平，并指出“所有冠心病患者均能从 ACEI 治疗中获益”。

（四）血运重建术

目前的两种疗效肯定的血运重建术用于治疗由冠状动脉粥样硬化所致的慢性稳定型心绞痛：经皮冠脉介入治疗（PCI）和外科冠状动脉搭桥术（CABG）。对于稳定型心绞痛患者，冠状动脉病变越重，越宜尽早进行介入治疗或外科治疗，能最大程度恢复改善心肌血供、改善预后而优于药物治疗。

根据现有循证医学证据，中国慢性稳定型心绞痛诊断治疗指南指出，严重左主干或等同病变，3 支主要血管近端严重狭窄包括前降支（LAD）近端高度狭窄的 1 ~ 2 支血管病变，且伴有可逆性心肌缺血及左心室功能受损而伴有存活心肌的严重冠心病患者，行血运重建可改善预后（减少死亡及 MI）。糖尿病并发 3 支血管严重狭窄，无 LAD 近端严重狭窄的单、双支病变心性猝死或持续性室性心动过速复苏存活者，日常活动中频繁发作缺血事件者，血运重建有可能改善预后。对其他类型的病变只是为减轻症状或心肌缺血。因此，血运重建应该用于药物治疗不能控制症状患者，若其潜在获益大于手术风险，可根据病变特点选择 CABG 或经皮冠状动脉介入治疗（PCI）。

（五）慢性难治性心绞痛

药物和血运重建治疗，能有效改善大部分患者缺血性心脏病的病情。然而，仍有一部分患者尽管尝试了不同的治疗方法，仍遭受心绞痛的严重困扰。慢性难治性心绞痛患者被认为是严重的冠心病引起的心肌缺血所致，在排除引发胸痛的非心脏性因素后，可以考虑其他治疗。慢性难治性心绞痛需要一种有效的最佳治疗方案，前提是各种药物都使用到个体所能耐受的最大剂量。其他可予考虑的治疗方法包括：①增强型体外反搏（EECP）。②神经调节技术（经皮电神经刺激和脊髓刺激）。③胸部硬脊膜外麻醉。④经内镜胸部交感神经阻断术。⑤星形神经节阻断术。⑥心肌激光打孔术。⑦基因治疗。⑧心脏移植。⑨调节新陈代谢的药物。

四、预防

对慢性稳定型心绞痛一方面要应用药物防止心绞痛再次发作，另一方面还应从阻止或逆转动脉粥样硬化病情进展、预防心肌梗死等方面综合考虑以改善预后。

第五节 原发性高血压

一、概述

（一）定义

原发性高血压是指成年人（≥18 岁）凡在未服用降血压药物情况下或在安静状态下，非同日血压至少测量 3 次，当体循环动脉收缩压≥140 mmHg 和（或）舒张压≥90 mmHg，称为血压增高。与此同时，常伴有脂肪和糖代谢紊乱，以及心、脑、肾和视网膜等器官功能性或器质性改变为特征的全身性疾病。如果仅收缩压≥140 mmHg，而舒张压不高者称为单纯收缩性高血压。同理，若舒张压≥90 mmHg，而收缩压＜140 mmHg，则称为舒张性高血压。

（二）流行病学

高血压患病率和发病率在不同国家、地区或种族之间有差别，工业化国家较发展中国家发病率高，美国黑种人约为白种人的 2 倍。高血压患病率、发病率及血压水平随年龄增长而升高，高血压在老年人中较为常见，尤其是收缩期高血压。我国自 20 世纪 50 年代以来进行了 4 次成年人血压普查，高血压患病率分别为 5.11%、7.73%、11.88%、18.8%，总体上呈明显上升趋势。据估计，我国现有高血压患者人数 2 亿以上。但高血压的知晓率、治疗率及控制率均很低，2002 年的普查资料显示：知晓率为 30.2%，治疗率为 24.7%，控制率为 6.1%，较 1991 年略有提高。根据 2007 年我国卫生部心血管病防治研究中心、中国心血管病报道的一项调查报告，城市高血压知晓率、治疗率、控制率和治疗控制率分别为 41.1%、35.1%、9.7% 和 28.2%；而农村分别为 22.5%、17.4%、3.5% 和 20.4%。如此低的知晓率、治疗率、控制率和治疗控制率，促使我国高血压病致死、致残率居高不下。因此，高血压的防治任重道远。

（三）病因

本病病因未完全阐明，目前认为是在一定的遗传基础上由于多种后天因素的作用，正常血压调节机制失代偿所致，以下因素可能与发病有关。

1. 遗传

高血压的发病有较明显的家族集聚性，双亲均有高血压的正常血压子女（儿童或少年）血浆去甲肾上腺素、多巴胺浓度明显较无高血压家族史的对照组高，以后发生高血压的比例也高。国内调查发现，与无高血压家族史者比较，双亲一方有高血压者的高血压患病率高 1.5 倍，双亲均有高血压病者则高 2 ~3 倍，高血压病患者的亲生子女和收养子女虽然生活环境相同，但前者更易患高血压。动物实验已筛选出遗传性高血压大鼠株（SHR），分子遗传学研究已实验成功基因转移的高血压动物，上述资料均提示遗传因素的作用。

2. 饮食

（1）盐类：与高血压最密切相关的是 Na^+，人群平均血压水平与食盐摄入量有关，在摄盐较高的人群，减少每日摄入食盐量可使血压下降。高钠促使高血压可能是通过提高交感张力，增加外周血管阻力所致。饮食中 K^+、Ca^{2+} 摄入不足，Na^+/K^+ 比例升高时易患高血压，高 K^+ 高 Ca^{2+} 饮食可能降低高血压的发病率，动物实验也有类似的发现。我国不同年龄段人群食盐摄入量均较高，居民平均每日食盐摄入量为 12.1 g，远远超过 WHO 应将一般人群每日食盐限制在 6 g 以下。全国居民营养与健康状况调查指出，我国城乡居民平均每日每人盐摄入量为 12 g，其中农村 12.4 g，城市 10.9 g，北方地区高于南方地区。高盐饮食是高血压的重要危险因素。高盐饮食地区人群的高血压患病率往往较高。

中国人群高血压流行特点：钠盐摄入量高，钾盐摄入不足，盐敏感性高血压居多。盐敏感性的实质是个体对于盐负荷而导致血压升高的一种遗传易感体质。盐敏感性被认为是由于肾小球的过滤能力减低和（或）肾小管钠再吸收的比率增加所导致。

盐敏感性：盐敏感性是高血压早期损害标志。盐敏感性已被美国 ASH “2005 高血压新定义” 确立为高血压早期损害标志之一。

我国一般人群中盐敏感者占 15% ~42%，而高血压人群中 50% ~60% 为盐敏感者。有高血压家族史的成年人中盐敏感者为 65%，青少年中为 45%。黑种人、老年人、停经女性、糖尿病、肥胖和代谢综合征患者中盐敏感者比例较高。盐敏感性高血压是高血压的一种特殊类型，常见于老年人、黑种人，有糖尿病、肾疾病史者，交感激活状态以及高盐摄入地区的高血压患者，同时也是难治性高血压的重要原因之一。

（2）脂肪酸与氨基酸：降低脂肪摄入总量，增加不饱和脂肪酸成分，降低饱和脂肪酸比例可使人群平均血压下降。动物实验发现摄入含硫氨基酸的鱼类蛋白质可预防血压升高。

（3）饮酒：长期饮酒者高血压的患病率升高，而且与饮酒量成正比。可能与饮酒促使皮质激素、儿茶酚胺水平升高有关。

3. 职业、环境和气候

流行病学资料提示，从事高度集中注意力工作、长期精神紧张、长期受环境噪声及不良视觉刺激者易患高血压。此外，气候寒冷地区冬季较长，人的血管容易收缩而导致血压升高，也是我国北方地区高血压发病率比南方地区高的原因之一。

4. 其他

吸烟、肥胖和糖尿病患者高血压病患病率高。

（四）临床表现

高血压是多基因遗传因素与环境因素长期相互作用的结果，无论是男性还是女性，平均血压随年龄增长而增高，尤其是收缩压。流行病学研究已经证实，高血压本身不仅会造成心血管损害，而且当高血压患者合并有其他危险因素时更易引起或加重心血管损害，这些危险因素包括糖尿病、吸烟、高脂血症等。血压在同一水平上的高血压患者，合并危险因素越多，心血管系统并发症发生率也越高，说明危险因素之间存在对心血管系统损害的协同作用。

高血压病根据起病和病情进展的缓急及病程的长短可分为两型，缓进型和急进型高血压，前者又称良性高血压，绝大部分患者属此型，后者又称恶性高血压，仅占高血压病患者的 1% ~5%。

1. 缓进型高血压

多为中年后起病，有家族史者发病年龄可较轻。起病多数隐匿，病情发展慢，病程长。早期患者血压波动，血压时高时正常，为脆性高血压阶段，在劳累、精神紧张、情绪波动时易有血压升高，休息、去除上述因素后，血压常可降至正常。随着病情的发展，血压可逐渐升高并趋向持续性或波动幅度变小。患者的主观症状和血压升高的程度可不一致，约50%患者无明显症状，只是在体格检查或因其他疾病就医时才发现有高血压，少数患者则在发生心、脑、肾等器官的并发症时才明确高血压的诊断。

患者可有头痛，多发在枕部，尤易发生在睡醒时，尚可有头晕、头胀、颈部板紧感、耳鸣、眼花、健忘、注意力不集中、失眠、烦闷、乏力、四肢麻木、心悸等。这些症状并非都是由高血压直接引起，部分是机体功能失调所致，无临床特异性。此外，尚可出现身体不同部位的反复出血，如眼结膜出血、鼻出血、月经过多，少数有咯血等。

（1）脑部表现：头痛、头晕和头胀是高血压常见的神经系统症状，也可有头部沉重或颈项板紧感。高血压直接引起的头痛多发生在早晨，位于前额、枕部或颞部，可能是颅外颈动脉系统血管扩张，其脉搏振幅增高所致。这些患者舒张压多很高，经降压药物治疗后头痛可减轻。

高血压脑血管并发症主要表现为脑血管意外，即脑卒中，可分为两大类。①缺血性脑卒中：其中有动脉粥样硬化血栓形成、腔隙性梗死、栓塞、短暂性脑缺血和未定型等各种类型。②出血性脑卒中：有脑实质和蛛网膜下腔出血。

（2）心脏表现：血压长期升高增加左心室负担，左心室因代偿而逐渐肥厚，早期常呈向心性对称性肥厚，继之可出现心腔扩张，最终导致高血压性心脏病。近年来研究发现，高血压时心脏最先受影响的是左心室舒张期功能。左心室肥厚时舒张期顺应性下降，松弛和充盈功能受影响，若左心室舒张末压升高，左心房可有不同程度扩大，甚至可出现在临界高血压和左心室无肥厚时。与此同时，左心室的心肌间质已有胶原组织沉积和纤维组织形成，但此时患者可无明显临床症状。

出现临床症状的高血压性心脏病多发生在高血压起病数年至10余年之后。在心功能代偿期，除有时感心悸外，其他心脏方面的症状可不明显。代偿功能失调时，则可出现左心衰竭症状，开始时在体力劳累、饱食和说话过多时发生气喘、心悸、咳嗽，以后呈阵发性发作，常在夜间发生，并可有痰中带血等，严重时或血压骤然升高时可发生急性肺水肿，出现端坐呼吸，咳粉红色泡沫样痰，若不及时降压可危及生命。反复发作或持续的左心衰竭，可影响右心室功能而发展为全心衰竭，出现尿少、水肿等临床症状。在心脏未增大前，体检可无特殊发现，或仅有脉搏或心尖搏动较强有力，主动脉瓣区第二心音因主动脉舒张压升高而亢进。心脏增大后，体检可发现心界向左、向下扩大；心尖搏动强而有力，呈抬举样；心尖区和（或）主动脉瓣区可听到Ⅱ～Ⅲ级收缩期吹风样杂音。心尖区杂音是左心室扩大导致相对性二尖瓣关闭不全或二尖瓣乳头肌功能失调所致；主动脉瓣区杂音是主动脉扩张，导致相对性主动脉瓣狭窄所致。主动脉瓣区第二心音可因主动脉及瓣膜病变而呈金属音调，可有第四心音。心力衰竭时心率增快，出现发绀，心尖区可闻及奔马律，肺动脉瓣区第二心音增强，肺底出现湿啰音，并可有交替脉；后期出现颈静脉怒张、肝肿大、下肢水肿、腹水和发绀等全心衰竭征象。

（3）肾脏表现：肾血管病变的程度和血压升高的程度及病程密切相关。实际上，无控制的高血压患者均有肾脏的病变，但在早期可无任何临床表现。随病程的进展可先出现蛋白尿，如无合并其他情况（如心力衰竭和糖尿病等），24小时尿蛋白总量很少超过1 g，控制高血压可减少尿蛋白。血尿多为显微镜血尿，少见有透明和颗粒管型。肾功能失代偿时，肾浓缩功能受损可出现多尿、夜尿、口渴、多饮等，尿比重逐渐降低，最后固定在1.010左右，称等渗尿。当肾功能进一步减退时，尿量可减少，血中非蛋白氮、肌酐、尿素氮常增高，酚红排泄试验示排泄量明显减低，尿素廓清率或肌酐廓清率可明显低于正常，上述改变随肾脏病变的加重而加重，最终出现尿毒症。但是，在缓进型高血压，患者在出现尿毒症前多数已死于心、脑血管并发症。此外，当高血压导致肾功能损害的同时，肾损害又可反过来加重血压升高，从而形成恶性循环。

2. 急进型高血压

在未经治疗的原发性高血压患者中，约1%可发展成急进型高血压，发病较急骤，在发病前可有病程不一的缓进型高血压病史。男女比例约为3 ∶ 1，多在青中年发病，近年来此型高血压已少见，可能与早期发现轻、中度高血压患者并得到及时有效的治疗有关。其表现基本上与缓进型高血压相似，但与后者相比，临床症状如头痛等更为明显，具有病情严重、发展迅速、视网膜病变和肾功能很快衰竭等特点。血压显著升高，舒张压多持续在130 ~ 140 mmHg或更高。各种症状明显，小动脉纤维样坏死性病变进展迅速，常于数月至1 ~ 2年内出现严重的脑、心、肾损害，发生脑血管意外、心力衰竭和尿毒症。并常有视物模糊或失明，视网膜可发生出血、渗出及视盘水肿。血浆肾素活性增高，以肾脏损害最为显著，常出现持续蛋白尿，24小时尿蛋白可达3 g，伴有血尿和管型尿，最后多因尿毒症而死亡，但也可死于脑血管意外或心力衰竭。

3. 高血压危重症

（1）高血压危象：高血压进程中，如果全身小动脉发生暂时性强烈痉挛，周围血管阻力明显上升，致使血压急骤上升而出现一系列临床症状，称为高血压危象。这是高血压的急重症，可见于缓进型高血压各期和急进型高血压，血压改变以收缩压突然明显升高为主，舒张压也可升高，常在诱发因素作用下出现，如强烈的情绪变化、精神创伤、心身过劳、寒冷刺激和内分泌失调（如经期和绝经期）等。患者出现剧烈头痛、头晕、眩晕，也可有恶心、呕吐、胸闷、心悸、气急、视物模糊、腹痛、尿频、尿少、排尿困难等症状。有的患者可伴随自主神经紊乱症状，如发热、口干、出汗、兴奋、皮肤潮红或面色苍白、手足发抖等；严重者，尤其在伴有靶器官病变时，可出现心绞痛、肺水肿、肾衰竭、高血压脑病等。发作时尿中出现少量蛋白和红细胞；血尿素氮、肌酐、肾上腺素、去甲肾上腺素可增加，血糖也可升高、眼底检查有小动脉痉挛，可伴有出血、渗出或视盘水肿。发作一般历时短暂，控制血压后，病情可迅速好转，但易复发。在有效降压药普遍应用的人群，此危象已很少发生。

（2）高血压脑病：急进型或严重的缓进型高血压患者，尤其是伴有明显脑动脉硬化时，可出现脑部小动脉持久而明显的痉挛，继之发生被动性或强制性扩张，急性脑循环障碍导致脑水肿和颅内压增高而出现的一系列临床表现，称为高血压脑病。发病时常先有血压突然升高，收缩压、舒张压均可增高，以舒张压升高为主，患者出现剧烈头痛、头晕、恶心、呕吐、烦躁不安，脉搏多慢而有力，可有呼吸困难或减慢，视力障碍，黑蒙，抽搐，意识模糊甚至昏迷，也可出现暂时性偏瘫、失语、偏身感觉障碍等。检查可见视盘水肿，脑脊液压力增高、蛋白含量增高。发作短暂者历时数分钟，长者可达数小时甚至数天。妊娠高血压综合征、肾小球肾炎、肾血管性高血压和嗜铬细胞瘤的患者，也可能发生高血压脑病。

4. 并发症

在我国，高血压最常见的并发症是脑血管意外，其次是高血压性心脏病、心力衰竭，再次是肾衰竭。较少见但严重的并发症为主动脉夹层血肿。其起病常突然，迅速发生剧烈胸痛，向背部或腹部放射，伴有主动脉分支堵塞现象时，两上肢血压及脉搏有明显差别，严重者堵塞一侧，从颈动脉到股动脉的脉搏均消失，或下肢暂时性瘫痪或偏瘫。当累及主动脉根部时，患者可发生主动脉关闭不全。未被堵塞的动脉血压升高。主动脉夹层血肿可破裂入心包或胸膜腔，因心脏压塞而迅速死亡。胸部X线检查可见主动脉明显增宽。超声心动图、CT或磁共振断层显像检查（MRI）可直接显示主动脉夹层及范围，甚至可发现破口。主动脉造影也可确立诊断。高血压合并下肢动脉粥样硬化时，可造成下肢疼痛、间歇性跛行。

二、诊断要点

（一）确定是否为高血压

1. 诊所血压

诊所偶测血压是目前诊断高血压和分级的标准方法和主要手段，要求在未服用降压药物情况下、非同日3次安静状态下，测血压达到诊断水平，体循环动脉收缩压≥140 mmHg及（或）舒张压≥90 mmHg为高血压。由于测量次数少、观察误差较大和“白大衣效应”，不能可靠地反映血压的波动和活动状态下的情况。动态血压及家庭自测血压可弥补诊所偶测血压的不足，具有重要的临床价值。

2. 自测血压

对于评估血压水平及严重程度，评价降压效应，改善治疗依从性，增强治疗的主动参与，自测血压具有独特优点。而且无白大衣效应，可重复性较好。目前，患者家庭自测血压在评价血压水平和指导降压治疗上已经成为诊所血压的重要补充。然而，对于精神焦虑或根据血压读数常自行改变治疗方案的患者，不建议自测血压。推荐使用符合国际标准（BHS 和 AAMI）的上臂式全自动或半自动电子血压计，正常上限参考值 135/85 mmHg。应注意患者向医师报告自测血压数据时可能有主观选择性，即报告偏差，患者有意或无意选择较高或较低的血压读数向医师报告，影响医师判断病情和修改治疗。有记忆存储数据功能的电子血压计可克服报告偏差。血压读数的报告方式可采用每周或每月的平均值。家庭自测血压低于诊所血压，家庭自测血压 135/85 mmHg 相当于诊所血压 140/90 mmHg。对血压正常的人建议定期测量血压（20～29 岁，每 2 年 1 次；30 岁以上每年至少 1 次）。

3. 动态血压

动态血压测量应使用符合国际标准（BHS 和 AAMI）的监测仪。动态血压的正常值推荐以下国内参考标准：24 小时平均值 <130/80 mmHg，白昼平均值 <135/85 mmHg，夜间平均值 <125/75 mmHg。正常情况下，夜间血压均值比白昼血压值低 10%～15%。动态血压监测在临床上可用于诊断白大衣性高血压、隐蔽性高血压、顽固难治性高血压、发作性高血压或低血压，评估血压升高严重程度，但是目前主要仍用于临床研究，例如评估心血管调节机制、预后意义，考核新药或治疗方案疗效等，不能取代诊所血压测量。动态血压测量时应注意以下问题：测量时间间隔一般设定为每 30 分钟 1 次。可根据需要而设定所需的时间间隔。指导患者日常活动，避免剧烈运动。测血压时患者上臂要保持伸展和静止状态。若首次检查由于伪迹较多而使读数 <80% 的预期值，应再次测量。可根据 24 小时平均血压，日间血压或夜间血压进行临床决策参考，但倾向于应用 24 小时平均血压。

4. 中心动脉压

近年来提出了中心动脉压的概念，中心动脉压是指升主动脉根部血管所承受的侧压力。中心动脉压也分为收缩压（SBP）、舒张压（DBP）及脉压（PP）。主动脉的 SBP 由两部分组成：前向压力波（左心室搏动性射血产生），回传的外周动脉反射波。前向压力波形成收缩期第 1 个峰值（P1），反射波与前向压力波重合形成收缩期第 2 个峰值（即 SBP）。反射波压力又称增强压（AP），增强压的大小可用增压指数（AIx）表示，AIx = AP/PP（AP = SBP-P1）。通常情况下，AP 在舒张期回传到主动脉根部与前向压力波重合，在收缩期回传到外周动脉。

中心动脉压直接影响心、脑、肾等重要脏器的灌注压，因而可能比肱动脉血压更能预测心脑血管病的发生。反射波是左心室后负荷的组分，是心脏后负荷的指标之一，也是收缩期高血压的发病基础。中心动脉压增高将诱发冠脉硬化，进而容易引起冠状动脉狭窄及冠状动脉事件。因此，降低中心动脉压将有助于预防心血管事件。已证明中心动脉血流动力学与高血压靶器官损害、心血管疾病独立相关。在预测、决定终点事件方面中心动脉血流动力学的意义优于外周血流动力学。ASCOT 试验的亚组研究 CAFE 中心动脉压可作为评价及优化抗高血压治疗方案的一个新的指标。

5. 白大衣高血压与隐匿性高血压

白大衣高血压也称诊所高血压。指患者去医院就诊时，在医师诊室测量血压时血压升高，但回到自己家中自测血压或 24 小时动态血压监测时血压正常。

隐匿性高血压与之相反，是指患者在医院测量血压正常，而动态血压监测或家庭自测血压水平增高。隐匿性高血压在一般人群中患病率为 8%～23%，其发生靶器官损害和心血管疾病的危险性较一般人明显增高。目前对于是否应该采用药物手段干预隐匿性高血压与诊室高血压尚存争议，但加强对这些患者的血压监测、及时发现持续性高血压仍具有重要意义。同时，对于这些患者还应加强生活方式干预，例如控制饮食、增加体力运动、控制体重、限制食盐摄入量等，努力延缓或避免持久性高血压的发生。由此可见临床上应大力提倡并推广非诊室血压监测措施（包括动态血压监测与家庭自测血压）。动态血压监测与家庭自测血压能够提供更为详尽且真实的血压参数，有助于全面了解血压波动情况，鉴别与判定一过性血压升高（诊室高血压与隐匿性高血压）的人群。

（二）判断高血压的病因，明确有无继发性高血压

对怀疑继发性高血压者，通过临床病史、体格检查和常规实验室检查可对其进行简单筛查。

1. 临床病史提示继发性高血压的指征

（1）肾脏疾病家族史（多囊肾）。

（2）肾脏疾病、尿路感染、血尿、滥用镇痛药（肾实质性疾病）。

（3）药物，如口服避孕药、甘草、甘珀酸、滴鼻药、可卡因、安非他明、类固醇、非甾体类抗炎药、促红细胞生长素、环胞素。

（4）阵发性出汗、头痛、焦虑、心悸（嗜铬细胞瘤）。

（5）阵发性肌无力和痉挛（醛固酮增多症）。

2. 提示继发性高血压的体征

（1）库欣（Cushing）综合征面容。

（2）神经纤维瘤性皮肤斑（嗜铬细胞瘤）。

（3）触诊有肾增大（多囊肾）。

（4）听诊有腹部杂音（肾血管性高血压）。

（5）听诊有心前区或胸部杂音（主动脉缩窄或主动脉病）。

（6）股动脉搏动消失或胸部杂音（主动脉缩窄或主动脉病）。

（7）股动脉搏动消失或延迟，股动脉压降低（主动脉缩窄或主动脉病）。

3. 继发高血压常规实验室及辅助检查

测定肾素、醛固酮、皮质激素和儿茶酚胺水平，动脉造影，肾和肾上腺超声，计算机辅助成像（CT），头部磁共振成像（MRI）等。

三、治疗

（一）目的

治疗高血压的主要目的是最大限度地降低心血管发病和死亡的总危险。当然，血压也并非降得越低越好，近年来研究表明，在降压治疗中存在明显的降压“J”点曲线现象。“J”点曲线现象即血压下降达到特定水平时，主要心血管疾病的发生率会下降；但持续降低血压，心血管事件发生率反而会回升。但究竟血压J点值在哪里，目前没有定论。可以肯定的是不同高血压人群其J点值不同，血压在J点值之上，降压治疗越低、越早越好。

（二）高血压的非药物治疗

非药物治疗包括提倡健康生活方式，消除不利于心理和身体健康的行为和习惯，降低高血压以及其他心血管病的发病危险，适用于所有高血压患者。具体内容如下。

1. 减重

建议体重指数（kg/m^2）应控制在24以下。减重对健康的利益是巨大的，如人群中平均体重下降5～10 kg，收缩压可下降5～20 mmHg。高血压患者体重减少10%，则可使胰岛素抵抗、糖尿病、高脂血症和左心室肥厚改善。减重的方法一方面是减少总热量的摄入，强调少脂肪并限制过多糖类的摄入；另一方面则需增加体育锻炼，如跑步、太极拳、健美操等。在减重过程中还需积极控制其他危险因素，老年高血压则需严格限盐等。减重的速度可因人而异，但首次减重最好达到减重5 kg以增强减重信心，减肥可提高整体健康水平，减少包括癌症在内的许多慢性病，关键是“吃饭适量，活动适度”。

2. 采用合理膳食

根据我国情况对改善膳食结构预防高血压提出以下建议：①减少钠盐。WHO建议每人每日食盐量不超过6 g。我国膳食中约80%的钠来自烹调或含盐高的腌制品，因此，限盐首先要减少烹调用盐及含盐高的调料，少食各种咸菜及盐腌食品。如果北方居民减少日常用盐的一半，南方居民减少1/3，则基本接近WHO建议。②减少脂肪摄入，补充适量优质蛋白质。建议改善饮食结构，减少含脂肪高的猪

肉，增加含蛋白质较高而脂肪较少的禽类及鱼类。蛋白质占总热量15%左右，动物蛋白占总蛋白质20%。蛋白质质量依次为：奶、蛋；鱼、虾；鸡、鸭；猪、牛、羊肉；植物蛋白，其中豆类最好。③注意补充钾和钙。④多吃蔬菜和水果。研究证明增加蔬菜或水果摄入，减少脂肪摄入可使SBP和DBP有所下降。素食者比肉食者有较低的血压，其降压的作用可能基于水果、蔬菜、食物纤维和低脂肪的综合作用。⑤限制饮酒：尽管有研究表明非常少量饮酒可能减少冠心病发病的危险，但是饮酒和血压水平及高血压患病率之间却呈线性相关，大量饮酒可诱发心脑血管事件发作。因此不提倡用少量饮酒预防冠心病，提倡高血压患者应戒酒，因饮酒可增加服用降压药物的抗性。如饮酒，建议每日饮酒量应为少量。男性饮酒量：葡萄酒＜100～150 mL（相当于2～3两），或啤酒＜250～500 mL（250～500 g），或白酒＜25～50 mL（25～50 g）；女性则减半量，孕妇不饮酒。不提倡饮高度烈性酒。WHO对酒的新建议是酒越少越好。

3. 增加体力活动

每个参加运动的人特别是中老年人和高血压患者在运动前最好了解一下自己的身体状况，以决定自己的运动种类、强度、频度和持续运动时间。对中老年人应包括有氧、伸展及增强肌力练习三类，具体项目可选择步行、慢跑、太极拳、门球、气功等。运动强度必须因人而异，按科学锻炼的要求，常用运动强度指标是运动时最大心率达到180（或170）减去年龄，如50岁的人运动心率为120～130次/分，如果求精确则采用最大心率的60%～85%作为运动适宜心率，需在医师指导下进行。运动频率一般要求每周3～5次，每次持续20～60分钟即可，可根据运动者身体状况和所选择的运动种类以及气候条件等而定。

4. 减轻精神压力，保持平衡心态

长期精神压力和心情抑郁是引起高血压和其他一些慢性病的重要原因之一，对于高血压患者，这种精神状态常使他们较少采用健康的生活方式，如酗酒、吸烟等，并降低对抗高血压治疗的依从性。对有精神压力和心理不平衡的人，应减轻精神压力和改变心态，要正确对待自己、他人和社会，积极参加社会和集体活动。

5. 戒烟

对高血压患者来说戒烟也是重要的，虽然尼古丁只使血压一过性升高，但它降低服药的依从性并增加降压药物的剂量。吸烟可造成血管内皮损伤，它是导致心血管事件的最重要独立危险因素之一，因此必须提倡全民戒烟。

（三）高血压的药物治疗

1. 降压药物治疗原则

（1）小剂量：初始治疗时通常应采用较小的有效剂量以获得可能有的疗效而使不良反应最小，如有效但不满意，可逐步增加剂量以获得最佳疗效。

（2）尽量应用长效制剂：为了有效地防止靶器官损害，要求每天24小时内血压稳定于目标范围内，如此可以防止从夜间较低血压到清晨血压突然升高而致猝死、脑卒中或心脏病发作。要达到此目的，最好使用持续24小时作用的药物，一天一次给药。其标志之一是降压谷峰比值应＞50%，此类药物还可增加治疗的依从性。

（3）联合用药：为使降压效果增大而不增加不良反应，用低剂量单药治疗疗效不满意的可以采用两种或多种降压药物联合治疗。事实上2级以上高血压为达到目标血压常需降压药联合治疗。两种药物的低剂量联合使用，疗效优于大剂量单一用药。

（4）个体化：根据患者具体情况和耐受性及个人意愿或长期承受能力，选择适合患者的降压药物。

在用药过程中，同时考虑：①患者其他危险因素的情况。②患者有无其他合并疾病，包括糖尿病、心脏病、脑血管病、肾脏疾病等。③患者靶器官的损害情况。④长期药物服用应简便，以利于患者坚持治疗。

2. 降压药物的选择

（1）选择原则：目前，治疗高血压的药物主要有六大类，即利尿药、β受体阻滞药、钙拮抗药、血管紧张素转化酶抑制药（ACEI）、血管紧张素Ⅱ受体拮抗药（ARB）及α肾上腺素能阻滞药。另外，我国也使用一些复方制剂及中药制剂。目前指南推荐的一线降压药物有5类：利尿药、β受体阻滞药、钙拮抗药、血管紧张素转化酶抑制药（ACEI）、血管紧张素Ⅱ受体拮抗药（ARB）。近年来大型荟萃分析显示：常用的5种降压药物总体降压作用无显著性差异。任何降压治疗的心血管保护作用主要源自降压本身。5大类降压药物都可以用于高血压患者的起始和维持治疗。当然每种药物都有其临床适应证和禁忌证，不同类降压药在某些方面可能有相对的优势。一些研究提示，预防脑卒中，ARB优于β受体阻滞药，钙拮抗药优于利尿药；预防心力衰竭，利尿药优于其他类；延缓糖尿病和非糖尿病肾病的肾功能不全，ACEI或ARB优于其他类；改善左心室肥厚，ARB优于β受体阻滞药；延缓颈动脉粥样硬化；钙拮抗药优于利尿药或β受体阻滞药。不同类降压药在某些方面可能的相对优势仍有争议，尚需进一步的研究。因此2009年欧洲高血压指南更新中指出，应依据循证医学证据来选择降压药物，传统的一线、二线、三线用药的分类方法缺乏科学性和实用性，应避免采用。

选择哪种降压药物作为开始治疗及维持降压治疗的原则是：每个患者应该采取在指南指导下的个体化治疗，因为需要长期甚至终身的治疗。要考虑的主要因素有：①患者存在的心血管危险因素。②有无靶器官损害、临床有无合并心血管病、肾脏疾病及糖尿病等。③有无其他伴随疾病影响某种降压药物的使用。④对患者存在的其他情况，所用药物有无相互作用。⑤降压药降低心血管危险的证据有多少。⑥患者长期治疗的经济承受能力。

（2）常用抗高血压药。

1）利尿药：最常用的一线类降压药，噻嗪类利尿药无论单用或联用，都有明确的疗效，有利于肾脏排出体内的钠盐和水分，达到降低血压的目的。主要不良反应为低钾血症、胰岛素抵抗和脂代谢异常。目前较少单独使用并尽量小剂量应用，在使用利尿药的同时，应该使用补钾和保钾制剂。新型利尿药吲达帕胺在常用剂量上仅表现有轻微的利尿作用，主要表现为血管扩张作用，降压有效率在70%左右，且不具有传统利尿药易造成代谢异常的特点。

适应证：主要用于轻、中度高血压，尤其是老年人高血压或并发心力衰竭时、肥胖，有肾衰竭或心力衰竭的高血压患者。痛风患者禁用，糖尿病和高脂血症患者慎用。小剂量可以避免低血钾、糖耐量降低和心律失常等不良反应。可选择使用氢氯噻嗪（HCT）12.5～25 mg、吲达帕胺1.25～2.5 mg，每天1次。呋塞米仅用于并发肾衰竭时。

2）β受体阻滞药：β受体阻滞药降压安全、有效，通过阻断交感神经系统起作用。单用一般能使收缩压下降15～20 mmHg。目前第一代β受体阻滞药普萘洛尔已较少使用，临床常用的有美托洛尔、阿替洛尔（因临床研究获益不大，目前不建议使用）和比索洛尔。其中比索洛尔为每天1次的新型高度选择性的β受体阻滞药，服用方便，不良反应小，几乎不影响糖脂代谢。β受体阻滞药主要用于轻、中度高血压，尤其是静息心率较快（>80次/分）的中青年患者或合并心绞痛患者。不良反应是心动过缓、房室传导阻滞、心肌收缩抑制、糖脂代谢异常。特别适用于年轻人，发生过心肌梗死、快速型心律失常、心绞痛的患者。

适应证：主要用于轻、中度高血压，尤其在静息时心率较快（>80次/分）的中青年患者或合并心绞痛时。心脏传导阻滞、哮喘、慢性阻塞性肺病与周围血管病患者禁用。胰岛素依赖型糖尿病患者慎用。可选择使用美托洛尔25～50 mg，每天1～2次；比索洛尔2.5～5 mg，每天1次；倍他洛尔5～10 mg，每天1次。β受体阻滞药也可用于治疗心力衰竭，但用法与降压完全不同，应加注意。

3）钙拮抗药（CCB）：钙拮抗药通过血管扩张以达到降压目的。用于高血压的钙拮抗药可分为3类，即二氢吡啶类，以硝苯地平为代表，目前第一代的短效制剂硝苯地平已较少应用，临床多使用缓释和控释制剂或二、三代制剂，如尼群地平、非洛地平、氨氯地平等。苯噻氮唑类，以地尔硫䓬为代表；苯烷胺类，以维拉帕米为代表。后两类钙拮抗药也称非二氢吡啶类，多用于高血压合并冠心病和室上性心律失常的患者，不良反应主要有降低心率和抑制心肌收缩力。钙拮抗药的降压特点为：在具有良好降压效果的同时，能明显降低心、脑血管并发症的发生率和病死率，延缓动脉硬化进程，对电解质、糖脂代谢、尿酸无不良影响。第一代的短效制剂硝苯地平服用不方便，依从性差，对血压控制不稳，有反射性心率加速、交感神经激活、头痛、面红、踝部水肿等不良反应，研究显示，使用短效钙拮抗药有可能增加死于心肌梗死的危险性，但有证据显示，使用长效制剂则没有类似危险，故已较少应用短效钙拮抗药，建议尽量使用长效制剂。

长效钙拮抗药和缓释制剂能产生相对平稳和持久的降压效果，不良反应少。心脏传导阻滞和心力衰竭患者禁用非二氢吡啶类钙拮抗药。不稳定型心绞痛和急性心肌梗死时禁用速效二氢吡啶类钙拮抗药。优先选择使用长效制剂，例如非洛地平缓释片 5～10 mg，每天 1 次；硝苯地平控释片 30 mg，每天 1 次；氨氯地平 5～10 mg，每天 1 次；拉西地平 4～6 mg，每天 1 次；维拉帕米缓释片 120～240 mg，每天 1 次。对于经济承受能力较低的患者，也可使用硝苯地平缓释片或尼群地平普通片 10 mg，每天 2～3 次。慎用硝苯地平速效胶囊，常见不良反应为头痛、面红、踝部水肿等。

适应证：可用于各种程度的高血压，尤其在老年人高血压或合并稳定型心绞痛时。

CCB 是非常好的抗高血压药物，无论是用于起始治疗，还是作为联合治疗的用药之一。ALLHAT 试验证实 CCB 是很好的降压选择。ACCOMPLISH 试验显示，CCB 与 ACEI 联用优于利尿药 + ACEI。ASCOT试验也是如此。这些大型临床试验给治疗提供了依据。CCB 是非常理想的药物，中国的高血压患者应当尽量早应用 CCB。

4）血管紧张素转化酶抑制药（ACEI）：通过扩张动脉而降低血压。这些药物口服大多 1 小时内出现降压效应，但可能需要几天甚至几周才能达到最大降压效应。其中卡托普利作用时间最短，需每天服药 2～3 次，其他大多是新型的 ACEI，如贝那普利、赖诺普利、雷米普利、福辛普利等，均可每天 1 次服药。对降低高血压患者心力衰竭发生率及病死率、延缓胰岛素依赖型糖尿病患者肾损害的进展，尤其是伴有蛋白尿时特别有效。ACEI 不影响心率和糖、脂代谢，更重要的功能是保护靶器官和逆转靶器官损害。

主要不良反应为干咳、高钾血症、血管神经性水肿。主要用于高血压合并糖尿病，或者并发心脏功能不全、肾脏损害有蛋白尿的患者。妊娠和肾动脉狭窄、肾衰竭（血肌酐 >265 μmol/L 或 3 mg/dL）患者禁用。可以选择使用以下制剂：卡托普利 12.5～25 mg，每天 2～3 次；依那普利 10～20 mg，每天 1～2 次；培哚普利 4～8 mg，每天 1 次；西拉普利 2.5～5 mg，每天 1 次；贝那普利 10～20 mg，每天 1 次；雷米普利 2.5～5 mg，每天 1 次；赖诺普利 20～40 mg，每天 1 次。

适应证：ACEI 能安全有效地降低血压，可用于治疗各级高血压。特别适用于年轻人、心力衰竭患者、服用其他药物出现较多不良反应的患者。

5）血管紧张素Ⅱ受体拮抗药（ARB）：ARB 是继 ACEI 之后对高血压、动脉粥样硬化、心肌肥厚、心力衰竭、糖尿病肾病等具有良好作用的新一类作用于肾素-血管紧张素系统（RAS）的抗高血压药物。作用机制与 ACEI 相似，但更加直接。与 ACEI 比较，它更充分、更具选择性地阻断 RAS，且很少有干咳、血管神经性水肿等不良反应，氯沙坦还可促进血尿酸排出。适用于 ACEI 不能耐受的患者。对糖尿病患者、心力衰竭患者、肾损害患者的靶器官有良好的保护作用，可降低心脑突发事件的发生，降低心力衰竭患者的病死率。目前国内应用较多的是氯沙坦、缬沙坦，其次是伊贝沙坦和替米沙坦。例如氯沙坦 50～100 mg，每日 1 次，缬沙坦 80～160 mg，每日 1 次。

适应证：与 ACEI 相同，目前主要用于 ACEI 治疗后发生干咳的患者。特别适用于使用其他降压药物有不良反应的患者，可提高患者的治疗顺应性。

（3）新型的降压药物。

1）肾素抑制药（DRI）：肾素抑制剂能有效、高度选择性地作用于 RAS 系统，抑制肾素以减少血管紧张素原转化为血管紧张素Ⅰ；具有抗交感作用，因而避免了血管扩张后反射性的心动过速；能改善心力衰竭患者的血流动力学；对肾脏的保护作用强于 ACEI 和血管紧张素受体（AT1）拮抗药；预期不良反应小。肽类肾素拮抗药如雷米克林、依那克林属第一代肾素抑制药，但由于其生物利用度低、口服有首剂效应、易为蛋白酶水解等缺点，临床应用价值低。非肽类肾素拮抗药如 A-72517、RO-42-5892、阿利吉仑等为第二代肾素抑制药，能克服上述缺点，有望成为新型的抗高血压药。

2）其他新型降压药：目前报道有内皮素受体拮抗药、神经肽 Y 抑制药、心钠素及内肽酶抑制药、咪唑林受体兴奋药（如莫索尼定、雷美尼定）、5-羟色胺受体拮抗药（酮色林、乌拉地尔）、K^+通道开放剂、降钙素基因相关肽（CGRP）等。这些新药研究进展迅速，有些已应用于临床，使高血压防治出现更为广阔的前景，但目前在国内应用这些新药的临床报道还不多。

（四）采取综合防治措施，治疗相关危险因素

1. 调脂治疗

高血压伴有血脂异常可增加心血管病发生危险。高血压或非高血压患者进行调脂治疗对预防冠状动脉事件的效果是相似的。一级预防和二级预防分别使脑卒中危险下降 15% 和 30%。我国完成的 CCSPS 研究表明，调脂治疗对中国冠心病的二级预防是有益的。调脂治疗参见新的中国血脂异常防治指南。

2. 抗血小板治疗

对于有心脏事件既往史或心血管病高危患者，抗血小板治疗可降低脑卒中和心肌梗死的危险。

对高血压伴缺血性血管病或心血管高危因素者血压控制后可给予小剂量阿司匹林。

3. 控制血糖

高于正常的空腹血糖值或糖化血红蛋白（HbA1c）与心血管危险增高具有相关性。UKPDS 研究提示强化血糖控制与常规血糖控制比较，虽对预防大血管事件不明显，但却明显减低微血管并发症。治疗糖尿病的理想目标是空腹血糖≤6.1 mmol/L 或 HbA1c≤6.5%。

4. 治疗微量白蛋白尿

近年来随着对微量白蛋白尿（MAU）的不断认识，其临床意义越来越受到重视。肾脏的病变，如微量白蛋白尿的出现，是肾脏血管内皮功能障碍的标志，同时也是全身其他部位（心脏、脑）血管病变的一个反映窗口。神经体液因素不断作用于心血管疾病高危患者的大、小血管，引发高血压、动脉粥样硬化、冠心病、内皮损伤及炎症反应导致随后发生靶器官损害，产生蛋白尿、心力衰竭等。MAU 已明确作为包括糖尿病（DM）、高血压及其他慢性肾脏疾病（CKD）患者甚至普通人群心血管并发症、肾脏疾病预后及死亡的独立预测因子，K/DOQI 指南已将尿白蛋白的检测列为 CKD 高危人群的筛查指标。RAS 抑制药通过抑制异常激活的神经体液因子、保护内皮来干预危险因素，明显改善高危患者的预后，体现在肾脏保护作用、减少微量蛋白尿、改善代谢综合征、降低新发糖尿病，以及保护心脏功能、治疗心肌梗死和心力衰竭等方面。

（五）高血压治疗中存在的问题

高血压治疗尽管取得了较快发展，但在治疗效果、治疗策略、治疗药物与方案，以及临床实践方面仍面临许多问题和挑战。

1. 血压水平对高血压患者来说是否代表一切

血压水平对于相关并发症来说，既是一种危险性标志，又是致病危险因素，然而在临床实践中发现，单纯血压水平本身并不是一个敏感和特异的判断预后的指标。心脑血管病从绝对数上更多的发生在所谓的正常血压者中，血压升高者仅占人群的一部分；更为重要的是血压升高通常不是孤立存在，常伴随一些其他危险因素（如血糖升高、血脂异常等），血压升高增强了其他危险因素的有害作用。不应当孤立地看待高血压。高血压是一个危险因素，而不是一种疾病。危险因素就是一种特征，血压也是一种特征。

2. 血压是否降得越低越好

中国高血压指南明确指出，血压降低阈值应以个体化治疗为原则，依据总体心血管危险水平而定，以患者可耐受，不出现心、脑、肾等脏器灌注不足表现作为降压的底线。

3. 血压是否降得越快越好

快速降压时，无力、疲惫和头晕等不良反应及缺血事件的发生率显著升高，患者的依从性和顺应性也会下降。除非高血压急症患者伴有严重的临床症状，需要在严密监测下采用静脉用药的手段，在可控的条件下把血压比较快地降下来，一般 48 小时内 SBP 降低不超过 20 mmHg。在绝大多数情况下，平稳和缓慢降压是管理血压的最佳方式。

临床上应采取平稳和缓的高质量降压治疗策略，1～3 个月内达标。合理选择降压药物，强效而平稳地降压会给患者带来更多益处。良好地控制服药后 20～24 小时血压，可能带来显著临床获益。

（六）降压治疗中的常见错误概念

（1）应该认识到高血压若不进行治疗，任其自然发展，就会明显加快动脉粥样硬化进程。研究表明，收缩压降低 10 mmHg，脑卒中的危险性就降低 56%，冠心病的危险性下降 37%。因此，必须及时、有效地把血压控制在正常水平。

（2）血压的高度与并发症相关，而与患者自身症状不一定相关。即使没有症状，高血压对患者脏器的损害也是持续存在的。因此，必须及时治疗，且要早期治疗。

（3）用药应根据患者病情、血压严重程度、并发症、合并症等进行个体化治疗。高血压急症应选用快速降压药；控制血压应选用长效且效果平稳的降压药，一种药物效果不满意则需就诊，增加剂量或联合用药，有并发症时应选用对相应靶器官有保护作用的药物。

（4）应该认识到所有降压药都只在服用期间才有效，如果血压正常就停药，那么血压或早或晚都会恢复到服药前水平。降压药需长期服用，必须选择合适的药物，将血压控制在合适的范围内，才能减少对身体的损害。

（5）高血压是一个长期的缓慢过程，人体对此具有一定的调节能力，可以逐渐适应。所以相当部分患者没有不适的感觉。所以除了高血压急症外，降压治疗应缓慢进行，不能操之过急。如果超出调节范围，重要的脏器血流量不能保证，反而会造成头晕、心悸等不适。高血压患者在确诊前有很长时间已经处于高血压状态而患者并不知晓，因此，笔者一般希望比较和缓地把患者血压降至达标，以免发生直立性低血压、血压波动大或者跌倒等其他不良反应。笔者认为 1～3 个月内使患者血压达标比较理想。

第六节 继发性高血压

继发性高血压也称症状性高血压，这种高血压存在明确的病因，高血压为其临床表现之一。继发性高血压在所有高血压患者中占 5%～10%。继发性高血压本身的临床表现和危害性与原发性高血压极为相似，因此当原发病的其他症状不多或不太明显时，容易被误诊为原发性高血压。由于继发性高血压和原发性高血压的治疗方法不尽相同，而且有些继发性高血压的病因是可以去除的，因此在临床工作中，两者的鉴别关系到是否能及时正确地进行治疗，甚为重要。

一、病因

引起继发性高血压的原因，可有以下各种。

（一）肾脏疾病

肾脏疾病引起的高血压，是继发性高血压中最常见的一种，称为肾性高血压。包括：①肾实质性病变，如急性和慢性肾小球肾炎、慢性肾盂肾炎、妊娠高血压疾病、先天性肾脏病变（多囊肾、马蹄肾、肾发育不全）、肾结核、肾结石、肾肿瘤、继发性肾脏病变（各种结缔组织疾病、糖尿病性肾脏病变、肾淀粉样变、放射性肾炎、创伤和泌尿道阻塞所致的肾脏病变）等。②肾血管病变：如肾动脉和肾静脉狭窄阻塞（先天性畸形、动脉粥样硬化、炎症、血栓、肾蒂扭转）。③肾周围病变：如炎症、脓肿、肿瘤、创伤、出血等。

（二）内分泌疾病

肾上腺皮质疾病，包括皮质醇增多症（库欣综合征）、原发性醛固酮增多症、伴有高血压的肾上腺性变态综合征和肾上腺髓质的嗜铬细胞瘤、肾上腺外的嗜铬细胞瘤都能引起继发性高血压。其他内分泌性的继发性高血压包括垂体前叶功能亢进（肢端肥大症）、甲状腺功能亢进或低下、甲状旁腺功能亢进（高血钙）、类癌和绝经期综合征等。内分泌疾病伴有高血压的并不少见。继发性高血压也可由外源性激素所致，如雌激素（女性长期口服避孕药）、糖皮质激素、盐皮质激素、拟交感胺和含酪胺的食物和单胺氧化酶抑制剂等。

（三）血管病变

如主动脉缩窄、多发性大动脉炎等，主要引起上肢血压升高。

（四）其他

睡眠呼吸暂停综合征和各种药物引起的高血压等。

二、发病机制和病理

肾性高血压主要发生于肾实质病变和肾动脉病变。前一类肾脏病理解剖的共同特点是肾小球玻璃样变性、间质组织和结缔组织增生、肾小管萎缩和肾细小动脉狭窄，说明肾脏既有实质性损害也有血液供应不足，这两种情况同时存在，后者为肾内血管病变所引起。后一类病变则在肾动脉，主要引起肾脏血流灌注的固定性减少。在以上病变造成肾缺血缺氧的情况下，肾脏可以分泌多种增高血压的因子，主要是肾小球旁细胞分泌大量肾素。过多的血管紧张素Ⅱ通过直接收缩血管作用、刺激醛固酮分泌导致水钠潴留和兴奋交感神经系统使血压增高。高血压反过来又可引起肾细小动脉病变，加重肾脏缺血。二者互相影响，使血压持续增高。

皮质醇增多症时的高血压，是下丘脑-垂体分泌 ACTH 样物质刺激肾上腺皮质增生或肾上腺皮质自身发生肿瘤，使调节糖类和盐类的肾上腺皮质激素分泌增多，导致水钠潴留所致。嗜铬细胞瘤通过释放过量儿茶酚胺引起患者血压阵发性或持续性增高。原发性醛固酮增多症为肾上腺皮质增生或肿瘤所致的醛固酮自主性分泌过多，可导致体内钠和水潴留，进而使有效血容量增加和高血压。

肾上腺性变态综合征的高血压，是 $C_{11\beta}$羟化酶失常致 11-去氧皮质醇及 11-去氧皮质酮增多的结果。也可由于 $C_{17\alpha}$羟化酶不足而皮质醇及性激素减少，11-去氧皮质酮、11-去氧皮质酮及醛固酮分泌增多所致。

甲状旁腺功能亢进患者约 1/3 有高血压，此与该病血钙增高引起肾结石、肾钙质沉积、间质性肾炎、慢性肾盂肾炎等肾脏病变有关。血钙增高对血管也有直接的收缩作用。有些患者的高血压在血钙纠正后消失。垂体前叶功能亢进症和糖尿病患者中，高血压较无此种疾病的人多数倍。绝经期综合征的高血压可能与卵巢功能减退，雌激素对大脑皮质、自主神经中枢的调节和对垂体的抑制减弱有关。

先天性主动脉缩窄和多发性大动脉炎，可在主动脉各段造成狭窄，如狭窄发生于主动脉弓的末部至腹主动脉分叉之间，其所引起的体循环血流变化可使下肢血液供应减少而血压降低，大量血液主要进入狭窄部位以上的主动脉弓的分支，因而头部及上肢的血液供应增加而血压升高。由于狭窄部位以下的降主动脉与腹主动脉供血不足，且肾动脉的血液供应也不足，遂使肾脏缺血的因素也参与这类疾病高血压的形成。

睡眠呼吸暂停综合征表现为睡眠中上呼吸道反复发生的机械性阻塞，其中至少一半人血压增高，经手术或鼻持续气道正压治疗血压可下降。

许多药物可以引起或加重高血压。免疫抑制剂如环孢素和糖皮质激素可使高达 80% 的接受器官移植者血压升高。非甾体类抗炎药和 COX-2 抑制剂通过其抗肾脏前列腺素的作用使血压增高。高原病伴有的高血压，主要与高原气压及氧分压低致组织缺氧有关。

三、临床表现

继发性高血压的临床表现主要是有关原发病的症状和体征，高血压仅是其中的表现之一。但有时也可由于其他症状和体征不甚显著而使高血压成为主要表现。继发性高血压患者的血压特点可与原发性高血压类似，但又各有自身的特点。如嗜铬细胞瘤患者的血压增高常为阵发性，伴有交感神经兴奋的症状，在发作间期血压可以正常；而主动脉缩窄患者的高血压可仅限于上肢。

四、诊断和鉴别诊断

对下列高血压患者应考虑继发性高血压的可能：①常规病史、体检和实验室检查提示患者有引起高血压的系统性疾病存在。②20 岁之前开始有高血压。③高血压起病突然，或高血压患者原来控制良好的血压突然恶化，难以找到其他原因。④重度或难治性高血压。⑤靶器官损害严重，与高血压不相称，宜进行深入仔细的病史询问、体格检查和必要的实验室检查。

在病史询问中，应特别注意询问各种肾脏病、泌尿道感染和血尿史、肾脏病家族史（多囊肾），有无发作性出汗、头痛与焦虑不安（嗜铬细胞瘤），肌肉无力和抽搐发作（原发性醛固酮增多症）等。体检中注意有无皮质醇增多症的外表体征，有无扪及增大的肾脏（多囊肾），腹部杂音的听诊（肾血管性高血压），心前区或胸部杂音的听诊（主动脉缩窄或主动脉病），以及股动脉搏动减弱、延迟或胸部杂音，下肢动脉血压降低（主动脉缩窄或主动脉病），神经纤维瘤性皮肤斑（嗜铬细胞瘤）等。靶器官损害的体征包括有无颈动脉杂音，运动或感觉缺失，眼底异常，心尖搏动异常，心律失常，肺部啰音，重力性水肿和外周血管病变。除常规实验室检查外，根据不同的病因选作下列实验室检查项目：血浆肾素、血管紧张素、醛固酮、皮质醇、儿茶酚胺，主动脉和肾血管造影，肾上腺 B 超或 CT，核素检查等。

（一）肾实质性疾病

肾实质性高血压是最常见的继发性高血压，以慢性肾小球肾炎最为常见，其他包括结构性肾病和梗阻性肾病等。应对所有高血压患者初诊时进行尿常规检查以筛查除外肾实质性高血压。体检时双侧上腹部如触及块状物，应疑为多囊肾，并作腹部超声检查。目前超声检查在肾脏的解剖诊断方面几乎已经完全取代静脉肾盂造影，可以提供有关肾脏大小和形态、皮质厚度，有无泌尿道梗阻和肾脏肿块的所有必要的解剖学资料。功能方面的筛选试验包括尿蛋白、红细胞、白细胞和血肌酐浓度。应当对所有高血压患者进行这些检查。如多次复查结果正常，可以排除肾实质疾病；如有异常，应进一步作详细检查。

（二）肾血管性高血压

肾血管性高血压是继发性高血压的第二位原因，是由一处或多处的肾外动脉狭窄所致。老年人肾动脉狭窄多由动脉粥样硬化所致。在我国，大动脉炎是年轻人肾动脉狭窄的重要原因之一。纤维肌性发育不良症状较少见。突然发生或加重、难治的高血压提示肾动脉狭窄的存在。肾动脉狭窄的表现包括腹部血管杂音、低血钾和肾功能进行性减退。彩色多普勒超声可以发现肾动脉狭窄，尤其是接近血管开口处的病变，并能确定有助于预测介入治疗效果的阻力指数。三维增强磁共振血管造影也有助于肾血管性高血压的诊断。螺旋 CT 诊断肾血管性高血压的敏感性也相似。肾动脉狭窄的确诊性检查是动脉内血管造影。肾静脉肾素比值需要多次侵入性导管检查，操作复杂，敏感性和特异性不高，目前不作为筛选试验推荐。

（三）嗜铬细胞瘤

嗜铬细胞瘤是一种少见的继发性高血压（占所有高血压患者的 0.2% ~0.4%），可为遗传性或获得性。嗜铬细胞瘤患者约 70% 有高血压，为稳定性或阵发性（伴有头痛、出汗、心悸和苍白等症状）。诊断根据血浆或尿中儿茶酚胺或其代谢产物增多。在进行旨在定位肿瘤的功能显像检查之前，应当进行药物试验以获得支持诊断的依据。敏感性最高（97% ~98%）的试验是血浆游离甲氧基肾上腺素的测定加上尿甲氧基肾上腺素片段测定。但由于目前血浆游离甲氧基肾上腺素的测定尚未常规用于诊断，因此尿甲氧基肾上腺素片段和尿儿茶酚胺仍然是首选的诊断试验。很高的测定值则无须进一步检查即可作出诊断；如测定值为中等升高，尽管临床高度怀疑嗜铬细胞瘤，仍有必要用胰高糖素或可乐定作激发或抑制试验；当试验结果为边缘值时，许多临床医师建议进行影像学检查。胰高糖素试验必须在患者已经有效地接受 α 受体阻滞剂治疗之后实施，以防注射胰高糖素后发生显著的血压下降。给予可乐定后血浆儿茶酚胺水平显著下降被视为可乐定抑制试验阴性。作出定性诊断后，还需要进行定位诊断。肿瘤 95% 位于肾上腺附近，因为常常是体积较大的肿瘤，因此有时可通过超声检查而被发现。CT 和磁共振是最敏感的检查手段（敏感性为 98% ~100%），但后者的特异性较低（50%）。

（四）皮质醇增多症

高血压在本病十分常见，约占 80%。患者典型的体型常提示本病。可靠指标是测定 24 小时尿氢化可的松水平，>110 nmol（40 ng）高度提示本病。确诊可通过 2 天小剂量地塞米松抑制试验（每 6 小时给予0.5 mg，共8次）或夜间（夜11时给予1 mg）地塞米松抑制试验。2天试验中第二天尿氢化可的松排泄超过27 nmol（10 ng）或夜间地塞米松抑制试验中次日8时血浆氢化可的松水平超过140 nmol（50 ng）提示本病，而结果正常可排除本病。最近也有采用后半夜血清或唾液氢化可的松作为诊断的更简单指标。本症的分型可采用进一步实验室和影像学检查。

（五）原发性醛固酮增多症

血清钾水平的检测是原发性醛固酮增多症的重要筛查试验，但只有少数患者会在本症的早期有低血钾。病因方面，30%为肾上腺腺瘤（多见于女性），70%为肾上腺皮质增生，罕见的是肾上腺癌。血压可轻度增高，也可为显著增高而难以用药物控制。对难治性高血压和不能激发的低血钾患者要考虑原发性醛固酮增多症。进一步证实可通过氟可的松抑制试验（给予激素4天不能使血浆醛固酮水平降至阈值以下）以及标准状况下测定的醛固酮和肾素，也可测定醛固酮/肾素比值。但老年人也可有醛固酮增高和肾素降低。而且慢性肾病患者醛固酮/肾素比值增高，是因高血钾刺激醛固酮释放所致。一项荟萃分析的结果显示，本症患者醛固酮/肾素比值增高者在不同研究中所占比例的变化很大，从5.5%到39%，因此其临床使用价值尚有争议。肾上腺显影（目前常用CT、磁共振或放射性核素胆固醇标记技术）也有一定的使用价值。

（六）主动脉缩窄

先天性主动脉缩窄或多发性大动脉炎引起的降主动脉和腹主动脉狭窄，都可引起上肢血压增高，多见于青少年。本病的特点常是上肢血压高而下肢血压不高或降低，且上肢血压高于下肢，形成反常的上下肢血压差别（正常平卧位用常规血压计测定时下肢收缩压读数较上肢高20～40 mmHg）。下肢动脉搏动减弱或消失，有冷感和乏力感。在胸背和腰部可听到收缩期血管杂音，在肩胛间区、胸骨旁、腋部和中上腹部，可能有侧支循环动脉的搏动、震颤和杂音。多发性大动脉炎在引起降主动脉或腹主动脉狭窄的同时，还可以引起主动脉弓在头臂动脉分支间的狭窄或一侧上肢动脉的狭窄，这时一侧上肢血压增高，而另一侧血压则降低或测不到，应予注意。影像学检查（超声和放射学检查）可确立诊断。

（七）睡眠呼吸暂停综合征

又称阻塞性睡眠呼吸暂停综合征（OSAS），特点是睡眠中上呼吸道吸气相陷闭引起呼吸气流停顿的反复发生，氧饱和度下降。对肥胖者，特别是伴有难治性高血压者应疑及本症的存在。对动态血压监测显示为“非杓型”者，应作呼吸监测。患者的体征包括白天嗜睡、注意力难以集中、睡眠不安、睡眠中呼吸发作性暂停、夜尿、易激惹和性格变化、性功能减退等。一旦怀疑本病，应作进一步检查。呼吸监测是诊断的主要工具。本病可通过兴奋交感神经、氧化应激、炎症和内皮功能障碍等机制对心血管功能和结构产生有害影响。本病可在相当一部分患者中引起血压增高，机制可能是心血管反射性调节机制的损伤和血管内皮功能障碍。

（八）药物诱发的高血压

升高血压的药物有甘草、口服避孕药、类固醇、非甾体类抗炎药、可卡因、安非他明、促红细胞生成素和环孢素等。

五、治疗

继发性高血压的治疗，主要是针对其原发病。对原发病不能行根治手术或术后血压仍高者，除采用其他针对病因的治疗外，对高血压可按治疗原发性高血压的方法进行降压治疗。

有关肾血管性高血压的治疗，目前认为：①顽固性高血压和肾功能进行性下降是血管重建的指征。②介入治疗已较手术血管重建更多选用。③对肌纤维发育不良者，选用单纯血管成形术成功率高、血压控制好，而对动脉粥样硬化性病变，再狭窄发生率较高，需加放置支架。④介入治疗的效果优于药物治疗，但药物治疗仍然十分重要。如果肾功能正常、血压得到控制、肾动脉狭窄不严重，或高血压病程较长，则首选药物治疗。由于动脉粥样硬化病变有进展的高度危险，仍然需要强化生活方式的改变、小剂量阿司匹林、他汀类药物和多种降压药治疗。降压药宜选用噻嗪类利尿剂和钙拮抗剂，如无双侧肾动脉狭窄，尚可加用肾素-血管紧张素抑制剂。主要危险是狭窄后部位血流灌注显著减少导致的肾功能急性恶化和血清肌酐增高，常见于给予肾素-血管紧张素抑制剂后，但血清肌酐的变化可在撤药后恢复正常。

嗜铬细胞瘤的治疗是切除肿瘤。手术前，患者必须充分准备，包括给予α受体阻滞剂和β受体阻滞剂（前者足量给药后），然后给予手术切除，常在腹腔镜下进行，此前给予足量补液，以免容量不足。

对原发性醛固酮增多症，通过腹腔镜切除腺瘤，术前给予醛固酮拮抗剂（如螺内酯或依普利酮）。对肾上腺增生，给予醛固酮拮抗剂治疗。

主动脉缩窄患者在手术修复或安置支架后，高血压可仍然存在，患者可能需要继续服用降压药。

睡眠呼吸暂停综合征合并高血压的治疗，包括肥胖者减轻体重，以及使用正压呼吸装置。

第四章

消化系统疾病

第一节　急性胃炎

急性胃炎是由不同病因引起的胃黏膜急性炎症。急性胃炎主要有以下三种：①急性糜烂出血性胃炎。②急性幽门螺杆菌胃炎。③除幽门螺杆菌（Hp）以外的急性感染性胃炎。本节主要讨论急性糜烂出血性胃炎。

一、病因和发病机制

（一）急性应激

可由严重创伤、大手术、大面积烧伤、脑血管意外和严重脏器功能衰竭、休克、败血症等引起。严重应激状态下机体的代偿功能不足以维持胃黏膜循环的正常运行，造成黏膜缺血、缺氧，上皮细胞黏液和碳酸氢盐分泌减少，局部前列腺合成不足。由此导致黏膜屏障破坏和氢离子反弥散，后者使黏膜内 pH 下降，进一步损伤黏膜血管和黏膜，引起糜烂和出血。

（二）化学性损伤

1. 药物

最常见是非甾体类抗炎药（NSAIDs），包括阿司匹林，其机制主要是抑制环氧合酶（COX）的作用而抑制前列腺素的产生。其他药物如氯化钾、某些抗生素或抗肿瘤药等也可刺激损伤胃黏膜。

2. 乙醇

高浓度乙醇可直接引起上皮细胞损伤，破坏胃黏膜屏障，导致黏膜水肿、糜烂和出血。

二、临床表现

多数患者症状不明显，或症状被原发疾病所掩盖。有症状者主要表现为轻微上腹不适或隐痛。该病突出的表现是上消化道出血，患者可以突然呕血和（或）黑便为首发症状。占上消化道出血病因的 10%～30%，仅次于消化性溃疡。

三、诊断

有上消化道出血者根据病史一般不难做出诊断，确诊依赖于急诊胃镜检查，一般在出血后 24～48 小时内进行，可见到多发糜烂、浅表溃疡和出血灶为特征的急性胃黏膜病损。

四、治疗

（一）治疗原则

改变不良饮食习惯，消除刺激因素，保护胃黏膜，对症治疗。

（二）治疗措施

1. 消除病因

药物所致者应立即停止服药；应激因素所致要积极治疗原发病；污染所致则应采用合适的抗生素治疗。

2. 保护胃黏膜

常用黏膜保护剂有硫糖铝、前列腺素 E 及枸橼酸铋钾（丽珠得乐，CBS）。

3. 对症治疗

上腹痛，反酸者应用抗酸药：①H_2 受体拮抗剂如雷尼替丁。②质子泵抑制剂，如奥美拉唑（洛赛克）。③腹泻可用复方樟脑酊、诺氟沙星（氟哌酸）等抗生素。④严重呕吐，可用异丙嗪或多潘立酮（吗丁啉）。

4. 质子泵抑制剂或 H_2 受体拮抗剂

静脉给药可促进黏膜病变愈合和有助止血。

五、实训处方

1. 保护胃黏膜（选用）

①硫糖铝 1.0 g，每日 3 次（饭后 2 小时服）。②丽珠得乐（CBS），240 mg，每日 2 次。③米索前列醇，200 μg，每日 4 次。

2. 制酸（选用）

①氢氧化铝凝胶，15 mL，每日 3 次。②西咪替丁，800 mg，每日 1 次。③奥美拉唑 20 mg，每日 1～2 次。

3. 止血

①5% 葡萄糖注射液 500 mL + 西咪替丁 1.2 g 静脉滴注，每日 1 次。②5% 葡萄糖注射液 250 mL + 西咪替丁 0.4 g 静脉滴注，每 8 小时 1 次。

4. 杀灭 Hp

（1）三联疗法：①丽珠得乐（CBS）240 mg，每日 2 次。②甲硝唑 500 mg，每日 3 次（服用 1 周）。③阿莫西林 1.0 g，每日 3 次（服用 1 周）。

（2）二联疗法：①丽珠得乐 240 mg，每日 2 次。②阿莫西林 1.0 g，每日 3 次。

六、预防

（1）注意饮食卫生，避免过量饮酒。

（2）长期服用阿司匹林类药或有应激因素的危重病者，给予保护胃黏膜药（如硫糖铝、CBS）和 H_2 受体拮抗剂（如西咪替丁）。

第二节 慢性胃炎

慢性胃炎是指由多种原因引起的胃黏膜的慢性炎症或萎缩性病变。本病常见，占接受胃镜检查患者的 80%～90%。

一、分类

慢性胃炎分类方法繁多，至今仍未统一。

21 世纪中期曾提出按胃镜形态学改变将慢性胃炎分为浅表性、萎缩性和肥厚性，但肥厚性胃炎因无病理学证实，该名词目前已废弃不用。1982 年，全国慢性胃炎学术会议将慢性胃炎分为浅表性和萎缩性，临床上仍在采用。1990 年，悉尼国际胃肠病提出了悉尼胃炎分类系统，由组织学和胃镜两部分组成，较为复杂。目前临床按病变部位将慢性胃炎分为慢性胃窦炎（B 型）、慢性胃体炎（A 型）。我国主要为慢性胃窦炎，慢性胃体炎少见。

二、病因和发病机制

病因而未完全阐明。

（一）Hp 感染

大量研究证明，Hp 是慢性胃炎，特别是慢性胃窦炎的主要发病因素。机制：①Hp 呈螺旋状，有鞭毛结构，可在黏膜中自由活动，并与黏膜上皮紧密接触，直接侵袭黏膜。②Hp代谢产物（尿素酶、蛋白酶等）及其毒素可致炎症反应。③Hp 可造成自体免疫损伤。

（二）理化因素

长期进食冷热、粗糙饮食或长期饮用浓茶、咖啡、烈酒可损伤胃黏膜。

（三）十二指肠液反流

当幽门括约肌功能失调，十二指肠液反流入胃与胆汁和胰酶一起破坏胃黏膜屏障，引起慢性胃炎。

（四）免疫因素

慢性胃体胃炎（A 型）患者的血清中可以检测到壁细胞抗体（90%），在伴有恶性贫血患者的血清中可以检测到内因子抗体（75%）。前者使壁细胞总数减少，导致胃酸分泌减少或缺乏；后者使内因子缺乏，引起维生素 B_{12}吸收不良，导致恶性贫血。

三、病理

1. 浅表性胃炎

①黏膜充血水肿，可糜烂。②镜下黏膜浅层有中性粒细胞、淋巴细胞和浆细胞浸润。③某些有较多糜烂处伴有数目较多的疣状凸起，称慢性糜烂性或疣状胃炎。

2. 萎缩性胃炎

①胃腺体萎缩（故称）。②镜下可见黏膜变薄，皱襞平坦，腺体部分或完全消失。③可发生肠腺上皮化生和假性幽门腺化生，在肠化上皮基础上发生异型性增生称为癌前病变。

四、临床表现

（一）共同表现

病程迁延，大多无明显症状，主要表现持续或进食后上腹部饱胀不适或疼痛，常伴有腹胀、嗳气、反酸、食欲下降等消化道症状。

（二）分型

1. 浅表性胃炎

同上述症状。

2. 萎缩性胃炎

（1）胃体胃炎（A 型）：①消化道症状不多。②可有明显厌食、体重下降，可伴贫血，少数发生恶性贫血。

（2）胃窦胃炎（B 型）：①消化道症状明显。②有时酷似消化性溃疡。③可反复发生小量上消化道出血。

（三）体征

体征不明显，可有相应部分轻压痛。

五、实验室检查及辅助检查

1. 胃液分析

浅表性胃炎大多正常；萎缩性胃炎胃液减少或缺乏。

2. 血清学检查

（1）A 型（胃体胃炎）：①胃泌素可上升（胃酸缺乏不能抑制 G 细胞所致）。②维生素 B_{12} 水平下降（内因子下降所致）。③壁细胞抗体阳性率约 90%。④内因子抗体阳性率 75%。

（2）B 型（胃窦胃炎）：①促胃液素一般正常，也可降低。②内因子抗体，30% ~40% 阳性率。

3. Hp 检查

可做尿素酶试验、涂片、培养或 ^{12}C-尿素呼吸试验。

4. 胃肠 X 线钡餐检查

由于胃镜的广泛应用，现已少用本方法检查及诊断慢性胃炎。

5. 纤维胃镜

是本病最可靠的诊断方法。浅表性胃炎：胃黏膜充血、水肿、糜烂或出血（红白相间或花斑样）。萎缩性胃炎：胃黏膜苍白或灰白色，皱襞变细，黏膜下血管透见。

六、诊断与鉴别诊断

（一）诊断

慢性胃炎症状无特异性，体征很少，X 线检查一般只有助于排除其他胃部疾病，故确诊要靠胃镜检查及胃黏膜活组织检查。A 型胃炎应查血中抗壁细胞抗体。

（二）鉴别诊断

1. 胃癌

慢性胃炎的症状如食欲缺乏、上腹部不适、贫血等少数胃窦胃炎的 X 线征与胃癌颇相似，需要特别注意鉴别。绝大多数患者纤维胃镜及活检有助于鉴别。

2. 消化性溃疡

两者均有慢性上腹痛，但消化性溃疡以上腹部节律性、周期性疼痛为主，而慢性胃炎疼痛很少有节律性并以消化不良为主。鉴别依靠 X 线钡餐透视及胃镜检查。

3. 慢性肠道疾病

如慢性胆囊炎、胆结石常有慢性右上腹痛、腹胀、嗳气等消化不良的症状，易误诊为慢性胃炎。但该病胃肠检查无异常发现，胆囊造影及 B 超常可最后确诊。

七、治疗

（一）治疗原则

①祛除各种致病因素。②选择药物对症治疗。③慢性萎缩性胃炎伴重度异常增生患者应考虑手术。

（二）治疗措施

1. 清除病因

祛除各种致病因素，如避免进食时对胃黏膜有强刺激的食物及药品，戒烟忌酒；积极治疗口、鼻、咽部慢性疾病等。

2. 药物治疗

（1）疼痛：可用阿托品、溴丙胺太林、颠茄合剂等。

（2）胃酸增加：可用西咪替丁（A 型胃炎不用）。

（3）胃酸缺乏：可给予 1% 稀盐酸或胃蛋白酶合剂。

（4）伴消化不良：可用胰酶片、多酶片。

（5）消除 Hp：用三联疗法（CBS，甲硝唑、阿莫西林）或二联疗法（CBS，阿莫西林）。

（6）胆汁反流：可用多潘立酮、西沙比利、甲氧氯普胺。

（7）贫血：①缺铁性，硫酸亚铁 0.3 g 每日 3 次 + 维生素 C 0.1 g 每日 3 次，或 1% 稀盐酸 10 ~ 20 滴，口服，每日 3 次，直到症状消失。②恶性贫血，维生素 B_{12} 每次 100 μg，肌内注射，每日 1 次，同时给予叶酸 5 ~ 10 mg，口服，每日 3 次。

3. 手术治疗

癌前病变（胃黏膜重度肠腺化生或不典型增生）手术治疗。

八、预后

预后一般良好。少数变成萎缩性胃炎（重度肠腺化生或不典型增生）可发生癌变，癌变率为 2.5%。

第三节　消化性溃疡

消化性溃疡指发生在胃和十二指肠的慢性溃疡，即胃溃疡（Gu）和十二指肠溃疡（Du），因溃疡形成与胃酸和胃蛋白酶的消化作用有关，故而得名。无论 Gu 还是 Du 均男性好发，男女发病率之比 Du 为（4.4 ~ 6.8）：1，Gu 为（3.1 ~ 4.7）：1。在消化性溃疡中，Du 比 Gu 多见，两者之比为（1.5 ~ 5.6）：1。消化性溃疡是全球多发病，不同国家、不同地区其患病率存在很大差异。据国外资料，大约 10% 的人一生中患过消化性溃疡。

一、病因和发病机制

正常情况下胃和十二指肠黏膜具有一系列防御和修复机制，包括黏液/碳酸氢盐屏障、黏膜屏障、黏膜血流量、细胞更新、前列腺素及表皮生长因子等，因此，胃十二指肠黏膜能够抵御这些侵袭因素的破坏作用，维持黏膜的完整性。当胃十二指肠的侵袭因素与黏膜自身防御修复因素之间失去平衡便发生溃疡。消化性溃疡是由多种病因所致的异质性疾病群，即患者之间溃疡发生的病因、发病机制可以不同。

（一）Hp 感染

20 多年来的大量研究证明，Hp 感染是消化性溃疡的主要病因。澳大利亚学者 Marshall 和 Warren 因 1983 年成功培养出 Hp，并提出其感染在消化性溃疡发病中起作用而获得 2005 年度诺贝尔医学奖。

1. 临床观察证据

①消化性溃疡患者黏膜中 Hp 检出率：Du 为 90% ~ 100%，Gu 为 80% ~ 90%。②Hp 感染者的前瞻性研究显示：10 年中 15% ~ 20% 感染者会发生消化性溃疡。③根除 Hp 可促进溃疡愈合。④根除 Hp 显著降低溃疡复发率。

2. Hp 感染形成溃疡的机制

Hp 在胃和有胃化生的上皮上定植：①诱发局部炎症和免疫反应，损害局部黏膜的防御和修复功能。②另一方面增加胃泌素释放和胃酸、胃蛋白酶原分泌，增强侵袭因素，两者协同作用造成十二指肠黏膜损伤和溃疡形成。

3. Hp 感染形成消化性溃疡假说

（1）漏屋顶假说：该假说把胃黏膜比作屋顶，保护其下方黏膜组织免受胃酸损伤。当黏膜受到 Hp 损害时会导致 H^+ 反弥散，造成黏膜损伤和溃疡形成。这一假说强调了 Hp 感染所致防御因素减弱，可解释 Hp 相关的 Gu 的发生。

（2）六因素假说：将胃酸/胃蛋白酶、胃化生、十二指肠炎、Hp 感染、高胃泌素血症和碳酸氢盐分泌 6 个因素综合起来解释 Hp 在 Du 发病中的作用。即 Hp 感染损伤胃十二指肠黏膜防御能力，同时使十二指肠黏膜发生胃化生；另外，Hp 感染引起高胃泌素血症使胃酸分泌增加，两者协同作用导致溃疡发生。

（二）胃酸和胃蛋白酶

消化性溃疡的最终形成是由于胃酸/胃蛋白酶自身消化的结果。这一概念在“Hp 时代”仍未改变。胃蛋白酶的生物活性与胃液 pH 有关，胃酸 >4 时，胃蛋白酶失去活性。在酸性环境下，胃蛋白酶原被激活转变为胃蛋白酶，使蛋白分子降解，黏膜受到侵袭。单独胃蛋白酶增加而胃酸不增加不形成溃疡，反之仅有胃酸分泌增加就可以发生溃疡，如胃泌素瘤患者有大量胃酸分泌，可产生难治性消化性溃疡，因此，胃酸是溃疡发生的因素。

（三）非甾体类消炎药

一些药物对胃十二指肠黏膜具有损伤作用，其中 NSAIDs（包括阿司匹林）最为显著。临床观察表明，长期摄入 NSAIDs 可诱发消化性溃疡、妨碍溃疡愈合，增加溃疡复发率和出血、穿孔等并发症的发生率。

（四）其他

1. 吸烟

可影响溃疡愈合、促进溃疡复发和增加溃疡并发症的发生率。机制可能与增加胃酸、胃蛋白酶分泌，抑制胰腺分泌碳酸氢盐，降低幽门括约肌张力诱发十二指肠胃反流，引起血管收缩等有关。

2. 遗传因素

随着 Hp 在消化性溃疡发病中的重要作用被认识，遗传因素的重要性受到疑问。①消化性溃疡的“家庭群集”现象，分离到的 Hp 多为同一种菌株，提示家庭群集现象可能由于 Hp 感染在家庭内传播所致。②O 型血易患 Du，曾被视为间接遗传标志，现在认为还是与 Hp 感染有关，机制是 O 型血者胃上皮细胞表面有更多的黏附受体，而有利 Hp 定植的缘故。

3. 应激

急性应激可引起应激性溃疡已是共识。机制是通过迷走神经机制影响胃十二指肠分泌、运动和黏膜血流的调控。

4. 饮食

饮食与消化性溃疡的关系十分明确。酒、浓茶、咖啡和其他饮料能刺激胃酸分泌，摄入后易发生消化不良症状，但尚无充分证据表明长期饮用会增加溃疡发生的危险性。

二、病理

1. 部位

①胃溃疡（Gu）好发于胃小弯或幽门部。②十二指肠溃疡（Du）主要见于球部，约 5% 在球部以下，称球后溃疡。③胃和十二指肠同时发生溃疡称为复合型溃疡。④少数 2～3 个溃疡并存称为多发性溃疡。⑤前后壁同时对称发生溃疡称为对称性溃疡。⑥后壁穿孔和邻近器官如肝、胆、横结肠粘连，称穿透性溃疡。

2. 形态

溃疡呈圆形或椭圆形，直径一般为 0.5～2.5 cm，常达肌层；十二指肠球部变形。

3. 转归

①恢复原来形态（溃疡愈合一般需 4～8 周）。②瘢痕→复发。③产生各种并发症，如穿孔、出血、幽门梗阻、癌变。

三、临床表现

（一）症状

1. 腹痛

（1）原因：炎症、痉挛、胃酸刺激。

（2）性质：常为钝痛或隐痛。

（3）特点：①慢性疼痛病史（长期性）。②周期性，好发于寒冷、冬春季节；常由气候、饱食、精神等因素诱发。③节律性，与饮食有关的疼痛。胃溃疡（Gu）多在饭后痛（饭后0.5～1小时到下餐前止）；十二指肠溃疡（Du）：饭前痛或饥饿痛（餐后2～3小时到下餐进食止），可发生在夜间疼痛，多出现在午夜或凌晨1时左右。疼痛呈节律性可能与胃酸分泌有关。如Gu，进食后1小时左右，胃酸开始分泌增多，胃酸刺激溃疡而引起疼痛。Du午夜疼痛时胃酸分泌量高且无食物缓冲，因此患者常在半夜痛醒。

2. 其他症状

常伴胃功能失调现象，如嗳气、反酸等。

3. 特殊少见消化性溃疡

（1）无症状性溃疡：15%～35%消化性溃疡可无任何症状。

（2）巨大溃疡：直径>2 cm。

（3）球后溃疡：发生在十二指肠降段，夜间痛或背部痛更常见，易并发大出血，内科治疗效果差。

（4）幽门管溃疡：少见，好发于50～60岁，常缺乏典型溃疡的周期性、节律性，餐后上腹痛多见，抗酸治疗效果不好。

（5）复合型溃疡：①指胃与十二指肠同时存在溃疡。②常见十二指肠溃疡在先，胃溃疡在后。③本型病情较顽固，并发症发生率高（幽门狭窄发生率高，出血发生率高达30%～50%）。

（二）体征

一般无明显体征。发作期上腹部可有局限性压痛点，与溃疡相符，Gu常在上腹正中偏左，Du常在上腹正中偏右。

四、辅助检查

1. Hp检测

Hp感染的诊断已成为消化性溃疡的常规检测项目。其方法有侵入性和非侵入性两大类。①侵入性，胃镜活检，快速尿素酶试验（RUT），为首选方法，操作简便，费用低。②非侵入性，主要有^{13}C-或^{14}C-尿素呼吸试验（UBT）和血清学试验。UBT检测HP敏感性和特异性高，可作为根除治疗后复查的首选方法。定性检测抗Hp抗体IgG的血清学试验不宜作为治疗后Hp是否根除的证实试验。

2. 胃液分析

（1）一般分析：①胃溃疡时胃液正常或稍低于正常。②十二指肠溃疡时胃液多增高（以夜间、空腹最明显）。

（2）五肽胃泌素刺激法测定基础酸分泌量（BAO）和最大酸分泌量（MAO）：①正常，BAO胃与十二指肠分别是：男2.5～5.0 mmoL/L，女1.3～3.0 mmoL/L。②当BAO>10 mmoL/L，MAO>40 mmoL/L（注入五肽胃泌素后）提示胃泌素瘤的可能。

3. 隐血试验

①活动期常为阳性。②持续阳性：提示癌变可能。

4. X线检查

消化性溃疡的主要X线征象是龛影。龛影是胃溃疡存在的直接征象。胃溃疡的龛影多见于胃小弯，十二指肠龛影常见于球部，通常比胃溃疡的龛影小；球部变形，浓钡点，激惹现象是十二指肠溃疡的X线特点。

5. 纤维胃镜检查

当前公认的诊断溃疡的最优或最有价值的方法。

五、诊断与鉴别诊断

（一）诊断

病史是诊断消化性溃疡的主要依据。根据慢性病程、周期性发作和节律性上腹疼痛的特点，可以做出初步诊断，X 线钡餐检查发现有龛影或胃镜检查可以确诊。当良、恶性溃疡鉴别困难时，应做胃镜和活组织检查。

（二）鉴别诊断

1. 胃神经症

①无节律性、周期性疼痛。②其症状与情绪有关，伴有神经症表现。③辅助检查阴性（如胃镜、X 线钡餐）。

2. 慢性胃炎

①疼痛可类似，但无节律性。②胃镜可确诊。

3. 胃癌

①中年以上溃疡，疼痛失去节律性。②短期内进行性贫血、消瘦。③胃酸缺乏。④大便隐血持续阴性。⑤活检：肠化生或不典型增生，需追踪或进一步检查。

4. 胃泌素瘤

又称卓-艾综合征（Zollinger-Ellison syndrome）。特点：①顽固性多发性溃疡。②多伴有腹泻。③高胃酸分泌和血清胃泌素升高。

5. 钩虫病

钩虫引起十二指肠炎，出现黑便，酷似十二指肠溃疡表现。

六、并发症

（一）大出血

大出血是本病最常见的并发症（发生率为 20% ~25%），也是上消化道出血的首要原因（占 50% 左右）。

1. 概念

一般是数小时内失血 >1 000 mL 或循环血量的 20%。

2. 表现

有黑便，伴或不伴呕血，出血后腹痛缓解。机制是：①局部充血减轻。②碱性血对胃酸的中和与稀释作用。

3. 出血量的估计

①5 mL 以上（5 ~10 mL）：隐血试验阳性。②50 ~70 mL 以上（ >60 mL）：黑便或柏油样。③短期内 200 ~300 mL 进入胃：呕血。④ >400 mL：出现休克症状。

对诊断困难者应争取在 24 ~48 小时内进行胃镜检查确诊，其确诊率可达 90% 以上。

（二）急性穿孔

急性穿孔是本病最严重的并发症，也是死亡的主要原因。

1. 概念

①急性穿孔，指穿孔透过浆膜层，胃内容物进入腹膜腔，引起急性腹膜炎，溃疡常发生在前壁。②慢性穿孔，溃疡深达浆膜层时已与邻近组织或器官发生粘连，又称“穿透性溃疡”，溃疡常发生在后壁。③亚急性穿孔，指后壁穿孔或穿孔较小，只引起局部性腹腔炎。

2. 临床表现

急性穿孔，常引起急性弥散性腹膜炎。表现为突然、持续、剧烈的腹痛，常伴有呕吐。查体见板状腹，有压痛、反跳痛。有气腹症，肝浊音界缩小或消失。腹部透视可见膈下游离气体。

（三）幽门梗阻

幽门梗阻大多由十二指肠溃疡引起，也可发生于幽门前及幽门管溃疡。发生原因通常是由于溃疡活动期，溃疡周围组织充血水肿或反射性痉挛。临床分为功能性（由充血、水肿引起）和器质性（由瘢痕形成引起）两种类型。表现：呕吐宿食是幽门梗阻的主要症状；上腹部见胃型、逆行蠕动波及胃震水音是幽门梗阻的特征性体征。

（四）癌变

1. 胃溃疡

可癌变（发生率为1%～5%）。

2. 下列情况需警惕癌变

①严格内科治疗4～6周无效。②无并发症，疼痛无节律性。③大便隐血持续阳性。④X线、内镜检查不能排除恶变。

3. 十二指肠溃疡

不引起癌变。

七、治疗

（一）治疗原则

1. 本病治疗原则

①减少胃酸和胃蛋白酶分泌。②积极治疗Hp感染。③使用保护胃黏膜药物。④积极治疗并发症。

2. 治疗目的

①消除临床症状。②促进溃疡愈合。③预防溃疡复发。④避免发生并发症。

（二）治疗措施

1. 一般治疗

①饮食：易消化，少量多餐，避免粗糙、刺激性食物。②休息：保持乐观情绪，规律生活。③解除紧张，必要时使用镇静剂（如地西泮）。

2. 药物治疗

（1）中和胃酸及抑制胃酸分泌。

1）抗酸药：抗酸药是一类弱碱性药物。口服后能中和胃酸，降低胃内酸度，并使胃蛋白酶活性降低，减轻胃酸对溃疡面的刺激，达到缓解疼痛和促进溃疡愈合的目的。常用的抗酸药有氢氧化铝、氢氧化镁、碳酸钙等。本类药目前很少单一应用治疗消化性溃疡，常与H_2受体阻滞剂（H_2RA）联合应用。

2）抑制胃酸分泌药：目前临床常用的有H_2RA和PPI两大类。①H_2RA，选择性竞争H_2受体，使壁细胞分泌胃酸减少；临床常用西咪替丁、雷尼替丁、法莫替丁；不良反应为停药后复发。②PPI，通过抑制H^+-K^+-ATP酶，使壁细胞内的H^+不能向胃腔转移，从而抑制胃酸的分泌；已用于临床的至少有4种，分别为奥美拉唑、兰索拉唑、泮托拉唑和雷贝拉唑。一般疗程Du为4周（PPI）或6周（H_2RA），Gu为8周，溃疡愈合率服用H_2RA为65%～85%，PPI为80%～100%。

（2）根除Hp：可使大多数Hp相关性溃疡患者完全达到治疗目的。

国际上已对Hp相关性溃疡的处理达成共识，即不论溃疡初发或复发，不论活动或静止，不论有无并发症，均应抗Hp治疗。方案包括三联疗法和四联疗法。标准三联疗法有PPIs（奥美拉唑、兰索拉唑、泮托拉唑、雷贝拉唑、埃索美拉唑）选一种，加上克拉霉素和阿莫西林或甲硝唑组成。四联疗法有PPI、铋剂，加上两种抗生素（阿莫西林和甲硝唑）组成。推荐疗程均为：至少7天、10天或14天。

（3）保护胃黏膜：目前胃黏膜保护剂已很少用于消化性溃疡治疗，该类药物主要有以下3种。

1）硫糖铝：抗溃疡作用的机制是黏附覆盖在溃疡面上阻止胃酸、胃蛋白酶侵袭溃疡面和促进内源性前列腺素合成等，其疗效与H_2受体阻断剂相似。可用于Gu治疗，便秘是其主要不良反应。

2）枸橼酸铋钾（CBS）：作用除了具有与硫糖铝类似作用机制外，尚有较强的抗Hp作用，主要用于根除 Hp 的联合治疗。除了舌发黑外，很少有不良反应，为避免铋在体内过量积蓄，不宜连续长期服用。

3）米索前列醇：具有增加胃十二指肠黏膜黏液、碳酸氢盐分泌，增加黏膜血流和一定的抑制胃酸分泌作用，主要用于 NSAIDs 相关性溃疡的预防。腹泻是其主要不良反应。

（4）并发症治疗。

1）大出血：①一般处理，休息、暂禁食。②严密观察病情。③补血、输血。④止血，H_2 受体阻断剂（疗效好）；去甲肾上腺素：8 mg +0.9% 生理盐水 100 mL 口服或胃液内注入；4 ℃，250 mL 冰盐水经胃管注入胃内洗胃；内镜直视下止血；可酌情用 EACA（6-氨基己酸）、P. A. M. B. A（抗体纤溶芳酸）、卡巴克洛、云南白药等。⑤手术指征，内科治疗无效可行手术治疗。

2）幽门梗阻：①休息。②禁食，输液。③洗胃，每晚睡前洗胃一次。若严格 2 周内科治疗无效行外科手术治疗。

3）急性穿孔：立即手术（6～12 小时内效果好）。

4）癌变：一旦确诊，应早期手术。

第四节　急性胰腺炎

急性胰腺炎（AP）是胰酶对胰腺组织自身消化导致的化学性炎症，常呈急性上腹痛，伴血淀粉酶升高，轻者病程 1 周左右，预后良好；重症患者可发展为多器官功能障碍，病死率高达 15%。

一、病因

（一）胆管疾病

胆石症、胆管感染等胆管疾病至今仍是急性胰腺炎的主要病因，当结石嵌顿在壶腹部、胆管内炎症、胆石移行时损伤 Oddi 括约肌等，将使胰液不能正常进入十二指肠，导致胰管内高压。胆囊结石伴发感染时，细菌毒素、炎症介质通过胆胰间淋巴管交通支扩散到胰腺。

（二）酒精因素

酒精可通过缩胆囊素（CCK）介导，促进胰液分泌，大量胰液遇到相对狭窄的胰管，将增加胰管内压力。此外，过度饮酒还可使大量胰酶在腺泡细胞内提前活化，或其在胰腺内氧化过程中产生大量活性氧（ROS），继而激活 NF-KB 等炎症介质，引发急性胰腺炎。

（三）胰管阻塞

胰管结石、蛔虫、狭窄、肿瘤（壶腹周围癌、胰腺癌）可引起胰管阻塞和胰管内压升高。胰腺分裂症是胰腺导管的一种常见先天发育异常，即腹胰管和背胰管在发育过程中未能融合，其在人群中的发生率大概为 10%。当副胰管经狭小的副乳头引流大部分胰腺的胰液，引流不畅导致胰管内高压。

（四）手术与创伤

腹腔手术、腹部钝挫伤等直接或间接损伤胰腺组织或导致胰腺微循环障碍，可引起急性胰腺炎。经内镜逆行胰胆管造影（ERCP）插管时导致的十二指肠乳头水肿、注射造影剂压力过高等也可引发本病。

（五）代谢障碍

高脂血症与急性胰腺炎有病因学关联，但确切机制尚不清楚。可能与脂球微栓影响微循环及胰酶分解甘油三酯致毒性脂肪酸损伤细胞有关。Ⅰ型高脂蛋白血症见于小儿或非肥胖非糖尿病青年，因严重高甘油三酯血症而反复发生急性胰腺炎。

甲状旁腺肿瘤、维生素 D 过多等所致的高钙血症可致胰管钙化、促进胰酶提前活化而促发本病。

（六）药物因素

可促发急性胰腺炎的药物有噻嗪类利尿药、硫唑嘌呤、糖皮质激素、磺胺类等，多发生在服药最初的 2 个月，与剂量无明确相关。

（七）感染

可继发于急性流行性腮腺炎、传染性单核细胞增多症、柯萨奇病毒感染、肺炎衣原体感染等，常随感染痊愈而自行缓解。

（八）其他

十二指肠球后穿透溃疡、邻近十二指肠乳头的肠憩室炎等炎症可直接波及胰腺。各种自身免疫性的血管炎、胰腺血管栓塞等血管疾病可影响胰腺血供。遗传性急性胰腺炎罕见，是一种有 80% 外显率的常染色体显性遗传病，其发病被认为是阳离子胰蛋白酶原基因突变所致。少数病因不明者，称为特发性急性胰腺炎。

二、发病机制

在上述病因作用下，胰管内高压及胰腺微循环障碍都可使胰腺腺泡细胞内的 Ca^{2+} 水平显著上升。细胞内钙的失衡，一方面使含有溶酶体酶的细胞器质膜脆性升高，增加胞内溶酶体与酶原颗粒融合；另一方面使消化酶原与溶酶体水解酶进入高尔基器后，出现“分选”错误；溶酶体在腺泡细胞内激活酶原，使大量胰酶提前活化，超过生理性的对抗能力，发生针对胰腺的自身消化。活化的胰酶、自身消化时释放的溶酶体水解酶及细胞内升高的 Ca^{2+} 水平均可激活多条炎症信号通路，导致炎症反应。其中核因子 KB 被认为是炎症反应的枢纽分子，它的下游系列炎症介质如肿瘤坏死因子 α、白介素 1、花生四烯酸代谢产物、活性氧等均可增加血管通透性，导致大量炎性渗出；促进小血管血栓形成，微循环障碍，胰腺出血、坏死。

三、病理

（一）急性水肿型胰腺炎

此型较多见，占 90% 以上。病变可累及部分或整个胰腺，以尾部为多见。胰腺肿大变硬，间质充血、水肿和炎细胞浸润是其组织学特点。

（二）急性出血坏死型胰腺炎

胰腺肿大变硬，腺泡及脂肪组织坏死以及血管坏死、出血是本型的主要特点。肉眼可见胰腺内有灰白色或黄色斑块的脂肪组织坏死病变，出血严重者，则胰腺呈棕黑色并伴有新鲜出血。脂肪坏死可累及肠系膜、大网膜后组织等，常见静脉炎、淋巴管炎和血栓形成。

急性出血坏死型胰腺炎既可由急性水肿型发展而来，也可在发病开始即发生出血及坏死。急性出血坏死型胰腺炎的炎症易波及全身，故可有其他脏器如小肠、肺、肝、肾等脏器的炎症病理改变；由于胰腺大量炎性渗出，常有腹腔积液、胸腔积液等。

四、临床表现

临床上将急性胰腺炎分为下列两种类型。①轻症急性胰腺炎（MAP），具备急性胰腺炎的临床表现和生化改变，而无器官功能障碍和局部并发症。②重症急性胰腺炎（SAP），在 MAP 的基础上出现其他器官功能障碍甚至衰竭，病程 1 个月左右可出现局部并发症如假性囊肿或胰腺脓肿。

（一）MAP

腹痛为主要和首发症状，常在饮酒、进食脂餐后急性起病，多位于中上腹及左上腹，也可波及全腹，常较剧烈，部分患者腹痛向背部放射。多数患者病初伴有恶心、呕吐。可有轻度发热，中上腹压痛，肠鸣音减少。患者因呕吐、胰腺炎性渗出，可呈轻度脱水貌。

（二）SAP

腹痛持续不缓解，腹胀逐渐加重。

（三）后期并发症

1. 胰腺假性囊肿

重症急性胰腺炎胰内或胰周坏死，渗液积聚，包裹成囊肿，囊壁缺乏上皮，故称假性囊肿，多在重症急性胰腺炎病程进入 4 周后出现。胰腺假性囊肿通常呈圆形或卵圆形，也可呈不规则形，大小为 2 ~ 30 cm，容量为 10 ~ 5 000 mL。小囊肿可无症状，大囊肿可出现相应部位的压迫症状。一般当假性囊肿 <5 cm 时，约半数患者可在 6 周以内自行吸收。假性囊肿可以延伸至邻近的腹腔，如横结肠系膜、肾前、肾后间隙以及后腹膜。

2. 胰腺脓肿

胰腺内或胰周的脓液积聚，外周为纤维囊壁。患者常有发热、腹痛、消瘦等营养不良症状。

3. 肝前区域性门脉高压

胰腺假性囊肿压迫脾静脉或脾静脉栓塞导致胃底静脉曲张破裂出血。

五、辅助检查

（一）反映炎症及感染

1. 白细胞

总数增加，以中性粒细胞百分比升高为主，常有核左移现象。

2. C 反应蛋白（CRP）

是一种能与肺炎球菌 C 多糖体反应形成复合物的急性时相反应蛋白。在各种急性炎症、组织损伤、细菌感染后数小时迅速升高。CRP 对急性胰腺炎诊断不具特异性，主要用于评估急性胰腺炎的严重程度。CRP 正常值 <10 mg/L，当 CRP >150 mg/L 时，提示重症急性胰腺炎。

（二）急性胰腺炎的重要血清标志物

1. 淀粉酶

主要由胰腺及唾液腺产生。急性胰腺炎时，血清淀粉酶于起病后 6 ~ 12 小时开始升高，48 小时开始下降，持续 3 ~ 5 天。血清淀粉酶超过正常值 3 倍可诊断急性胰腺炎。胆石症、胆囊炎、消化性溃疡等急腹症时，血清淀粉酶一般不超过正常值 3 倍。血清淀粉酶高低与病情程度无确切关联，部分重症急性胰腺炎血清淀粉酶可不升高。正常时约有 3% 淀粉酶通过肾脏排泄，急性胰腺炎时尿淀粉酶也可升高，但轻度的肾功能改变将会影响检测的准确性和特异性，故对临床诊断价值不大。当患者尿淀粉酶升高而血淀粉酶不高时，应考虑其来源于唾液腺。此外，胰源性胸腔积液、腹腔积液、胰腺假性囊肿中的淀粉酶常明显升高。

2. 脂肪酶

血清脂肪酶于起病后 24 ~ 72 小时开始升高，持续 7 ~ 10 天，对就诊较晚的患者有诊断价值，其敏感性和特异性均略优于血淀粉酶。

（三）了解胰腺等脏器形态改变

腹部超声是急性胰腺炎的常规初筛影像学检查，在没有肠胀气的条件下，可探及胰腺肿大及胰内、胰周回声异常。急性胰腺炎时，常有明显胃肠道积气，腹部超声对胰腺形态学变化多不能作出准确判断。对于重症急性胰腺炎后期，腹部超声也是胰腺假性囊肿、脓肿诊断、定位的重要方法。

腹部增强 CT 被认为是诊断急性胰腺炎的标准影像学方法。其主要作用有：①确定有无胰腺炎。②对胰腺炎进行分级。③诊断、定位胰腺假性囊肿或脓肿。

（四）了解有无胆管疾病

诊断急性胰腺炎通常并不困难，但搜寻原因有时却颇费周折。胆管结石是急性胰腺炎的首要病因，腹部超声较易发现大的胆石，但对于作为胆源性急性胰腺炎第一位原因的小胆石（ <5 mm）、胆泥或微胆石，腹部超声的敏感性较差。临床上对于急性胰腺炎胆管疾病病因的搜寻，多以腹部超声为常规初筛

检查，若无阳性发现，应选择准确率较高的非侵入性检查——磁共振胰胆管成像（MRCP）。若仍为阴性，而临床高度怀疑胆管疾病，则应继以超声内镜（EUS）或 ERCP。内镜下 Oddi 括约肌切开术（EST）是检出胆泥或微胆石的金标准方法，集诊断与治疗一体。

六、诊断

患者在入院后 48 小时内应明确诊断，急性胰腺炎的诊断内容应包括下列内容。

（一）确定急性胰腺炎

一般应具备：①急性、持续中上腹痛。②血淀粉酶增高超过正常值 3 倍。③胰腺炎症的影像学改变。④排除其他急腹症。部分患者可不具备第 2 条。

（二）确定轻症抑或是重症急性胰腺炎

多数重症患者经历了不同时间的轻症阶段，因此，在起病 72 小时内对轻症患者应密切观察病情变化，及时发现 SAP 的症状及体征，动态了解相关实验室检测数据及胰腺形态的改变。

出现下列任一情况，应考虑重症急性胰腺炎：①出现全身炎症反应综合征。②出现器官衰竭。③起病后 72 小时的胰腺 CT 评分≥6 分。④APACHE Ⅱ评分≥8，可被视为重症。

（三）寻找病因

住院期间应使 >80% 患者的病因得以明确，尽早解除病因有助于防止病情向重症发展及避免日后复发。进食常作为诱因促发本病，潜在的病因需仔细排查。详细地了解病史对寻找病因甚为重要。胆管结石是急性胰腺炎的首要病因，若病史及体征高度提示胆源性急性胰腺炎，则应逐级采用腹部超声、MRCP、EUS、ERCP 甚至 EST 等使之明确。在应激状态下，血甘油三酯常升高。当血甘油三酯 > 11 mmol/L时，可考虑为急性胰腺炎的病因。

（四）确定并发症

近期并发症包括腹膜炎、败血症、急性肝损伤、ARDS、应激性溃疡、肾功能不全、胰性脑病等。后期并发症多在急性胰腺炎后 1 个月甚至更长时间得以诊断。

七、鉴别诊断

作为常见的急腹症之一，急性胰腺炎须与消化性溃疡、胆石症、急性肠梗阻、心肌梗死等鉴别。鉴别时应抓住各种疾病的特点进行甄别，收集相关证据。

八、治疗

急性胰腺炎的治疗原则在于去除潜在的病因和控制炎症。

MAP 经内科治疗后多在 5 ~ 7 天内康复。SAP 则需在内科治疗的基础上根据病情给予器官支持，后期并发症可通过内镜或外科手术治疗。如诊断为胆源性急性胰腺炎，宜在本次住院期间完成内镜治疗或在康复后择期行胆囊切除术，避免日后复发。

（一）内科治疗

1. 监护

由于急性胰腺炎患者病情变化较多，细致的监护对及时了解病情发展很重要。病程初期监测内容除体温、血压、呼吸、心率、意识等生命体征外，腹痛、腹胀、肠蠕动、腹膜炎体征、血氧饱和度、尿量、大便、胃肠减压引流物、有无黄疸及皮肤瘀斑等均应逐日记录。入院初即应检测前述反映病理生理变化的实验室指标，以后根据病情决定复查的间隔时间。有心律失常者应予心电监测。

对重症患者应给予肺、肾、循环、肝、肠等器官的功能支持，医院的重症监护室（ICU）可为此提供良好的条件。由训练有素、多学科组成的 SAP 专门治疗小组对患者选择最佳的多学科综合治疗至关重要。

2. 补液

是维持血容量、水、电解质平衡的主要措施。重症患者胰周有大量渗液集聚，如果心功能容许，在最初的 48 小时静脉补液量及速度为 200 ~ 250 mL/h。补液不充分被认为是胰腺炎向重症发展的重要原因之一。补液量及速度也可根据中心静脉压（CVP）进行调节。急性胰腺炎时常有明显腹胀、麻痹性肠梗阻，用股静脉插管测量的 CVP 可因腹腔压力异常升高，不能代表真正的 CVP，应予注意。重症患者还应根据病情补充白蛋白、血浆或血浆代用品，提高血浆胶渗压，才能有效维持脏器功能。

3. 吸氧

动脉氧饱和度宜 >95%。

4. 镇痛

未控制的严重腹痛可加重循环不稳定。由于吗啡可增加 Oddi 括约肌压力，故临床常用哌替啶止痛，50 ~ 100 mg/次，肌内注射。胆碱能受体拮抗药（如阿托品）可诱发或加重肠麻痹，也不宜使用。胃肠减压可在一定程度上减轻腹胀。

5. 预防和抗感染

胰腺感染是病情向重症发展甚至死亡的另一重要原因。导致胰腺感染的主要细菌来自肠道。预防坏死胰腺感染的措施：①为减少肠腔内细菌过生长，可采用导泻，促进肠蠕动和清洁肠道。导泻药物可选硫酸镁，每次口服 5 ~ 20 g，同时饮水 100 ~ 400 mL；也可用磷酸钠等洗肠液，中药（大黄、番泻叶）导泻在临床也广为应用。在此基础上，口服抗生素（如诺氟沙星、多黏菌素等）清除肠腔内细菌。②尽早肠内营养，维持肠黏膜屏障的完整，减少细菌移位。③预防性全身给予抗生素（喹诺酮类或头孢类）。

当患者出现胰腺或全身感染，致病菌主要为革兰阴性菌和厌氧菌等肠道常驻菌，应选择喹诺酮类或头孢类抗生素，联合针对厌氧菌的甲硝唑。严重败血症或上述抗生素疗效欠佳时应使用亚胺培南等。要注意真菌感染的可能，可经验性应用抗真菌药。

6. 减少胰液分泌

旨在降低胰管内高压，减少胰腺的自身消化。常用措施如下。

（1）禁食、胃肠减压：食物和胃液是胰液分泌的天然刺激物，禁食和胃肠减压则有助于减少胰液分泌。

（2）抑制胃酸：可用 H_2 受体拮抗药或质子泵抑制药。

（3）生长抑素及其类似物：生长抑素是胃肠黏膜 D 细胞合成的 14 肽，它可抑制胰泌素和胆囊收缩素（CCK）刺激的胰腺基础分泌，使基础胰液分泌减少，胰液、碳酸氢盐、胰蛋白酶产量明显减少。生长抑素 250 ~ 375 μg/h 静脉滴注；生长抑素类似物奥曲肽 25 ~ 50 μg/h 静脉滴注，MAP 一般持续静脉滴注 2 ~ 3 天，SAP 则用药时间约 1 周甚至更长。

7. 营养支持

轻症患者，只需短期禁食，通过静脉补液提供能量即可。重症患者在短期肠道功能恢复无望、为避免胰液分泌时，应先予肠外营养。每日补充能量约 32 kcal/（kg·d），肥胖者和女性减 10%。热氮比以 100 kcal ：1 g 或氨基酸 1.2 g/（kg·d）为宜，根据血电解质水平补充钾、钠、氯、钙、镁、磷，注意补充水溶性和脂溶性维生素，采用全营养混合液方式输注。

病情趋向缓解时，应尽早过渡到肠内营养。经口、胃或十二指肠给予的营养剂将促进胰酶和碳酸氢盐分泌，而经空肠者则不刺激胰液分泌。为此，初期肠内营养可借助内镜将鼻饲管置入空肠，并给予已充分消化的专用空肠营养剂。开放饮食从少量、无脂、低蛋白饮食开始，逐渐增加食量和蛋白质，直至恢复正常饮食。

（二）内镜治疗

对起因于胆总管结石性梗阻、急性化脓性胆管炎、胆源性败血症及胆管蛔虫的急性胰腺炎应尽早行 EST 等内镜治疗，取出胆管结石、蛔虫等，放置鼻胆管引流，胆管紧急减压，既有助于阻止急性胰腺炎病程，又可迅速控制感染。这种在 ERCP 基础上发展的内镜下微创治疗效果肯定、创伤小，可迅速缓解症状、改善预后、缩短病程、节省治疗费用，属对因治疗，可缩短病程，避免急性胰腺炎复发。

适宜于内镜治疗的其他导致急性胰腺炎的病因包括肝吸虫、胰管结石、慢性胰腺炎、胰管先天性狭窄、壶腹周围癌、胰腺癌、Oddi 括约肌功能障碍及胰腺分裂等。对重症急性胰腺炎的后期并发症如胰腺假性囊肿和脓肿也可予以内镜治疗。

确定急性胰腺炎行 ERCP 治疗的指征应根据不同影像学资料确定。

（1）B 超、MRCP 或 EUS 发现胆总管结石、胆总管直径 >0.7 cm 或胆囊切除术后胆总管直径 >0.8 cm，胆管蛔虫，胰管扩张、扭曲、狭窄等，这些均为 ERCP 治疗的明确指征。

（2）B 超阴性，血甘油三酯 <11 mmol/L，排除酒精、高钙血症、药物、病毒感染等因素，应行 MRCP 或 EUS。

（3）MRCP/EUS 阴性，但有下列情况，应行 ERCP：①TB 升高，DB >60%，ALT 升高，腹痛伴畏寒、发热。②复发性胰腺炎。③胆囊切除术后，间歇发作性胆绞痛症状。④曾有胆管手术史。⑤胆囊小结石。

（4）ERCP 发现胆总管微胆石、胆泥、Oddi 括约肌功能障碍、胰腺分裂，胰管狭窄，壶腹周围癌、胰腺癌，这些均为 ERCP 治疗的明确指征。

（三）外科治疗

多数急性胰腺炎不需外科干预，即使是重症急性胰腺炎也应尽可能采用内科及内镜治疗。临床实践表明，重症急性胰腺炎时经历大的手术创伤将加重全身炎症反应，增加病死率。当重症患者内科及内镜治疗不能阻止胰腺进一步坏死时，可行经皮腹膜后穿刺引流，必要时以微创方式清除胰腺坏死组织。

与急性胰腺炎相关的主要手术治疗是胆囊切除术，以解决病因。目前胆囊切除术多采用腹腔镜完成。新近的临床研究认为，对于有 1 次急性胰腺炎发作史患者，有结石的胆囊即应切除；对轻中度胆囊结石相关急性胰腺炎，胆囊切除术应在本次胰腺炎恢复后 10 天左右实施，SAP 则应在恢复后 4 周左右施行；不及时切除，在 6 ~ 18 周内，有 25% ~30% 患者将再次发生急性胰腺炎。

微创治疗无效的胰腺假性囊肿、脓肿和脾静脉栓塞等并发症需要外科开腹手术治疗。

九、预后

轻症患者常在 1 周左右康复，不留后遗症。重症患者病死率约 15%，经积极抢救幸免于死亡的患者容易发生胰腺假性囊肿、脓肿和脾静脉栓塞等并发症，遗留不同程度胰腺功能不全。未去除病因的部分患者可经常复发急性胰腺炎，反复炎症及纤维化可演变为慢性胰腺炎。

十、预防

积极治疗胆胰疾病，适度饮酒及进食，部分患者需严格戒酒。

第五节　慢性胰腺炎

慢性胰腺炎（CP）是以胰腺慢性炎症、纤维化、萎缩、钙化为特征，最终导致胰腺内外分泌功能不足的疾病。临床常表现为腹痛、腹泻、营养不良等。

一、流行病学

关于慢性胰腺炎发病率或患病率的数据尚不充分。尸检报道的患病率为 0.04% ~5%，基于 CT、超声或 ERCP 报告的有明显的胰腺组织学异常的 CP 年发病率为（3.5 ~4）/10 万。对于部分组织学变化不甚明显的 CP，常不易被上述影像学技术发现而低估了 CP 的实际患病率和发病率。

二、病理

慢性胰腺炎的病理特征主要有：胰腺实质散在的钙化灶，纤维化，胰管狭窄、阻塞及扩张，胰管结石，胰腺萎缩，炎性包块，囊肿形成等。

三、病因

CP是多因素相互作用导致的疾病，仅一种危险因素很难引起CP。

（一）酒精因素

由于70%成年CP患者有酗酒史，因此长期过度饮酒一直都被认为是慢性胰腺炎的首要病因。然而，根据慢性胰腺炎的病理及影像学标准，只有不到10%的酗酒者最终会发展成慢性胰腺炎。临床实践观察到，多数长期大量饮酒者并无CP的客观证据，仅表现为餐后腹胀、脂餐后腹泻等消化不良症状。进一步的动物实验表明，单纯长期摄入酒精并非导致慢性胰腺炎而是脂肪沉积等退行性变，伴有明显胰腺外分泌功能不足。

复发性急性胰腺炎常导致胰腺纤维化、胰管阻塞，导管扩张，胰腺组织萎缩而进展为CP。当患者胆、胰管异常持续存在，饮酒可诱发复发性急性胰腺炎，推动炎症慢性化。此外，CFTR、PRSS1及SPINK1等基因的突变可能改变酒精的代谢或调节胰腺对酒精所致炎症的反应性，从而促进CP的发生。因此，乙醇在CP的发生过程中只起到促进作用，而不是独立的致病因素。

（二）基因突变

目前认为，慢性胰腺炎与以下3种基因突变有关。

1. 与散发的特发性胰腺炎有关的两种基因突变

囊性纤维化跨膜转导调节因子基因的突变，可能与胰管阻塞或腺泡细胞内膜的再循环或转运异常有关；胰蛋白酶促分泌抑制剂基因编码胰蛋白酶促分泌抑制剂的基因突变位点为N34S，其突变的后果是削弱了对抗正常腺泡内自身激活的少量胰蛋白酶的第一道防线。发病年龄较遗传性胰腺炎晚，并发症和需外科手术的机会较少。但最主要的区别是无家族病史。

2. 与遗传性胰腺炎有关的基因突变

阳离子胰蛋白酶原基因编码人类胰蛋白酶原，它的突变使胰蛋白酶原容易被激活而常发生复发性胰腺炎，逐渐进展为CP。遗传性胰腺炎家系，主要集中在欧美地区，其PRSSI的两种突变（R122H和N291）是常染色体显性遗传，外显率80%。其临床特征为幼年发病的复发性急性胰腺炎，常进展为慢性胰腺炎并伴有高胰腺癌发病率。患者家族中至少还有另2例胰腺炎患者，发病可以相隔两代甚至几代。

一般认为，所有的慢性胰腺炎可能都有基因异常基础，其作用大小不等，取决于胰腺炎的类型。但是否对所有CP患者常规筛查基因突变，尚未达成共识，但对于有家族史的早发CP患者（<35岁）进行筛查是合理的。

（三）自身免疫

40多年前，Sarles等第一次描述了自身免疫性胰腺炎（AIP）。60%的病例与其他自身免疫疾病有关，包括原发性硬化性胆管炎、原发性胆汁性肝硬化、自身免疫性肝炎和干燥综合征。淋巴细胞浸润是其主要的组织学特征之一。临床上，循环中免疫球蛋白G（尤其是免疫球蛋白G4）可上升至较高水平，尤其是在有胰腺肿块的情况下，且大多数患者对类固醇治疗有效。

值得一提的是，如果通过大鼠尾静脉注射能识别胰淀粉酶的$CD4^+$T细胞，大鼠胰腺则会形成类似人类AIP的组织学特征。此实验结果支持$CD4^+$T细胞在AIP发病中起重要作用的观点。

（四）吸烟

由于严重酗酒者通常都吸烟，所以很难将酗酒和吸烟的影响完全分开。吸烟不仅通过烟碱影响胰液分泌模式，而且诱导炎症反应，并通过其他成分发挥致癌作用。

（五）B组柯萨奇病毒

此病毒可引起急性胰腺炎，且病毒滴度越高，引起急性胰腺炎的可能性越大，若此时缺乏组织修复，则可能进展为慢性胰腺炎。这种缺陷与巨噬细胞（M_1）和1型辅助性T细胞的优先活化有关。在B组柯萨奇病毒感染期间，饮酒可加重病毒诱导的胰腺炎，阻碍胰腺受损后的再生，饮酒剂量越大，持续时间越长，胰腺的再生就越困难。因此，酒精可能会通过增强组织内病毒感染或复制，影响组织愈合和使胰腺炎症慢性化。

（六）营养因素

人体及动物实验认为，食物中饱和脂肪酸及低蛋白饮食可促进慢性胰腺炎或胰腺退行性病变的发生。

四、临床表现

慢性胰腺炎的组织及功能变化大多不可逆转，但临床表现也不总是进行性恶化。症状常呈慢性过程，间歇性加重。

（一）腹痛

约80%的慢性胰腺炎患者自诉腹痛，其发生的频率、性质、方式和严重程度都没有固定的特征。腹痛常位于上腹部，为持续性钝痛，可放射至背部，持续的时间从数天至数周不等，前倾坐位可一定程度上缓解疼痛。如果患者的慢性炎症或假性囊肿主要局限在胰头，疼痛则多在腹中线右侧；若炎症病变主要在胰尾，疼痛则多在左上腹。如果慢性胰腺炎并发假性囊肿、胰管梗阻、明显胰头炎性包块及胰腺癌，疼痛将更剧烈，持续时间更长。

腹痛是慢性胰腺炎最严重的临床问题，可使食欲缺乏，摄食减少，导致消瘦、营养不良，是慢性胰腺炎手术治疗最常见的适应证。也有部分患者虽然有导管内钙化、导管扩张和假性囊肿等，但却没有腹痛。因此，不能通过CT扫描或ERCP发现的异常来判断患者是否有疼痛。

（二）糖尿病

一般认为，80%以上的胰腺受损时，可出现糖尿病。慢性胰腺炎进入晚期后，对糖的不耐受更为明显。由于胰高血糖素可随着胰岛细胞的损伤而同时减少，因此，慢性胰腺炎常并发脆性糖尿病。外源性补充胰岛素易导致低血糖，而胰高血糖素储备不足又常妨碍血糖恢复至正常水平，使临床治疗难度增加。

（三）脂肪泻

理论上认为，当胰腺外分泌功能减退至正常的10%以下时，可能发生脂肪泻。严重慢性胰腺炎或胰管完全梗阻时，可有脂肪泻症状，患者可能会排出油腻的大便甚至油滴（苏丹Ⅲ染色阳性），大便3～4次/天。多数患者因腹痛而畏食，脂肪泻不明显，常表现为大便不成形、每天次数略多，腹胀。

（四）营养不良

患者常消瘦明显，贫血，肌肉萎缩，皮肤弹性差，毛发枯萎，易患呼吸道、消化道、泌尿道等感染。

（五）并发症

1. 复发性胰腺炎

通常是间质性炎症，偶尔也可能是坏死性胰腺炎。假性囊肿见于约25%的CP患者。假性囊肿压迫胃时，可引起一系列症状，如食欲减退、恶心、呕吐和早饱感；压迫胆总管时，可导致黄疸；压迫十二指肠时，引起腹痛或呕吐。约10%病例的假性囊肿与假性动脉瘤有关，可导致危及生命的大出血。脾静脉栓塞可导致胃底和食管下段静脉曲张，是CP患者并发消化道出血的原因之一。当假性囊肿伴发感染时，临床表现为腹痛、发热，白细胞增多。

2. 十二指肠梗阻

约5%的CP患者并发有十二指肠狭窄。经常由胰头纤维化引起，也可能由胰腺脓肿或假性囊肿造成。十二指肠梗阻最重要的症状是呕吐。另外，还可能有腹痛、黄疸等表现。

3. 胰腺癌

CP 是胰腺癌发生的危险因素之一。其并发胰腺癌的风险约为 4%。因此，对 CP 患者腹痛加重或明显消瘦时，应警惕胰腺癌的存在。

五、诊断

当临床表现提示 CP 时，可通过影像学技术获得胰腺有无钙化、纤维化、结石、胰管扩张及胰腺萎缩等形态学资料，收集 CP 的证据，并进一步了解胰腺内外分泌功能，排除胰腺肿瘤。

1. 腹部 X 线平片

腹部 X 线检查简单、无创、价格便宜。弥漫性胰腺内钙化是慢性胰腺炎的特异性 X 线表现，但仅见于晚期慢性胰腺炎。而胰腺的局灶性钙化并非慢性胰腺炎所特有，还见于创伤、胰岛细胞瘤或高钙血症，故该检查对早期慢性胰腺炎不够敏感。

2. 腹部 B 超

可显示钙化、胰腺萎缩或明显的胰管扩张，但肠道内气体可能妨碍对胰腺的观察，其灵敏度因此而受到影响。

3. 腹部 CT

是 CP 疑似患者的首选检查。它可以显示胰腺内钙化、实质萎缩、轮廓异常、胰管扩张或变形等慢性胰腺炎特征，还能发现慢性胰腺炎并发的假性囊肿、血栓、假性动脉瘤等，能有效地检测到炎症或直径 >1 cm 的瘤样肿块。CT 诊断典型的慢性胰腺炎灵敏度为 74% ~90%。

4. 磁共振胰胆管造影（MRCP）

可显示主胰管和胆总管，并重建胆管及胰管系统，可了解胰腺实质状况，其缺点是不能直接显示结石。与 ERCP 相比，MRCP 具有无创的优点，因此在临床使用广泛。

5. 超声内镜

可显示慢性胰腺炎的异常表现，如主胰管扩张、直径 <2 cm 的小囊肿及胰腺实质的非均匀回声。其灵敏性、特异性至少与 CT、ERCP 相当，甚至可能更高。胰腺实质的非均匀回声是慢性胰腺炎的特异性表现，而 CT、MRCP 却难以显示这方面病变。更重要的是，EUS 引导下的细针穿刺有助于胰腺炎性包块和肿瘤的鉴别诊断。

6. 内镜下逆行胰胆管造影（ERCP）

慢性胰腺炎的主要表现是主胰管及其分支的变化。最常见的变化包括导管扩张、狭窄、变形、充盈缺损和假性囊肿，晚期呈“湖泊链”的典型表现。ERCP 是识别胰管病变最灵敏的检测方法，其灵敏性和特异性分别为 67% ~90% 和 89% ~100%。由于 ERCP 的有创性，该方法多用于上述影像学结果不甚明确时。

7. 胰腺外分泌功能评价

消化不良、消瘦、脂肪泻都从临床角度反映了胰腺外分泌功能不足，大便的苏丹Ⅲ染色有助于了解是否存在脂肪泻。

下列试验有助于评价患者胰腺外分泌功能状态，但因检测方法较烦琐，灵敏度欠佳，尚未在临床成为常规检测手段。①胰腺功能间接试验，包括胰腺异淀粉酶检测，血清胰蛋白酶放免测定，N-苯甲酰-L-酪氨酰-对氨基苯甲酸试验，大便中糜蛋白酶、弹性蛋白酶及脂肪的含量分析等。这些检测常在胰腺外分泌功能损失达到 90% 后才能呈阳性结果，因此无助于慢性胰腺炎的早期诊断。②胰腺功能直接试验，给患者注射促胰液素或胆囊收缩素/雨蛙肽后，通过十二指肠降段置管，收集胰液，分析这些胰腺外分泌刺激物对胰液、胰酶产量的影响能力。研究表明，在诊断轻中型胰腺炎时，这些胃肠多肽激发试验比其他试验更准确、灵敏。

8. 胰腺内分泌功能评价

慢性胰腺炎时，胰岛细胞受损，A 细胞分泌的胰高血糖素和 B 细胞分泌的胰岛素都严重不足。当空腹血糖浓度 >140 mg/dL 或餐后 2 小时血糖 >200 mg/dL 时，可诊断糖尿病，也表明胰腺内分泌功能的明显不足。

六、鉴别诊断

1. 胆管疾病

常与 CP 同时存在，并互为因果。因此，在做出胆管疾病诊断时应想到 CP 存在的可能。临床常依靠超声、CT、MRCP、ERCP 等进行鉴别。

2. 胰腺癌

胰腺癌常并发 CP，而 CP 也可演化为胰腺癌。胰腺包块的良、恶性鉴别因缺乏特征性影像学改变，又难以取到组织活检，故在短期内鉴别诊断常较困难。血清肿瘤标志物 CA19-9 >1 000 μmol/mL时，结合临床表现及影像学改变，有助于胰腺癌的诊断。

3. 消化性溃疡及慢性胃炎

二者的临床表现与 CP 有相似之处，依靠病史、胃镜及超声、CT 等检查，鉴别一般不困难。

4. 肝病

当患者出现黄疸、脾肿大时，需与肝炎、肝硬化与肝癌鉴别。

5. 小肠性吸收功能不良

临床可有脂肪泻、贫血与营养不良，可伴有腹部不适或疼痛、腹胀、胃酸减少或缺乏、舌炎、骨质疏松、维生素缺乏、低血钙、低血钾等表现。D-木糖试验有助于了解有无吸收不良，CP 患者主要呈消化不良，故 D-木糖试验结果正常。

6. 原发性胰腺萎缩

多见于老年患者，常表现为脂肪泻、体重减轻、食欲缺乏与全身水肿，影像学检查无胰腺钙化、胰管异常等，部分患者 CT 仅显示胰腺萎缩。若能取到活体组织标本，显微镜下可见大部分腺泡细胞消失，胰岛明显减少，均被脂肪组织替代，纤维化病变及炎症细胞浸润较少，无钙化或假性囊肿等病灶。

七、治疗

（一）疼痛

目前，对慢性胰腺炎疼痛治疗推荐阶梯式止痛疗法。首先需要评估疼痛频率、严重度、对生活和其他活动的影响程度。可忍受的疼痛或即使有剧痛但不频繁者，应劝患者戒烟、戒酒，给予低脂饮食，补充胰酶，同时抑酸。疼痛严重或发作频繁及有服用麻醉药止痛倾向的患者，可在上述治疗的基础上根据影像学异常进行内镜治疗，如括约肌切开术、胰管取石术和胰管内支架置入术。内镜治疗无法解决的胰管结石、胰管狭窄及胰腺囊肿则建议外科治疗，胰管的形态学变化决定了不同的手术方式。值得注意的是，目前尚无足够证据表明随着治疗方式有创性的增加，慢性胰腺炎疼痛的缓解率因此而提高。腹腔神经丛阻断术似乎对慢性胰腺炎的效果也有限。

（二）脂肪泻

每餐至少补充 30 000 U 的脂肪酶，能有效缓解脂肪泻。微球制剂的胰酶较片剂疗效好。还可用质子泵抑制药或 H_2 受体阻滞药抑制胃酸分泌，提高胰酶的效应。脂肪泻严重的患者可用中链甘油三酯代替饮食中的部分脂肪，因为中链甘油三酯不需要分解而直接被小肠吸收。此外，应寻找是否伴有细菌过生长、贾第鞭毛虫病和小肠功能紊乱。

（三）糖尿病

口服降糖药仅对部分患者有效。如果需要胰岛素治疗，则目标通常是控制从尿液中丢失的糖，而不是严格控制血糖。因而，慢性胰腺炎相关性糖尿病患者需要的胰岛素剂量经常低于胰高血糖素分泌不足或胰岛素抗体缺失所致的糖尿病患者。只有高脂性胰腺炎患者才需要严格控制血糖，因为对于这些患者而言，糖尿病是原发病。控制这些患者的血糖有助于控制血清甘油三酯水平。

八、预后

慢性胰腺炎患者的生存率明显低于正常，死亡原因常与感染、胰腺癌等有关。

第六节 缺血性肠炎

缺血性肠病是20世纪60年代提出的一组具有一定临床病理特点的独立性疾病，此病可累及整个消化道，但主要累及结肠。缺血性肠病分为急性肠系膜缺血（AMI）、慢性肠系膜缺血（CMI）和缺血性结肠炎（IC）。

IC是由Boley在1963年首次提出，1966年Marston首次将其命名。IC是由于肠道供血不足或回流受阻导致肠壁缺血性损伤所引起的急性或慢性炎症性病变，是造成下消化道出血的原因之一，可占消化道出血的50%～62%。

一、流行病学

IC的发病率至今尚无明确报道，2005年国外报道其年发病率仅为（16～20）/10万，但随着社会人口老龄化及高血压、糖尿病等致动脉硬化疾病的发病率增高，缺血性心脑血管疾病的发病率明显增高，已引起医学界和全社会的广泛关注。我国90%IC患者为老年患者（≥60岁）。而IC作为胃肠道最常见的缺血性损伤，其发病率也呈明显增高趋势，新近美国的一项报道认为普通人群的发病率为4.5/10万～44.0/10万，且大于65岁及女性患者危险性增加。

本病的住院率国外报道为0.05%。2008年国外肠镜检出率约0.48%，占住院患者的2‰～3‰。

缺血性肠病发病率在我国也呈逐年上升趋势，我国从2006年起有关缺血性结肠炎病例报道数量也逐年增加，年增长率50%～70%。国内学者新近报道的小样本资料显示，60岁以上患者占76.2%，且男女之比为1：2.5，提示老年女性是IC的好发人群。对国内2 141例患者资料的荟萃分析显示，男：女发病比例为1：1.48，平均发病年龄为57.5～76.1岁。

但由于其临床表现缺乏特异性，轻型病例具有一过性特点，故常易漏诊或误诊，导致其发病率被明显低估。国内文献报道临床误诊率高达38.9%～50%，致使患者的治疗延误、病死率增高，需要引起临床医师的充分重视。

二、病因学与病理生理学

引起肠道缺血的原因很多，如动脉硬化、血管栓塞、血栓形成、各种原因引起的休克等，以动脉硬化所致者最多见，90%以上见于60岁以上的老年人。

有研究表明，心血管疾病、肠易激综合征、休克、痢疾、呕吐、结肠癌、便秘、消化不良、腹部腹主动脉或心血管手术、长期服用泻药、H_2受体拮抗剂和口服避孕药是IC的独立危险因素。还有研究显示高血压、糖尿病是引发IC的主要危险因素，其次是心房纤颤、TIA及家庭史、吸烟、饮酒。

高脂血症、高血压、糖尿病等疾病使肠系膜血管硬化、弹性降低进而形成血栓或栓塞，阻碍结肠供血是主要因素；而便秘、心力衰竭、腹部手术等增加了肠血管压力，使肠静脉回流受阻。此外，肠系膜血管阻塞初期，由于交感神经兴奋，儿茶酚胺分泌增加，加重了肠管缺血。

（一）结肠血管解剖学特点

结肠的血供来自肠系膜上动脉和肠系膜下动脉。肠系膜上动脉的分支即回结肠动脉、右结肠动脉和中结肠动脉供应升结肠和近段横结肠，肠系膜下动脉的分支即左结肠动脉、乙状结肠动脉和直肠上动脉供应横结肠和左半结肠。各动脉之间有吻合支相连形成边缘动脉，使肠系膜上、下动脉的各结肠支之间在结肠内缘相互吻合。由边缘动脉发出很多小动脉支垂直进入肠壁，在浆膜下形成血管网，再发出小动脉支供血于肌层，并在黏膜下形成血管网，向黏膜及黏膜下层供血。50%～75%的肠壁供血至黏膜层，所以一旦发生缺血，病变首先累及黏膜层。结肠的血流量比其他任何肠段都低，功能运动也较少，自主神经刺激后反应大，正是这些特点，使得结肠对缺血的敏感性大幅提高。

目前普遍认为结肠缺血往往好发于血供薄弱的“分水岭”区，包括结肠脾曲、降结肠、乙状结肠及直乙结肠交界处等。在临床上，IC 病变以左半结肠最多见，尤其以结肠脾曲常见。这是由于脾曲为肠系膜上、下动脉吻合部，为两支动脉末梢供血区域的交界处，该处边缘动脉较少，是对抗缺血的最弱部位，易发生供血不全。乙状结肠直肠交界处边缘动脉也较少，是结肠血供的另一个薄弱点，也容易发生缺血性病变。而直肠由于有肠系膜下动脉分支和髂内动脉分支双重血供，很少发生缺血性损伤。

国内的荟萃分析显示病变好发部位依次为：降结肠 > 乙状结肠 > 脾曲 > 横结肠 > 直肠 > 升结肠 > 肝曲 > 回盲部。

（二）引起肠道缺血的病因

大致可分为血管阻塞型（如肠系膜动脉栓塞、肠系膜动脉血栓形成、肠系膜静脉血栓形成）和非血管阻塞型两大类。

1. 肠系膜动脉栓塞

风湿性心脏病、冠心病、细菌性心内膜炎等疾病形成的各种栓子都有可能脱落而栓塞肠系膜动脉，导致急性肠系膜缺血。栓子也可来自人工瓣膜置换术后或心脏搭桥术后。由于肠系膜上动脉与腹主动脉呈锐角相交，且分出较早、管腔较粗，故肠系膜上动脉栓塞的机会比肠系膜下动脉为多。此类患者多数起病急骤，可同时伴有其他器官如脑、肾、脾等的血管栓塞。因此，对有易感因素的患者，如出现特发剧烈腹痛或以往伴有其他栓塞症状者应考虑本病可能。

2. 肠系膜动脉血栓形成

主要的病变基础是动脉粥样硬化，多见于老年人，常并发弥漫性动脉硬化如冠状动脉粥样硬化、外周动脉粥样硬化等。也可发生于夹层动脉瘤、系统性血管炎、血管手术或创伤、红细胞增多症、长期口服避孕药或高凝状态者。肠系膜上动脉近腹主动脉处不仅是栓塞好发部位，也是肠系膜动脉血栓容易形成之处。此型发病较动脉栓塞隐匿，病情逐渐加重。如发生过程较慢，由于侧支循环的建立，也可毫无临床症状。

3. 肠系膜静脉血栓形成

较肠系膜动脉血栓形成和肠系膜动脉栓塞少见，常为继发性，可继发于以下疾病：①肝硬化并发门静脉高压症。②腹腔脏器感染。③腹部手术、外伤或放射性损伤导致肠系膜静脉血流变化或血管损伤。④血栓性静脉炎。⑤血液高凝状态，如真性红细胞增多症、腹部恶性肿瘤、长期口服避孕药等。⑥其他原因，如充血性心力衰竭、心肌梗死和糖尿病等。原发性肠系膜静脉血栓形成主要与先天性凝血功能障碍有关。此型引起的 IC 起病相对缓慢，临床表现缺乏特异性，易与原发病临床症状重叠，腹痛症状重而体征较轻是该型的重要特点。

4. 非血管阻塞型肠系膜缺血

多见于老年人，无明显的血管阻塞，多发生于心脏低排血量或血容量过少引起的低血压或肠系膜血管痉挛，如充血性心力衰竭、急性心肌梗死、心律失常、各种原因引起的休克、使用肾上腺素 α 受体兴奋剂或洋地黄等具有收缩内脏血管功能的药物等。各种原因引起的肠系膜血管收缩、组织缺氧、缺血再灌注损伤，均可导致非阻塞型肠系膜缺血。此型病例常由于原发病病情危重，掩盖了本病的临床症状和体征而造成漏诊或误诊。

三、病理学

本病内镜下活检病理学呈非特异性。常表现为水肿，黏膜隐窝结构破坏、黏膜及黏膜下出血，固有层炎性细胞浸润，颗粒样组织伴隐窝脓肿，血管内血小板血栓及坏死等。慢性期可见黏膜萎缩，颗粒样组织及含铁血黄素巨噬细胞。缺血后狭窄期炎症较轻而纤维化占主导地位。

病理发展过程为缺氧，先影响黏膜，然后波及黏膜下层，最后使整个肠壁梗死。黏膜层首先表现为糜烂，一般在几天内有肠绒毛再生修复，如果长期缺氧，修复的肠绒毛呈现短、矮杆状。临床上表现为吸收不良，出现肉芽组织增生和瘢痕形成，肠腔狭窄。如果肠道完全失去血供，则肠壁变黑，坏死、穿孔，形成腹膜炎、肠梗阻。

基本病理改变是肠壁水肿、血管充血伴黏膜内出血及各种不同程度的肠道坏死等循环障碍性变化。肠壁坏死从黏膜开始，向下进展至肌层及浆膜层，可引起肠道出血性坏死及假膜性肠炎。具体如下：①由缺血引起的严重损害，常为凝固性坏死或出血性坏死。②由静脉阻塞引起的坏死，常为瘀血、出血及水肿。③大多数病例都有轻重不等的水肿，黏膜层及黏膜下层水肿明显。④上皮细胞、腺体及平滑肌等可发生各种缺血性变性。⑤亚急性期及慢性期可见增生性病变，有间质肉芽组织及纤维性增生，形成瘢痕或肿瘤样团块，引起肠壁增厚、肠腔狭窄及变形。⑥由于黏膜层缺血性变性坏死可引起糜烂及溃疡形成，似溃疡性结肠炎。⑦穿透性坏死可形成急性或慢性穿孔，后者常有肠粘连。⑧由于坏死反应或继发细菌作用可有不同程度炎症，一般较轻，不形成明显化脓性炎。

四、临床表现

IC 的临床表现与许多因素有关，包括病因，肠系膜血管阻塞部位、程度，阻塞血管的直径，肠缺血的时间和程度，侧支循环建立的程度和代偿功能，机体的血流状态及肠腔内细菌的情况等。其临床表现缺乏特异性，且差异很大，轻者仅累及黏膜，可为一过性腹痛，重者全层肠壁受累，可出现肠坏死、穿孔，中毒性休克，全身多器官功能衰竭等并发症而危及生命。

1966 年，Marston 按缺血的程度将 IC 分为 3 型：①短暂自限型，累及黏膜和黏膜下（一过型）。②急性暴发型，累及结肠全层，并可导致坏疽（10%）和穿孔（坏疽型）。③慢性型，导致结肠狭窄（10%）（狭窄型）。由于一过型与狭窄型多数情况下预后较好，1986 年 Marston 等重新将本病归纳为两型：非坏疽型与坏疽型，其中前者占 80% ~85%，后者占 15% ~20%。

（一）非坏疽型

包括一过型与狭窄型，多发生于老年人，常伴有高血压、冠心病、糖尿病等动脉硬化基础疾病，有时可有便秘、感染、心律失常等诱因。典型临床表现为：突然发生腹痛，多为绞痛或中等程度疼痛，疼痛部位随疾病累及部位可有不同，以左下腹部疼痛较多见，多伴有排便急迫感，24 小时内出现鲜红色或酱色血便，血量不大，极少需要输血。由于肠道缺血导致肠功能紊乱，可出现恶心、呕吐、嗳气、腹胀、腹泻等临床症状。腹部体征不明显或在病变部位有压痛。非坏疽型 IC 多数情况下为可逆的自限性疾病。

（二）坏疽型

此型病情较重，病变不可逆，多见于老年人。由于肠壁全层坏死，可表现为大量血便及严重腹痛，腹痛迅速扩散至全腹，早期即出现休克和毒血症症状，伴发热和白细胞计数升高，腹腔穿刺可抽出血性腹腔积液。有腹膜炎症者，需及时手术治疗，预后差。

五、辅助检查

外周血白细胞可升高，常 $>10\times10^9/L$，若升高明显提示缺血严重，约半数患者血淀粉酶轻度增高，但很少超过正常值 2 倍，并且淀粉酶肌酐清除率低于 4% 以下。大便隐血常阳性。有瑞典学者提出D-二聚体升高对本病诊断有一定意义，对于本病诊断特异性 92%、敏感性 60%、准确性 69%，但其升高程度与病情严重程度的关系仍需进一步研究。

（一）X 线腹部平片

无特异性。多数病例早期可见局限性狭窄，随后见肠腔积气、节段性扩张、病变肠段结肠袋消失。临床主要用于诊断是否存在肠穿孔或肠梗阻，确定有无手术指征，同时排除其他肠道疾患。

（二）钡剂灌肠

钡剂灌肠，尤其是结肠气钡双重对比造影对诊断 IC 有重要意义。早期或轻型病例可显示正常或见有局部痉挛，中、重度病例可特征性表现为肠壁的指压痕或小点状钡龛影，虽仅是急性缺血时的一过性表现，通常仅存在 24 ~ 72 小时，但其是 IC 的特征性征象。肠管痉挛、脾曲锐角征早期也较多见。亚急性期出现结肠袋消失、溃疡所致不规则龛影，有时呈锯齿样充盈缺损。少数病例进入慢性期，局部肠管逐渐变形及狭窄，局部结肠袋消失，肠管短缩，狭窄部两端呈平滑的漏斗状改变。

（三）结肠镜

结肠镜是目前临床上诊断 IC 的主要手段，不仅能确定病变的范围和阶段，还能获取组织病理学检查，有助于与其他炎性肠病、结肠癌等相鉴别。

非坏疽型 IC 的内镜下特点是：一过型病变为一过性短暂缺血，病变涉及黏膜及黏膜下层，表现为黏膜充血、水肿、瘀斑，黏膜下出血，黏膜呈黯红色，血管网消失，可有部分黏膜坏死，继之黏膜脱落、溃疡形成，呈环形、纵形、蛇形或散在弥漫，溃疡在亚急性期边界清楚，可长达 3 ~ 4 cm，宽 1 ~ 2 cm，周边黏膜水肿、充血，至发病 7 天左右溃疡一般不再进展，2 周内结肠基本恢复正常。狭窄型可见持续性缺血黏膜，损害较重，病变涉及固有肌层，形成慢性溃疡和持续性节段性结肠炎，受损肌层被纤维组织替代，常致结肠狭窄。

坏疽型 IC 的肠黏膜病变为全壁坏死，形成深大纵行溃疡、脓肿等。

近年随着内镜窄带成像（NBI）和染色内镜技术的发展，能够更清晰地通过内镜观察肠道黏膜的微血管结构，有助于疾病的诊断、预后判断及治疗决策的选择。NBI 可广泛应用于内镜下区分异型和正常组织、估计组织学感染程度等，从而精确地引导活检，提高对疾病的诊断准确率，对 IC 的诊断与鉴别诊断具有重要作用，尤其对鉴别良、恶性病变很有帮助。

结肠镜检查对 IC 具有确诊意义。因此，临床上对疑及 IC 的患者，在排除腹膜炎、肠穿孔等急腹症后，如条件允许，应争取在 48 小时内行结肠镜检查，并近期复查以动态观察病情，协助诊断。

（四）血管造影

血管造影被认为是诊断急性肠系膜缺血的金标准。能清晰显示血管的形态，可提供病变部位、程度、输出袢及侧支循环状况，并能同步进行血管介入治疗。但临床经验提示，大多数 IC 患者肠系膜动脉造影很少能显示动脉闭塞现象，因此对结肠缺血的诊断作用不大。另外，血管造影系有创性检查，对危重患者存在一定的风险，造影剂具有一定的肾毒性，增加了患者 X 线暴露时间，且并不是每个医院都可以进行血管造影检查。因此目前尚未作为 IC 的常规检查方法，但对仅凭临床表现难以与急性肠系膜缺血相鉴别的病例或疑及急性肠系膜缺血时可作为明确诊断的手段。

（五）腹部超声

腹部超声可提示肠壁弥漫性或不规则增厚、肠管扩张、腹腔积液及病变肠段的大致部位；多普勒超声或断层联合超声检查有助于了解肠系膜及肠道血液供应状态。但由于受肠腔气体干扰较大，且对低血流血管敏感性低影响了超声检查在 IC 诊断中的应用。

（六）腹部计算机体层摄影及磁共振成像

腹部计算体层摄影（CT）及磁共振成像（MRI）是简单易行的诊断手段。CT 可见节段性肠壁增厚，呈靶征样黏膜下水肿，也可见到局部强化不明显的缺血肠管，但这些征象无特异性。多层螺旋 CT 的计算机体层血管成像术（CTA）能提高诊断的敏感性，可显示腹主动脉扭曲、管壁粥样斑块生成及局部肠系膜动脉小分支狭窄变细，也可见到肠壁内气囊肿或门静脉积气，对于 IC 的诊断有重要意义。MRI 血管成像特异性和敏感性与 CT 相似，但无放射性是其优点。

（七）血清标志物

目前已报道数种可提示肠系膜缺血的血清标志物，如乳酸、乳酸脱氢酶（LDH）、肌酸磷酸激酶（CPK）、淀粉酶、碱性磷酸酶（ALP）、肠型脂肪酸结合蛋白和 α-谷胱甘肽 - S-转移酶等，但这些标志物主要反映在急性肠系膜缺血时，尚未发现特异性的针对 IC 的标志物。在轻型 IC 病例，上述血清标志物完全正常，只有在病情进展、严重缺血性损伤或病程后期才出现血清标志物的升高。

（八）其他

肠型脂肪酸结合蛋白（I-FABP）是由肠上皮细胞分泌的一种水溶性蛋白质，具有较好的器官特异性，是一个新的有潜力的早期肠黏膜损伤的生化指标，是全身炎症反应综合征或脓毒血症发生前的预警因子。肠道缺血受损时能迅速进入血循环，最终从尿液排出体外，ELISA 法易于测定。因此，血和尿 I-FABP是肠缺血很好的指标，较以往采用的传统的肠缺血指标，如肌酸激酶、乳酸脱氢酶、碱性磷酸酶等的敏感性更高，可作为监测肠缺血、肠坏死敏感的指标，并有望成为肠道缺血进展的指标。用同位素锝（^{99m}Tc）和铟（^{111}In）放射性核素标记血小板的单克隆抗体，注入人体后行 γ 照相，能显示急性肠系膜血管闭塞的缺血区，目前该技术已逐步用于临床，估计有较好的应用前景。国外近年报道白蛋白-钴结合试验是急性肠缺血的一个新的有用的诊断指标，敏感性达 100%，特异性为 85.7%。

六、诊断与鉴别诊断

（一）诊断

从临床角度看，IC 多见于老年人或有动脉硬化、高血压、冠心病、糖尿病等病史的患者，或有长期口服避孕药史者。如这类患者出现突发性左下腹绞痛，24 小时内出现解鲜血便或褐色血便的典型临床症状，而不能用常见的胃肠道疾病及胆胰疾病来解释时，应考虑本病的可能。

由于 IC 的临床表现缺乏特异性，诊断首先有赖于接诊医师对该病有足够的认识和警惕，否则极易造成误诊。

（二）鉴别诊断

诊断本病时应注意与溃疡性结肠炎、克罗恩病、肠结核、肠型白塞病、肠道恶性淋巴瘤、结肠癌等疾病鉴别，可通过仔细询问患者病史和发病的可能诱因，并结合相关的内镜和影像学检查等予以鉴别。

七、治疗

（1）积极治疗心血管系统疾病如心房颤动、细菌性心内膜炎、动脉粥样硬化及其他伴随疾病是预防 IC 的有效措施。

（2）一旦确诊 IC，应及早进行治疗。

1）禁食，内科保守治疗。

2）静脉营养，内科保守治疗，静脉补液、降低肠道氧耗。

3）应用广谱抗生素。本病易并发肠道细菌感染而加重病情，研究显示应用广谱抗生素可减轻肠道损害，因此多数学者建议预防性应用抗生素。

4）积极治疗心血管系统原发病，停用血管收缩药（肾上腺素、多巴胺等）。

5）应用肛管排气，缓解结肠扩张。

6）应用血管扩张药物，改善肠血液循环，促进缺血损伤恢复，如罂粟碱 30 mg，肌内注射，1 次/8 小时，必要时可静脉滴注；前列地尔 10 μg，静脉滴注，1 次/日；或丹参 30～60 mL 加入 250～500 mL 葡萄糖注射液，静脉滴注 1～2 次/日，疗程 3～7 天，少数患者需 2 周；也可用山莨菪碱、硝酸甘油等。有文献报道，通过肠系膜动脉造影管向病变段相应的肠系膜血管内灌注溶栓剂或血管扩张剂，可取得良好的治疗效果。

7）持续进行血常规和血生化监测，直到病情稳定。

8）如经积极的内科治疗临床症状不缓解，患者腹部触痛加重，出现肌紧张、反跳痛、体温升高及肠麻痹，表明有肠梗死，需立即行手术治疗。

手术禁忌证：①年老体弱，并发严重的心脑肺血管疾病及重要脏器的功能障碍不能耐受手术，同时未发现肠坏死迹象者。②动脉造影显示主动脉、肠系膜上动脉和腹腔干动脉病变广泛，预计手术效果差者。

手术方法：包括肠系膜上动脉切开取栓术、肠系膜上动脉远端与右髂总动脉侧侧吻合术、动脉移位手术、血管移植动脉搭桥手术。

对 IC 的最佳治疗方案目前尚无前瞻性的对照研究可供参考，已达成的共识是在治疗过程中要注意识别提示保守治疗效果不好的危险因素，以及时手术治疗，降低病死率。

八、预防与预后

IC 的预后主要取决于缺血损伤的程度和有无严重的并发症。轻症 IC 通常在 1 ~ 3 个月内恢复，并不留后遗症。重症患者经积极处理，约半数可在 24 ~ 48 小时内缓解，1 ~ 2 周病变愈合，严重者 3 ~ 7 个月愈合。少数患者发生不可逆损害，如急性期快速发展为肠坏疽，甚至腹膜炎或广泛中毒性结肠炎，或溃疡延迟不愈进入慢性期，导致肠管严重狭窄，均需手术治疗。

仅累及黏膜和黏膜下层的 IC 预后较好，85% 患者病情可在 1 ~ 2 周内改善或恢复，需要手术治疗者不足 5%；而累及肠壁全层的坏疽型 IC 预后很差，即使接受手术治疗，死亡率仍高达 60%。

IC 病常无特有的临床表现，误诊、漏诊率较高，及时诊断和密切监测病情变化是改善预后的关键。诊断延迟超过 24 小时、高龄（特别是年龄 >70 岁）、糖尿病患者（尤其酸中毒的患者）、主动脉术后或低血压（伴休克）导致的 IC 预后差。在保守治疗过程中，如肠道的血供障碍程度加重或持续时间延长，需及时手术治疗，否则病死率会明显升高。

第七节　病毒性肝炎

病毒性肝炎主要有 5 种，分别为甲、乙、丙、丁、戊型病毒性肝炎。

甲型、戊型肝炎多为急性起病，预后良好，乙型、丙型和丁型肝炎预后较差，部分患者可演变为慢性肝炎、肝硬化，甚至原发性肝癌。

一、甲型肝炎

甲型肝炎系甲型肝炎病毒（HAV）引起的急性肝脏炎症，由患者的潜伏期或急性期粪便、血液中的 HAV 污染水源、食物及生活密切接触经口进入胃肠道而传播，可暴发或散发流行，病程急骤，预后良好。

（一）病原学

甲型肝炎病毒直径 27 ~ 32 nm，无包膜，球形，有空心和实心两种颗粒。60 ℃ 1 小时不能灭活，100 ℃ 5 分钟可全部灭活。可以感染人的血清型只有一个，因此只有一个检查抗体系统，临床研究表明免疫血清球蛋白可保护 HAV 感染者。

（二）流行病学

甲型肝炎的流行与社会、经济和卫生因素密切相关。甲型肝炎呈全球性分布，分为高度、中度和低度地方性流行。由于 HAV 主要经粪-口途径传播，甲型肝炎现已成为发展中国家严重的公共卫生隐患。

1. 传染源

甲型肝炎患者和隐性感染者是疾病的主要传染源。甲型肝炎患者起病前 2 周和起病后 1 周粪便中排出的 HAV 数量增多。隐性感染者是很重要的传染源。

2. 传播途径

HAV 主要经粪-口途径传播，粪便污染饮用水源、食物、蔬菜、玩具等可导致流行。水源或食物污染可导致暴发性流行。1988 年上海 31 万人的甲型肝炎暴发流行是我国历史上最大的一次流行，流行病学调查证实与食用毛蚶密切相关。此外，HAV 可通过人-猿接触传播，饲养员接触 HAV 感染猴后可致 HAV 感染。

3. 易感人群

抗 HAV 阴性者对 HAV 普遍易感。我国 80% 以上成年人抗 HAV-IgG 阳性，可通过胎盘将抗 HAV-IgG 带给胎儿，6 个月以下的婴儿均有 HAV 抗体，6 个月后逐渐消失，成为易感者。发病者集中在幼儿和儿童。

（三）病理学及发病机制

1. 病理表现

甲型肝炎主要表现为肝细胞点状坏死、变性和炎症渗出，少数有较明显淤胆，偶见大块性和亚大块性坏死。

2. 发病机制

关于甲型肝炎发病机制的研究较少，病因尚未完全阐明。在病毒侵入消化道黏膜后，有一短暂病毒血症阶段。既往认为 HAV 对肝细胞有直接损害作用，目前研究证实，感染早期 HAV 大量增殖，肝细胞仅轻微破坏，随后细胞免疫起重要作用。较强的 HAV 抗原性易激活患者血清 $CD8^{+}$T 淋巴细胞，致敏淋巴细胞对 HAV 感染的肝细胞产生细胞毒性，导致肝细胞变性、坏死。感染后期，HAV 抗体产生后通过免疫复合物使肝细胞破坏。

（四）临床特征

1. 潜伏期

2～6 周，平均 4 周。

2. 临床表现

急性甲型肝炎临床表现阶段性较为明显，可分为 3 期。典型病例的临床表现如下。

（1）黄疸前期：起病急，有畏寒、发热、全身乏力、食欲减退、厌油、恶心、呕吐、腹痛、腹泻，尿色逐渐加深，至本期末呈浓茶色。少数病例以发热、头痛、上呼吸道症状等为主要表现。本期持续 1～21 天，平均 5～7 天。

（2）黄疸期：自觉症状有所好转，发热减退，但尿色继续加深，巩膜、皮肤黄染，约在 2 周内达高峰。可有大便颜色变浅、皮肤瘙痒、心率缓慢等梗阻性黄疸表现。肝肿大至肋下 1～3 cm，有充实感，有压痛及叩击痛。部分病例有轻度脾肿大。本期持续 2～6 周。

（3）恢复期：黄疸逐渐消退，临床症状减轻以致消失，肝脾回缩，肝生化指标逐渐恢复正常。本期持续 2 周到 4 个月，平均 1 个月。

3. 特殊表现

（1）急性重型肝炎：甲型肝炎引起急性重型肝炎较少见，1988—1989 年上海发生甲型肝炎暴发流行累及人数达 31 万人，甲型急性重型肝炎比例为 0.15%。在慢性乙型肝炎基础上并发甲型急性重型肝炎危险性较高。甲型急性重型肝炎并发肝性脑病和肝肾综合征是死亡的主要原因。

（2）淤胆型肝炎：少数甲型肝炎可发展为淤胆型肝炎，使病程延长，一般为自限性。

（3）复发性甲型肝炎：有少数甲型肝炎患者在恢复后出现复发的症状和体征，伴肝功能异常和抗 HAV-IgM 消失后再度上升。这种复发性甲型肝炎常发生于甲型肝炎恢复后 1～4 个月，但病程自限，预后良好。

（4）重叠感染：甲型肝炎可重叠其他嗜肝病毒感染，我国报道甲、乙型肝炎病毒重叠感染高达 12%～15%，也有甲、乙、丙型肝炎病毒重叠感染。

（5）并发妊娠：一般不影响甲型肝炎的病情和病程，也不增加产科并发症和婴儿畸形的发生率，甲型肝炎一般不通过母婴传播。

（五）实验室检查

1. 大便检测

RNA 分子杂交及 PCR 法检测 HAV RNA，后者更为灵敏，RT-PCR 法将 HAV RNA 转为 cDNA，再进行 PCR 检测；固相放射免疫法（SPRIA）检测甲型病毒抗原（HAAg），起病前 2 周大便中可检测到，发病后 1 周阳性率 45%，第 2 周仅 12%。该方法可用于识别急性期或无症状感染患者，用于 HAV 感染患者粪便排病毒规律及传染期的观察。

2. 血清抗体检测

（1）抗 HAV-IgM：是临床最可靠的常规检测手段，常用酶联免疫吸附试验（ELISA），血清中抗

HAV-IgM 出现于 HAV 感染的早期（发病后数日），滴度很快升至峰值，持续 2～4 周，并在短期内降至较低水平，通常在 3～6 个月消失（少数可超过 1 年）。因此，抗 HAV-IgM 是甲型肝炎早期诊断最简便可靠的血清学标志，也是流行病学中区分新近感染（包括临床和无症状的亚临床感染）与既往感染甲型肝炎病毒的有力证据。

（2）抗 HAV-IgG：抗 HAV-IgG 在急性期后期和恢复早期出现，于 2～3 个月内达高峰，然后缓慢下降，持续多年或终身。能区分是新近还是既往感染，主要用于了解人群中既往感染情况及人群中的免疫水平，对流行病学调查更有意义。

3. 常规生化指标检测

外周血白细胞总数正常或偏低，淋巴细胞相对增多，偶见异型淋巴细胞。黄疸前期尿胆原及尿胆红素阳性反应，可作为早期诊断的重要依据。丙氨酸氨基转移酶（ALT）于黄疸前期早期开始升高，血清总胆红素（TBil）在黄疸前期开始升高。ALT 高峰在血清 TBil 高峰之前，一般在黄疸消退后数周恢复正常。

急性黄疸型血清球蛋白常轻度升高，随病情变化逐渐恢复正常。急性无黄疸型和亚临床型患者肝生化指标改变仅以 ALT 轻、中度升高为特点。急性淤胆型者 TBil 显著升高而 ALT 仅轻度升高，同时伴血清碱性磷酸酶（ALP）及谷氨酰转肽酶（GGT）明显升高。

（六）诊断与鉴别诊断

1. 诊断

主要依据流行病学史、接触史、临床特点及实验室检查，抗 HAV-IgM 阳性及氨基转移酶升高。“热退黄疸现，临床症状有所减”是本病早期特征。黄疸前期患者尿色加深是考虑该病的重要线索。若为慢性肝炎患者，通常不考虑该病。

2. 鉴别诊断

黄疸前期需与上呼吸道感染、肠道感染和关节炎等疾病鉴别。急性期需与其他型病毒性肝炎及阻塞性黄疸鉴别。

（七）治疗及预后

甲型肝炎为自限性疾病，无须特殊治疗。该病预后良好，通常在 2～4 个月内恢复，少数病程可延长或有反复，但最终可痊愈，该病不会转为慢性肝炎，病死率极低。

（八）预防

早期发现，早期隔离，自发病日开始，隔离 3 周。幼儿园等机构除患儿隔离外，接触者医学观察 45 天。强调改善居住和卫生条件，提高群众卫生意识。餐前便后勤洗手，加强水源、饮食和粪便的管理。密切接触者，可予免疫球蛋白（人血丙种球蛋白）被动免疫，0.02～0.05 mL/kg，尽早注射，治疗时间应≥2 周。灭活和减毒疫苗已研制成功，接种者可产生有效的抗体反应，在国内已生产和推广。在高发地区接种疫苗，可形成免疫屏障，明显降低发生率。目前对学龄前儿童普遍接种，对高危人群也接种疫苗，是我国控制甲型肝炎流行的主要手段。

二、乙型肝炎

常致慢性感染，最终形成肝硬化和肝癌，是严重危害我国人民健康的重要传染病。

（一）病原学

乙型肝炎病毒（HBV）是脱氧核糖核酸病毒，属嗜肝 DNA 病毒。完整的病毒颗粒（Dane 颗粒）在 1970 年由 Dane 在电镜下发现，直径约 42 nm。分为包膜（HBsAg）及核心（core），后者由核衣壳（HBcAg）及其所含的病毒 DNA 基因组、DNA 聚合酶、HBeAg 等组成。HBV 基因组结构独特，是一个仅约 3.2 kb 的部分双链环形 DNA。较长的一链因与病毒 mRNA 互补，按惯例将其定为负性，较短的一链则定为正极性。负链核苷酸序列至少有 4 个开放阅读框架（ORF），即 C、P、S 和 X 基因，分别编码核壳、聚合酶、包膜蛋白、X 蛋白以及调节病毒蛋白的转录水平。采用 HBV DNA 转染肝癌细胞株在体外能分泌 HBV 颗粒及各种抗原，供实验室研究，HBV 转基因小鼠也可作为一个整体模型对 HBV 进行研究。

（二）流行病学

HBV 感染是严重的公共卫生问题。虽然 HBV 感染呈世界性分布，但不同地区的 HBV 流行率差异较大。2006 年，我国乙型肝炎血清流行病学调查结果显示，1～59 岁人群乙型肝炎表面抗原携带率为 7.18%。虽然我国属 HBV 高地方性流行地区，但各地人群 HBsAg 流行率分布并不一致。

1. 传染源

急性、慢性乙型肝炎患者和病毒携带者，特别是无症状携带者是乙型肝炎的主要传染源，通过血液和体液排出病毒，其传染性贯穿于整个病程。

2. 传播途径

HBV 主要经血、血制品、母婴、破损的皮肤和黏膜以及性传播。围生（产）期传播是母婴传播的主要方式，多在分娩时接触 HBV 阳性母亲的血液和体液传播。经皮肤黏膜传播主要发生于使用未经严格消毒的医疗器械、注射器、有创性诊疗操作、手术及静脉内滥用毒品等。其他如修足、文身、扎耳环孔、医务人员工作中的意外暴露、共用剃须刀和牙刷等也可传播。与 HBV 阳性者性接触，特别是有多个性伴侣者，其感染 HBV 的危险性增高。由于严格实施对献血员进行 HBsAg 筛查，经输血或血液制品引起的 HBV 感染已较少发生。

HBV 不经呼吸道和消化道传播，因此，日常学习、工作或生活接触，如同一办公室工作（包括共用计算机等办公用品）、握手、拥抱、同住一宿舍、同一餐厅用餐和共用厕所等无血液暴露的接触，一般不会传染 HBV。经吸血昆虫（蚊、臭虫等）传播未被证实。

3. 易感人群

人群普遍易感。随着年龄增长，通过隐性感染获得免疫的比例逐渐增加，故 HBV 感染多发生于婴幼儿及青少年。到成年以后，除少数易感者以外，已感染 HBV 的人多已成为慢性或潜伏性感染者。到中年后，无症状 HBsAg 携带者随着 HBV 感染的逐步消失而减少。

（三）病理及发病机制

1. 病理变化

急性乙型肝炎病理表现为肝小叶内坏死、变性和炎症反应。病变严重时，在中央静脉与门静脉之间形成融合性带状坏死，提示预后不良或转化为慢性活动性肝炎。急性肝炎一般无毛玻璃样细胞，免疫组织化学常无 HBcAg 和 HBsAg。

2. 发病机制

乙型肝炎发病机制极为复杂，迄今尚未完全阐明。目前主要认为，HBV 侵入人体后，未被单核-吞噬细胞系统清除的病毒到达肝脏，病毒包膜与肝细胞膜融合，导致病毒侵入肝细胞后开始复制过程。一般认为 HBV 不直接损害肝细胞，而是通过宿主免疫应答引起肝细胞的损伤和破坏，导致相应的临床表现。由于宿主不同的免疫反应（包括个体的遗传和代谢差异），HBV 感染的临床表现和转归也各有不同。

（四）临床特征

1. 潜伏期

1～6 个月，平均 2 个月左右。

2. 临床表现

分为急性黄疸型肝炎、急性无黄疸型肝炎和急性淤胆型肝炎，临床表现与甲型肝炎相似，多呈自限性（约占 90%～95%），常在半年内痊愈。

（五）实验室检查

1. 肝生化功能检查

可反映肝脏损害的严重程度，ALT、AST 升高，急性期增高幅度低于甲型肝炎水平。病原学诊断要依靠 HBV 抗原抗体和病毒核酸的检测。

2. HBV 血清标志物的检测

（1）HBsAg：在 HBV 感染者中出现最早，1～2 周、最迟 11～12 周可被检出，滴度最高，是乙型肝炎早期诊断的重要标志。典型急性乙型肝炎，潜伏期先出现 HBsAg，经 2～6 周才出现肝炎临床症状、体征及肝功能异常，在血中可持续 1～2 个月，于恢复期消失，若持续 6 个月以上，常发展为慢性肝炎。除见于急慢性乙型肝炎外，尚可在 HBsAg 携带者、肝炎后肝硬化和肝细胞癌患者中检测到。HBsAg 阳性表示存在 HBV 感染，但 HBsAg 阴性不能排除 HBV 感染。

（2）抗 HBsAg：是一种保护性抗体，能清除病毒，防止 HBV 感染，在急性乙型肝炎中最晚出现（发病后 3 个月），提示疾病恢复。在暴发型肝炎中抗 HBsAg 常呈高滴度，并与 HBsAg 形成免疫复合物，是致肝细胞块状坏死的原因之一。接种乙型肝炎疫苗后，可出现抗 HBsAg，可作为评价乙型肝炎疫苗是否接种成功的重要标志。值得一提的是，HBsAg 和抗 HBsAg 同时阳性，提示形成免疫复合物、HBV 多种亚型感染的结果或机体免疫紊乱。

（3）HBeAg：伴随 HBsAg 后出现，若 HBeAg 持续阳性表明 HBV 活动性复制，提示传染性大，容易发展为慢性肝炎，可作为抗病毒药物疗效考核指标之一。

（4）抗 HBe：急性乙型肝炎时，抗 HBe 示病情恢复，病毒复制减少或终止；抗 HBe 持续阳性提示 HBV 复制处于低水平，HBV DNA 可能已和宿主 DNA 整合，并长期潜伏；或因出现前 C 区突变，HBeAg 不能表达。HBeAg 与抗 HBe 的转换有时是由于前 C 区突变所致，而并非完全是感染减轻。

（5）HBcAg：一般不能在血清中检测到，多数存在于 Dane 颗粒内，少数游离者也被高滴度抗 HBc 形成免疫复合物，需用去垢剂处理使 HBcAg 暴露后再检测。它是乙型肝炎传染性和病毒复制的标志，是肝细胞损害的靶抗原，与病情活动有关。

（6）抗 HBc：抗 HBc 总抗体在 HBV 感染后早期出现，呈高滴度，可持续 5 年甚至更长。滴度在 1 ∶ 100以上，结合肝功能可作为乙型肝炎诊断的依据，对 HBsAg 阴性的急性乙型肝炎，抗 HBc 高滴度有诊断意义；由于抗体持续时间长，常用于流行病学调查，是疫苗安全性观察指标。抗 HBc-IgM 阳性提示 HBV 活动性复制，是诊断急性乙型肝炎的主要依据，慢性乙型肝炎活动期呈阳性，缓解期可消失。抗 HBc-IgG 可持续存在，暴发型肝炎时抗体呈高滴度。

3. HBV DNA 检测

国际上推荐 Roche Cobas Taqman 法检测，其最低检测值为 50 IU/mL（约等于 300 拷贝/毫升）。我国常用实时荧光定量 PCR 法，最低检测值为 1 000 拷贝/毫升，灵敏性和准确率较低。

4. HBV 基因分型及耐药变异检测

HBV 基因分型和耐药变异的检测方法有：特异性引物 PCR 法、限制性片段长度多态性分析法、线性探针反向杂交法和基因测序等。

（六）诊断与鉴别诊断

1. 诊断

追问病史，可有输血史或血制品、其他药物注射史；急性肝炎的临床表现；肝生化指标，特别是 ALT 和 AST 升高，伴或不伴胆红素升高；急性期 HBsAg 阳性，可伴有短暂 HBeAg、HBV DNA 阳性；抗 HBc IgM 高滴度阳性，抗 HBc IgG 低滴度阳性；恢复期 HBsAg 和抗 HBc-IgM 低滴度下降，最后转为阴性。若患者发病前 6 个月以内证实乙型肝炎血清标志物阴性，则更支持急性乙型肝炎的诊断。

2. 鉴别诊断

需与其他病因的病毒性肝炎、药物或中毒性肝炎区别，主要依据流行病史、服药史和血清学标志物鉴别。

（七）治疗

急性乙型肝炎多能自愈，无须特殊药物治疗。患者只需适当休息、平衡饮食，只有在必要时，根据临床症状对症支持治疗。

（八）预防

1. 管理传染源

除抗 HBs 阳性且 HBV DNA 阴性者外，其余血清 HBV 标志物阳性者不能献血，避免从事餐饮及幼托工作。

2. 切断传播途径

防治血液及体液传播，保护易感人群。

3. 接种乙型肝炎疫苗

是预防 HBV 感染的最有效方法。乙型肝炎疫苗的接种对象主要是新生儿，其次为婴幼儿，15 岁以下未免疫人群和高危人群（如医务人员、经常接触血液的人员、托幼机构工作人员等），其中新生儿在出生 12 小时内注射乙型肝炎免疫球蛋白（HBIG）和乙型肝炎疫苗后，可接受 HBsAg 阳性母亲的哺乳。乙型肝炎疫苗免疫在接种前不筛查 HBV 感染标志物是安全的。乙型肝炎疫苗全程需接种 3 针，按照 0、1、6 个月程序，即接种第 1 针疫苗间隔 1 个月及 6 个月注射第 2 和第 3 针疫苗。新生儿接种乙型肝炎疫苗要求在出生后 24 小时内接种，越早越好。接种部位新生儿为臀前部外侧肌肉内，儿童和成人在上臂三角肌中部肌内注射。

接种乙型肝炎疫苗后有抗体应答者的保护效果一般至少可持续 12 年，因此一般人群不需要进行抗-HBs监测或一般人群不需行抗-HBs 监测或加强免疫。但对高危人群可进行抗-HBs 监测，如抗-HBs < 10 mIU/mL，可予加强免疫。

对乙型肝炎疫苗无应答者，应增加疫苗的接种剂量（如 60 μg）和针次，对 3 针免疫程序无应答者可再接种 3 针或 1 针 60 μg 重组酵母乙型肝炎疫苗，并于第 2 次接种 3 针或 1 针 60 μg 乙型肝炎疫苗后 1 ~ 2个月检测血清中抗-HBs，如仍无应答，可再接种 1 针 60 μg 重组酵母乙型肝炎疫苗。

意外暴露的人群中，若已接种过乙型肝炎疫苗，且已知抗-HBs ≥ 10 IU/L 者，可不进行特殊处理。如未接种过乙型肝炎疫苗，或虽接种过乙型肝炎疫苗，但抗-HBs < 10 IU/L 或抗-HBs 水平不详，应立即注射 HBIG 200 ~ 400 IU，并同时在不同部位接种 1 针乙型肝炎疫苗（20 μg），于 1 个月和 6 个月后分别接种第 2 和第 3 针乙型肝炎疫苗（各 20 μg）。

三、丙型肝炎

（一）病原学

丙型肝炎病毒（HCV）是包膜呈球形的 RNA 病毒，免疫电镜下其直径为 55 ~ 65 nm。HCV 属黄病毒家族成员，均含有单股正链 RNA 基因组。其复制方式与黄病毒家族病毒相似，以正链 RNA 基因组作为病毒复制的模板，复制成负链 RNA，再转录成多个正链 RNA。对世界各地 HCV 分离株的部分或全序列分析，发现各分离株的基因组序列存在差异，有明显异质性。

（二）流行病学

1. 传染源

丙型肝炎的主要传染源是潜伏期患者，急性丙型肝炎、亚临床型和慢性丙型肝炎患者和无症状携带者。

2. 传播途径

（1）血液传播：HCV 感染经血液或血制品传播。

（2）医源性传播：医疗器械、针头、针灸用品均可感染丙型肝炎。拔牙和文眉者也可感染丙型肝炎，这些均与接触传染性血液有关。

（3）性接触传播：研究报道，无输血史的丙型肝炎患者中，有性接触或家庭内肝炎接触史者颇为多见，丙型肝炎发病与接触新的性伙伴明显相关。有资料表明，在精液及阴道分泌液中均有 HCV 存在，这说明存在 HCV 性传播的可能。

（4）母婴传播：近年来对 HCV 存在母婴传播已有较明确的认识。HCV RNA 阳性母亲将 HCV 传播给新生儿的危险性为5% ~10%。并发 HIV 感染时，传播的危险性增至20%。HCV 载量高低与母婴传播的危险性大小直接相关。

（5）日常生活接触传播：一般日常生活或工作接触不会传播 HCV。接吻、拥抱、喷嚏、咳嗽、食物、饮水、共用餐具和水杯等，由于无皮肤破损及血液暴露，一般不会传播 HCV。

3. 易感人群

主要是受血者、血透患者、静脉药瘾者、HIV 感染者和 HCV 阳性孕妇所生的婴儿，密切接触传染性血液的医护人员、检验人员和丙型肝炎患者家属的发病率相对较高。

（三）病理及发病机制

1. 病理变化

急性丙型肝炎镜下可见灶性坏死、气球样变和嗜酸性小体。严重者可见桥接样坏死和肝细胞再生，门管区炎性细胞增加、淋巴细胞聚集和胆管损伤等，但程度明显低于慢性丙型肝炎。

2. 发病机制

HCV 致肝细胞损伤的机制主要有：HCV 直接杀伤作用；宿主免疫因素；自身免疫；细胞凋亡。HCV 感染者半数以上可转为慢性。

（四）临床特征

1. 潜伏期

病毒感染后的潜伏期为21 ~84 天，平均50 天左右。

2. 临床表现

急性 HCV 感染初期多数为无明显临床症状和体征，部分患者可出现 ALT 轻度升高或黄疸，极少数可发生急性重型肝炎。在急性感染中，80% ~85% 不能清除病毒，而进入慢性持续性感染，其中25% ~35% 患者缓慢发展并进入终末期肝病，在30 ~40 年后1% ~2.5% 可发展为肝细胞癌（HCC）患者。无论在急性或慢性感染者中均有部分患者可自行恢复，特别是儿童和妇女。

急性丙型肝炎多数为无黄疸型肝炎。起病较缓慢，常无发热，仅有轻度消化道症状，伴 ALT 异常；少数为黄疸型肝炎；发热者占7%。黄疸呈轻度或中度；急性丙型肝炎中约有15% 为急性自限性肝炎，在急性期 ALT 升高；HCV RNA 阳性和抗 HCV 阳性；经1 ~3 个月黄疸消退，ALT 恢复正常；常在 ALT 恢复前 HCV RNA 转阴，病毒持续阴性，抗 HCV 滴度也逐渐降低，仅少数病例临床症状明显。

（五）实验室检查

除常规肝生化指标，常用于 HCV 的特异诊断有抗 HCV 和 HCV RNA 以及 HCV 基因型。目前常用的第二代、第三代重组免疫印迹试验与 HCV RNA 的符合率较高。国内多采用 HCV 荧光 RT-PCR 试剂盒检测 HCV RNA 定量，有助于评估 HCV 复制水平和评价抗病毒治疗疗效。基因分型用于预测临床治疗效果及最佳治疗时限。

（六）诊断与鉴别诊断

依据病史、临床表现、常规实验室检查及特异性血清病原学确诊。主要与肝外梗阻性黄疸、溶血性黄疸等其他原因引起的黄疸以及药物性肝炎、急性结石性胆管炎等其他原因引起的肝炎鉴别。

对急、慢性 HCV 感染的鉴别依靠临床表现及抗-HCV 和 HCV RNA 的变化。急性感染，HCV RNA 先于抗-HCV 出现，通常在感染后的第2 周出现，抗 HCV 通常在8 ~12 周后出现。

（七）治疗

急性丙型肝炎中有60% ~85% 者会转为慢性，比例远高于急性乙型肝炎，早期抗病毒治疗，可有效阻断其慢性发展。临床发病后1 个月内，血清 ALT 持续升高、HCV RNA 阳性的急性丙型肝炎患者应及早给予 IFN-α 联合利巴韦林抗病毒治疗。

（八）预防

严格筛选献血者，推行安全注射和安全有创操作是目前最有效的预防措施。目前还缺乏有效的预防性疫苗。暴露后预防也缺乏有效的措施。

四、丁型肝炎

（一）病原学

丁型肝炎病毒（HDV）属 RNA 病毒，颗粒呈球形，其外壳是嗜肝 DNA 病毒表面抗原，即人类 HBsAg，内部有 HDAg 和 HDV 基因组。HDV 是缺陷性病毒，其复制需要 HBV、土拨鼠肝炎病毒（WHV）等嗜肝 DNA 的辅佐，为 HDV 提供外膜蛋白。

（二）流行病学

1. 传染源

主要是急、慢性丁型肝炎患者和 HDV 携带者。

2. 传播途径

HDV 的传播方式与 HBV 相同，输血和血制品是传播 HDV 的最重要途径之一，也可经性及母婴传播。HDV 感染一般与 HBV 感染同时发生或继发于 HBV 感染。我国 HDV 传播以生活密切接触为主。

3. 易感人群

与 HBV 感染的易感人群相同。若感染人群已受到 HBV 感染，则有利于 HDV 复制，易感性更强。

（三）病理及发病机制

1. 病理表现

HDV 感染的病理表现与 HBV 基本相似，HDV 以肝细胞嗜酸性变及微泡状脂肪变性，伴肝细胞水肿、炎性细胞浸润及门管区炎症反应为特征。重型肝炎时，可见大块肝细胞坏死，残留肝细胞微泡状脂肪变性、假胆管样肝细胞再生及门管区炎症加重。

2. 发病机制

病情较重的 HDV 感染病理表现说明 HDV 具有直接致细胞病变作用；同时 HDV 复制的免疫应答在肝脏损伤机制中可能起重要作用，因此可能存在免疫介导的肝脏损伤。

（四）临床特征

1. 同时感染

HDV 和 HBV 同时感染可导致急性丁型肝炎，但也可在 HBV 感染基础上重叠 HDV 感染。潜伏期 6～12 周；病程可先后发生 2 次肝功能损害，期间间隔 2～4 周，血清 TBil、ALT、AST 升高。整个病程较短，随 HBV 感染的终止，HDV 也随之终止，预后良好，极少向重型肝炎发展。

2. 重叠感染

HDV 和 HBV 重叠感染的潜伏期 3～4 周。无症状的慢性 HBV/HBsAg 携带者重叠 HDV 感染的临床表现与急性肝炎发作类似，有时病情较重，ALT、AST 常持续升高数月，或血清 TBil 及氨基转移酶呈双峰曲线升高，易发展成慢性肝炎，甚至肝硬化。当血清中出现 HDAg 时，HBsAg 滴度可能下降；因绝大多数患者发展为慢性感染，血清中一般可持续检测到 HDAg 和 HDV RNA；高滴度抗-HDV IgM 和 IgG 可长期持续存在。同时近年研究发现，丁型肝炎与原发性肝癌可能存在相关性。

（五）实验室检查

1. 抗 HDV

常规检测丁型肝炎用免疫酶法或放射免疫法，敏感性和特异性较高。

2. HDAg

放射免疫法检测血清 HDAg，有助于早期诊断。

3. HDV RNA

cDNA 探针斑点杂交法可检测血清 HDV RNA，RT-PCR 检测 HDV RNA 的敏感性较高。

（六）诊断

根据病史，HBV、HDV 血清标志物以及肝生化指标综合分析。必要时可行肝穿刺活检术，并检测肝组织内病毒抗原。

（七）治疗

HDV 与 HBV 感染所致的急性肝炎多为自限性，无须特殊治疗。

（八）预防

HDV 感染必须有 HBV 辅助，预防乙型肝炎的措施也可预防丁型肝炎，包括对献血员及血制品进行 HBsAg 筛查，减少 HBV 感染的机会：广泛接种 HBV 疫苗，既可预防 HBV 感染，又可预防 HBV/HDV 联合感染；对 HBV 患者和 HBsAg 携带者进行健康教育，以减少 HDV 重叠感染的机会。

五、戊型肝炎

（一）病原学

戊型肝炎病毒（HEV）是二十面对称体圆球形颗粒，直径 27～38 nm，无包膜，基因组为线状单正链 RNA。目前认为，HEV 存在 4 个基因型，1、2 型主要在亚洲发展中国家，毒力较强，多为水源性传播，易感人群主要是年轻人。

（二）流行病学

1. 传染源

潜伏期末及急性期初的戊型肝炎患者传染性最强，其粪便中的病毒量较多。动物是否作为传染源尚待进一步研究，但流行病学研究显示，接触猪的人群，HEV 流行率较高。

2. 传播途径

以粪-口途径为主，多数戊肝流行与饮用被人粪便污染的水（水型流行）有关。1986 年至 1988 年我国新疆流行的戊型肝炎是迄今为止世界上最大的一次水源性暴发流行，累及患者数高达 12 万人，持续流行将近 2 年。也可经食物传播，经日常生活接触传播也有报道，但较甲型肝炎少见。发达国家的病例多为输入性传播。HEV 经血和母婴传播较为罕见。

3. 易感人群

普遍易感，青壮年发病率较高，儿童、老人发病率较低。感染后可获得一定免疫力，但不太持久，幼年感染后至成人仍可再次感染。

（三）病理及发病机制

戊型肝炎肝组织学特点是门管区炎症，库普弗细胞增生，肝细胞气球样变性，形成双核，胞质及毛细胆管胆汁淤积，几乎 50% 以上的患者表现为明显淤胆。该病毒由肠道侵入肝脏后进行复制，细胞免疫介导的肝细胞损伤是主要原因，但其具体发病机制尚不清楚。

（四）临床特点

1. 潜伏期

本病潜伏期 15～75 天，平均 40 天。

2. 临床表现

戊型肝炎的临床表现与甲型肝炎极为相似，可表现为亚临床型、急性黄疸型、急性无黄疸型、淤胆型和重型。

（1）急性黄疸型：临床多见，达 85% 以上，远高于甲型肝炎；黄疸前期：绝大多数患者起病急，约半数患者有发热、畏寒、咳嗽等上呼吸道感染症状，1/3 患者伴有关节痛，继而出现恶心、呕吐、厌油、腹泻、腹胀等消化道不适症状，尿色逐渐加深，此期一般持续数日至 2 周，平均 10 天。黄疸期：尿色呈进行性加深，巩膜黄染、皮肤黄疸，胆汁淤积症状较明显，大便呈灰白色，皮肤瘙痒较多见，80% 患者有不同程度的肝大，伴有压痛及叩击痛，约 10% 患者可见脾肿大。此期一般持续 10～30 天，老年患者可达 2 个月以上；恢复期：自觉症状逐渐改善，黄疸逐渐消退，此期一般持续 2～4 周。

（2）急性无黄疸型：临床表现除不出现黄疸外，其余与急性黄疸型相似，但临床症状轻微，部分患者无任何临床症状，呈亚临床型感染。

（3）淤胆型：淤胆型戊型肝炎较常见，发病率高于甲型肝炎，临床表现与甲型肝炎基本相似。

（4）重型：重型戊型肝炎约占5%，较甲型肝炎多见，发病初期常类似急性黄疸型肝炎，但病情迅速发展，表现出急性重型肝炎和亚急性重型肝炎的临床过程，病情严重，预后较差。使戊型肝炎发生重型转变的危险因素主要为并发 HBV 感染、妊娠以及老年患者。

（五）实验室检查

1. 抗 HEV-IgM 和抗 HEV-IgG

抗 HEV-IgM 在发病早期（3 个月内）由阳性转为阴性是近期感染 HEV 的标志，抗 HEV-IgG 在发病早期也可出现，也可作为感染急性戊型肝炎的标志。若急性期抗 HEV-IgG 滴度较高，随病程发展呈动态变化，则可诊断急性 HEV 感染。

2. HEV RNA

在发病早期，通过 RT-PCR 采集血液或粪便标本检测到 HEV RNA 可明确诊断。

（六）诊断与鉴别诊断

HEV 主要经粪-口途径传播，多有饮用生水史、摄入生食史、接触戊型肝炎患者史或戊型肝炎流行地区旅游史。抗 HEV-IgM、抗 HEV-IgG 可作为感染急性戊型肝炎的标志，但抗 HEV-IgM 常有假阳性，值得临床医师重视。血液或粪便标本检测到 HEV RNA 可明确诊断。

戊型肝炎临床表现与甲型肝炎极为相似，主要依据血清免疫学诊断结果予以鉴别。同时应与其他能引起血清 ALT、胆红素升高的疾病鉴别，如中毒性肝炎（药物或毒物）、传染性单核细胞增多症、钩端螺旋体病、胆石症等。临床上需详细询问流行病学史（如用药史、不良饮食习惯、疫区居住、旅游等），特异性病原学诊断、B 超检查等有助于鉴别诊断。

（七）治疗

本病治疗原则与甲型肝炎类似，无特殊治疗方案。急性期予对症支持。戊型肝炎孕妇虽不用终止妊娠，但易发生重型肝炎，应密切观察病情变化，及时发现，及时对症治疗，以免病情加重。

（八）预防

本病预防重在切断传播途径，注意环境、食品及个人卫生。目前尚无商业化的戊型肝炎疫苗。

第八节　慢性胆囊炎

慢性胆囊炎是指胆囊有慢性炎症，病情呈慢性迁延经过，临床上有反复急性发作等特点。慢性胆囊炎病例远多于急性胆囊炎，是一种常见多发病。该病女性多于男性，发病年龄以 30～50 岁多见，病史可达 10 余年或更长。

一、病因和发病机制

1. 胆囊结石

约 70% 的慢性胆囊炎是由胆囊结石所引起的，因为结石长期机械性刺激胆囊壁，使其发生炎症，在此基础上还可以继发细菌感染。如结石梗阻于胆囊管，即可引起胆囊炎症的急性发作，并可招致细菌感染。长期的慢性炎症和反复急性发作，使胆囊壁肥厚、增生或纤维化而萎缩，导致胆囊腔变小，最终胆囊的功能可全部丧失。当胆囊管完全梗阻时，胆囊内残留胆汁中的胆红素被吸收，加之胆囊黏膜可不断分泌黏液充满胆囊，此种胆囊黏膜分泌的白色黏性液体称为“白胆汁”，即所谓的胆囊积水。若继发细菌感染，则可发生胆囊积脓。

2. 感染

主要包括细菌、病毒和寄生虫感染。慢性细菌性胆囊炎是指由细菌引起的慢性胆囊感染。感染的途径有经血液、经淋巴系统、邻近器官炎症的蔓延和经十二指肠乳头逆行感染至胆囊等。慢性病毒性胆囊炎一般认为是在长期反复发作病毒性肝炎的基础上，引起胆囊慢性炎症，胆囊内可发现病毒。其发病机制尚不明了，可能与肝炎病毒随胆汁进入胆囊后直接或间接侵袭胆囊有关，或自身免疫反应及其胆囊功能障碍有关。慢性寄生虫性胆囊炎是蛔虫残体、角皮或虫卵存留于胆囊内，形成结石核心或虫体将细菌直接带入胆囊内等因素所致。血吸虫成虫的毒素或代谢产物、华支睾吸虫、梨形鞭毛虫等均可导致慢性胆囊炎。胆管感染易反复发作有其病理生理基础，且与胆管结构改变互为因果关系。一般认为可能与下列几个因素有关：①胆管感染后肝胆管上皮普遍出现乳头状增生突起，甚至呈乳头瘤样堵塞管腔，小胆管上皮呈叠瓦状增生、增厚等可造成胆管狭窄、变形和胆汁淤滞。②胆管每一次炎症发作都有胆管腺体的破坏与随后的腺体增生，而残存及增生的腺体处于致密的纤维组织中，其分支盘根错节，畸形扩张可致引流不畅。③纡曲丛生的腺体、黏液团和结石均可能成为胆管细菌的隐蔽之处，且细菌因此可避免被胆汁中免疫因子损伤。④由于管壁纤维化明显，胆管壁和胆管周围的微血管又多因炎症刺激而发生内膜增厚、管腔狭窄，甚至闭塞，从而使胆管壁处于缺血状态，抵抗力下降，影响了免疫活性细胞局部渗出和吞噬功能的正常发挥。⑤还与胆管上皮对细菌的易感性增加有关。

3. 化学因素

通常称为慢性化学性胆囊炎。胆汁中过度浓缩的胆盐对胆囊黏膜有强烈的化学刺激作用。如胰液经胆管反流入胆囊后，有活性的胰消化酶可侵蚀胆囊壁，也属于化学性刺激。胆囊壁受损后，易招致细菌感染。化学性胆囊炎的发生多与胆囊管或胆胰管梗阻有关，可因结石或 Oddi 括约肌痉挛而发病。

4. 急性胆囊炎的后遗症

因为急性炎症反复发作后，可使胆囊壁增厚、囊腔狭小、萎缩而丧失功能。有人将慢性胆囊炎分为两类：由胆囊结石引起的称为结石性慢性胆囊炎，其他原因引起的则称为非结石性慢性胆囊炎。

二、临床表现

1. 上腹部疼痛

多数患者有反复发作的右上腹部钝痛、隐痛或不适感。患者疼痛还可能位于左上腹部、上腹部或下腹部，并可向腹部其他区域放射，或放射至肩部和腰背部。疼痛可持续 5 ~ 6 小时，往往提示急性胆囊炎或慢性胆囊炎急性发作。慢性胆囊炎疼痛可持续几十分钟至数小时，多在餐后 1 小时发作，这在临床上常常提示有结石存在。尽管具有统计学意义，但特征性并不强，常需要影像学检查来进一步证实。发作间歇期可以是几周、几月，甚至可能几年。

多数患者进食油腻食物或高脂食物后疼痛可加重。有些病例尤其是中老年患者，平素不出现明显的腹部疼痛症状，而仅在体检、腹部手术或尸检时才发现有胆囊炎，称为无痛性胆囊炎。

2. 消化不良

消化不良症状表现为厌油、食欲缺乏、餐后上腹部饱胀感、嗳气、反酸、胃灼热、恶心或呕吐等。约 80% 的患者或多或少会有这些症状。多数患者应用制酸剂治疗无效，仅约 25% 的病例使用制酸剂后能使部分症状有一定程度的缓解。有人认为消化不良可能与胆囊功能紊乱如不能浓缩胆汁、胆汁排泌受阻等有关，但消化不良与胆囊疾患的确切关系还不清楚。有人对中年慢性胆囊炎妇女的研究结果表明，消化不良与胆囊内胆石的存在无关。但另有学者指出，胆石症患者中有些患者经手术切除胆囊后，其消化不良症状可得到缓解，故认为多数消化不良的症状与胆石的存在有某种关系；但同时也指出并非结石的直接后果，因此，这种关系有待于进一步研究。

3. 其他症状

慢性胆囊炎的病程长，病情经过有急性发作和缓解相交替的特点，缓解期可无任何症状，急性发作时与急性胆囊炎的症状相同。如同时伴有细菌感染时，可出现高热、寒战，炎症轻微时，可仅有低热。慢性胆囊炎者一般没有黄疸，如并发胆管梗阻或胆管感染时可出现黄疸。

4. 体征

慢性胆囊炎患者体检时无明显阳性体征。部分病例胆囊区可有轻度压痛、叩击痛，但无反跳痛。急性发作时右上腹有肌紧张和明显压痛。胆汁淤积性胆囊肿大时，可扪及肿大的胆囊。

存在胆囊周围炎或穿孔时，可有腹膜刺激征。单纯病毒性胆囊炎者可有肝脾肿大。

三、鉴别诊断

由于慢性胆囊炎的临床表现无特异性，因此，病史、症状、体征和实验室检查结果对诊断并非有很高的价值。如果慢性胆囊炎无急性发作，常难以诊断。如果有胆石症病史，反复发作的右上腹部疼痛或绞痛，伴有消化不良症状者，则应考虑慢性胆囊炎的可能。在临床上，未进行 B 超、胆囊造影或十二指肠引流等检查之前，慢性胆囊炎应与反流性食管炎、慢性胃炎、消化性溃疡、慢性胰腺炎、慢性病毒性肝炎、慢性泌尿系病变、右侧结肠病变（憩室炎和癌）及心绞痛等疾病相鉴别。但必须指出，某些慢性胆囊炎患者可能同时存在这些疾病，在诊断时应进行全面分析。

1. 反流性食管炎

反流性食管炎患者由于在进餐后，躯体前倾或平卧位时，有酸性液体反流至咽喉部，故胸骨后烧灼感或疼痛是最重要的症状。部分患者同时可有上腹部的隐痛和不适。内镜检查和 24 小时食管 pH 动态监测对反流性食管炎有重要的诊断价值。

2. 慢性胃炎或消化性溃疡

慢性胃炎的临床症状以上腹部隐痛不适、饱胀、食欲减退等为主，常常无慢性胆囊炎急性发作时的上腹部绞痛。消化性溃疡的上腹部疼痛一般都呈节律性疼痛，与饮食关系较为密切。十二指肠球部溃疡除有饥饿痛外，还常有夜间痛，同时伴有反酸症状。内镜检查对慢性胃炎和消化性溃疡的诊断有帮助。

3. 慢性胰腺炎

慢性胰腺炎患者上腹部疼痛等症状与慢性胆囊炎、胆石症非常类似。不少慢性胰腺炎是由胆石引起，称为胆石性慢性胰腺炎。因此，慢性胆囊炎患者有时可以同时并存慢性胰腺炎。慢性胰腺炎除上腹部疼痛外，常有左侧腰背部的疼痛，疼痛常与体位有关，即平卧位时疼痛加重，躯体前倾时疼痛可减轻。此外，慢性胰腺炎患者一般还伴有胰腺内、外分泌功能减退的临床症状。腹部 X 线片、B 超、CT 或 MRI、ERCP 和多种胰腺外分泌功能等检查方法，对诊断慢性胰腺炎有重要帮助。

4. 慢性病毒性肝炎

慢性病毒性肝炎与慢性胆囊炎一样是常见多发病。由于两者右上腹部疼痛、厌油、食欲减退等临床症状非常类似，因此，其鉴别诊断主要依靠各型肝炎病毒抗原、肝功能检测和 B 超等影像学检查。一般而言，两者的鉴别并非困难。

5. 慢性泌尿系统疾病

右肾及右侧输尿管结石、右侧肾盂肾炎等有时可与慢性胆囊炎相混淆。右肾结石的疼痛部位主要在右肾区，并有肾区叩击痛。此外，血尿是泌尿系结石的重要症状。诊断主要依靠肾盂分泌性造影及影像学检查等方法。肾盂肾炎除有腰背部疼痛外，还有尿频、尿急和尿痛等刺激症状。其诊断主要依据尿液常规检查及细菌培养而确立。

6. 右侧结肠病变

结肠憩室病在我国少见，仅少数右半结肠憩室并发憩室炎时可出现右上、中腹部隐痛，还可有腹胀、消化不良和大便习惯的改变等症状。右半结肠癌，尤其是肝曲部癌可有右上腹部疼痛的症状，但右半结肠癌多有大便习惯的改变。憩室病和结肠癌的诊断有赖于钡剂灌肠或结肠镜检查来确立。

7. 心绞痛

心绞痛患者有时疼痛可位于剑突下，与慢性胆囊炎的疼痛部位、性质相类似。但心绞痛的疼痛持续时间比胆绞痛要短，多数患者休息后疼痛可缓解。心绞痛的诊断经心电图检查和血清肌酸磷酸激酶测定，并结合相关病史，可以确立。必须指出，少数慢性结石性胆囊炎患者可出现期前收缩等心脏症状，但患者心脏本身并无器质性病变。在行胆囊切除术后，期前收缩等症状也随之消失。有学者将胆囊病变引起的某些心脏症状称为“胆心综合征”。

四、影像学及胆汁引流等检查对慢性胆囊炎的诊断价值

B 超检查是诊断慢性胆囊炎的首选检查方法，其次为口服胆囊造影，两者均具有较高的准确性，敏

感性均达 90% ~95%，特异性均为 95% ~100%。超声检查前，除患者需禁食 8 ~12 小时外，一般无须特殊准备，并具有无放射性辐射，易于操作，患者无痛苦，能提供准确的解剖信息和能反复多次重复检查等优点。口服胆囊造影则可准确提供胆囊功能方面的信息，了解胆囊内有无结石、是否属含钙结石等情况，且对能否进行溶石疗法提供重要信息。此外，CT、MRI、ERCP、十二指肠引流和 CCK 试验主要应用于较疑难病例。腹部平片可发现约 15% 含钙高的胆石，但无足够证据提示结石确实在胆囊内。

1. 超声检查

因为胆石在胆囊舒张并充满胆汁时最容易发现，故超声波检查前至少需空腹 8 小时。超声显影可查出小至 3 mm，甚至 1 mm 或 2 mm 的小结石。慢性胆石性胆囊炎的声像图可分为三种类型：①胆囊内有一个或多个典型的结石强回声光团，胆囊壁稍增厚（>3 mm），边缘稍毛糙，而胆囊大小和收缩功能尚正常，这是慢性胆囊炎的早期表现。②除结石强回声光团外，胆囊明显增大，壁厚达 3.5 mm 以上，呈毛糙不平的强回声光带。脂肪餐后可显示胆囊浓缩功能减退或丧失。③声像图上可见胆囊壁显著增厚且呈强回声，胆囊萎缩变形，有时腔内充满结石而轮廓不清，也称为萎缩性胆囊炎，乃是慢性胆囊炎经过反复多次急性发作后，其病理改变加剧的结果。非结石性胆囊炎除没有结石的声像图表现外，其他与结石性胆囊炎的特征基本一致。如果以发现胆石作为诊断标准，超声的敏感性可达 90% ~98%，大多数研究的结果为 90% ~95%，特异性在 94% ~98%。此外，检查结果如果是胆囊“不显影”也常提示为胆囊疾病，因为这一结果常见于缩小的病态胆囊。慢性结石性胆囊炎的误诊或漏诊率通常仅为 0.5% ~2.0%，若能够密切与临床结合，则其正确诊断率颇高。

2. 口服胆囊造影

尽管在大多数病例超声是首选的检查方法，但并不意味着口服胆囊造影已被淘汰。如果临床症状高度怀疑胆囊结石而超声检查结果阴性或胆囊不显影时，就应考虑采用口服胆囊造影检查。约 75% 的病例第一次口服胆囊造影即可显影。在第一次不显影时，在排除了肠道吸收或肝脏排泄造影剂方面的因素外，患者可再次口服造影剂并在第 2 天重复 X 线检查，约 2/3 首次不显影者胆囊即可显影。胆囊造影诊断慢性胆囊炎的敏感性为 80% ~98%，也有不少研究的结果为 92% ~95%，诊断的特异性为 95% ~100%。必须指出，约 5% 的病例经超声和口服胆囊造影检查均可出现假阴性结果。近年来，在大多数医疗单位，口服胆囊造影检查的应用已显著减少，究其原因主要是此方法不能提供快速的诊断结果，而超声的应用越来越方便。但口服胆囊造影作为溶石或体外震波碎石治疗前后的重要评估依据之一，仍有继续应用的价值。

3. CT 和 MRI 检查

在某些病例放射学评价胆囊排空功能是有益的。口服造影剂 CT 检查，可发现胆囊内的泥沙样结石、胆囊大小及囊壁增厚等。由于 CT 扫描诊断胆石并不比 B 超准确，所以 CT 并不作为常规检查方法。溶石或碎石治疗前采用 CT 检查来确定胆石的化学成分仍存在争议。MRI 检查对诊断慢性胆囊炎也有重要价值，其准确率较 CT 为高，但其检查费用昂贵，所以也不作为常规检查方法。

4. ERCP

通过内镜下直接注射造影剂经胆总管、胆囊管至胆囊内造影可发现胆囊结石，胆囊显影淡薄或不显影，胆囊阴影缩小或浓缩功能不佳，均提示有慢性胆囊炎的可能。ERCP 还可发现胆管其他异常如肿瘤、狭窄或感染等，ERCP 对胆囊或胆管中的小结石诊断具有较高价值。此方法多在超声和口服胆囊造影检查后仍不能做出诊断，而临床症状高度提示胆囊疾患时应用。

5. 纤维腹腔镜检查

在腹腔镜直视下观察肝胆疾病属创伤性诊断方法。如果观察到肝脏和肿大的胆囊呈绿色、绿黑色或绿褐色，则提示黄疸为肝外梗阻引起；如果胆囊失去光滑、透亮和天蓝色的外观而变成灰白色，且胆囊缩小并发生明显的粘连和胆囊变形等，则提示为慢性胆囊炎。

6. 胆汁检查

引流胆汁检查与超声检查相比较显得很不方便，但在其他检查方法还不能确立诊断时则有一定的帮助。近年来已不列为常规检查，方法主要为经 ERCP 或十二指肠插管引流胆汁。如“B”胆汁（胆囊胆汁）颜色变浅，发现有较多的脓细胞、胆固醇或胆红素钙沉淀，胆汁细菌培养或寄生虫检查阳性等对诊断均有帮助。有人研究证实，当胆囊造影和超声检查正常时，如在胆囊胆汁中发现胆固醇结晶体或胆红素颗粒时，则对胆结石的诊断是敏感的，并具有特异性。如果多次检查不能抽出“B”胆汁，则提示胆囊功能障碍或胆囊已萎缩或胆囊管梗阻。

7. CCK 试验

口服胆囊造影剂使胆囊显影后，静脉注射 CCK，在 15 分钟内分次连续摄取胆囊片，如果胆囊收缩幅度 $<50\%$（表示胆囊收缩功能不良），且出现胆绞痛时为阳性反应，提示为慢性胆囊炎。

8. 小剖腹探查术

在以上检查方法为阴性结果时，临床表现仍高度提示胆管疾病，可以行小剖腹探查术，此乃近年来新提倡的一种诊断疑难肝胆疾病和黄疸的方法。此方法较简单易行，可在局部麻醉下在右上腹肝胆区作 3 cm 长切口，打开腹膜就可以进行观察，既能对慢性胆囊炎做出明确诊断，也能知晓肝脏表面的情况，是一种能对疑难肝胆疾病迅速确诊的较佳方法。据报道，这种小剖腹术有逐渐取代传统的剖腹探查术的趋势。

五、治疗

1. 内科治疗

（1）适应证：下列情况时可采取保守疗法。①患者全身情况较差，不能耐受手术治疗。②诊断未完全确立。③不愿手术治疗。④有消化不良症状，胆囊内未发现有结石，而功能正常或仅有轻度减退。⑤症状轻，胆囊功能正常或轻度减退，胆囊内小结石，急性发作不频繁，有可能用药物排出或溶解结石。

（2）治疗方法。

1）饮食：宜采用低脂肪饮食，以减少胆汁分泌，减轻胆囊负荷。

2）利胆药物：可应用 50% 硫酸镁溶液 5 ~ 10 mL 口服，每天 3 次；去氢胆酸片 0.25 g，每天 3 次；胆酸钠片 0.2 g，每天 3 次；玄明粉、海金沙或广郁金每次 3 g，每天 3 次。

3）中医中药：基本原则是疏肝利胆、健脾化湿、调血平气和平肝火。轻型者可选用柴胡 6 g、半夏 9 g、黄芩 9 g、香附 12 g、枳壳 9 g、郁金 12 g、海金沙 9 g、蒲公英 30 g、延胡索 9 g、泽泻 9 g，每天 1 剂，分 2 次口服。急性发作者在此方中加茵陈 30 g、川楝子 12 g、虎杖 15 g、山栀 9 g、木香 12 g、大黄 9 g，每天 1 剂，分 2 次口服，并可随症状加减。

4）驱虫治疗：如果十二指肠引流胆汁中有寄生虫感染，应进行驱虫治疗。

5）溶石疗法：慢性结石性胆囊炎的症状不明显，胆囊收缩功能正常或轻度减退者，如系胆固醇结石，可口服 CDCA 或 UDCA 溶石治疗。文献报告其溶石有效率可达 60% 左右。CDCA 剂量为每日 500 ~ 700 mg，疗程 0.5 ~ 2 年。其主要不良反应有腹泻、皮肤瘙痒和血清转氨酶升高。疗程结束后仍需要维持治疗以防止复发。UDCA 的有效剂量为每日 150 ~ 450 mg，无明显的不良反应。据文献报告，卵磷脂和苯巴比妥等药物有加强溶石作用，但有研究提示这些药物不论是单独应用或联合应用，其疗效并不显著。

6）耳压疗法：国内不少医疗单位曾广泛应用过这一疗法，但对耳压疗法治疗胆囊结石的机制及其确切疗效都有待于进一步观察与总结。

2. 外科手术治疗

传统的胆囊切除术是慢性胆囊炎的根治方法，其益处就在于能彻底消除病灶和避免并发症（如胆管炎、癌变等）的发生。因此，只要患者有手术适应证，就应尽早行胆囊切除术。对于结石性胆囊炎只要诊断确立，便可行外科手术治疗。对非结石性胆囊炎如有反复发作，也可在急性期控制后切除胆囊。但应注意的是：①手术时机最好不要选在急性发作期。②如为慢性病毒性胆囊炎，或有胆囊管或胆总管梗阻和胆囊功能障碍者，在选择手术治疗时应严格掌握手术指征，并选择适当时机。一般在肝炎病情稳定、谷丙转氨酶正常至少半年以上，再行手术治疗就比较安全，否则术后有可能发生肝细胞坏死及肝性昏迷等危险。③年龄本身不是手术的禁忌证，老年人手术的危险性增加常是由伴随疾病而引起的，尤其是糖尿病患者的危险性更大。而处于代偿期的冠心病和肝硬化并不是手术的禁忌证。胆囊切除术的死亡率很低，仅为0.2%～0.4%。

3. 腹腔镜胆囊切除术

是近年来发展的一项新技术，具有痛苦少、创伤小、瘢痕少、恢复快和住院时间短等优点，已作为一种治疗慢性胆囊炎的重要方法。实践证明，腹腔镜胆囊切除术与开腹式胆囊切除术一样是非常安全有效的，其并发症有出血、胆管损伤、感染和胆漏等。但随着操作技术的熟练、经验的不断积累，腹腔镜胆囊切除术并发症的发生率会越来越少。有人做了2 700余例腹腔镜胆囊切除术，仅死亡1例，还是因腹主动脉瘤破裂所致。

第五章

泌尿系统疾病

第一节　慢性肾炎综合征

慢性肾炎综合征是指以蛋白尿、血尿、高血压、水肿为基本临床表现，可有不同程度的肾功能减退，起病方式各有不同，病情迁延，病变进展缓慢，最终将发展为慢性肾衰竭的一组肾小球疾病。由于本组疾病的病理类型及病期不同，主要临床表现可呈多样化，其诊断不完全依赖于病史的长短。我国以IgA肾病最多见。各种继发性肾脏病以及遗传性肾病也可表现为慢性肾炎综合征。慢性肾炎综合征持续数年，甚至数十年后，肾功能逐渐恶化并出现相应的临床表现（如血压增高、贫血等），最终发展至慢性肾衰竭。病变进展速度个体差异很大，病理类型是决定肾功能进展快慢的重要因素（如系膜毛细血管性肾小球肾炎进展较快，膜性肾病进展较慢），血压控制不好及持续大量蛋白尿者肾功能恶化较快，但也与是否重视保护肾脏及治疗是否恰当有关。慢性肾炎综合征主要原因是慢性肾小球肾炎（慢性肾炎），因此，本文主要介绍慢性肾炎。

一、病因

本病病因不明。起病前多有上呼吸道感染或其他部位感染，少数慢性肾炎可能是由急性链球菌感染后肾炎演变而来，但大部分慢性肾炎并非由急性肾炎迁延而来，而是由其他原发性肾小球疾病直接迁延发展而成，起病即为慢性肾炎。

二、发病机制

由于慢性肾炎不是一种独立的疾病，其发病机制各不相同，大部分是免疫复合物疾病，可由循环内可溶性免疫复合物沉积于肾小球，或由抗原与抗体在肾小球原位形成免疫复合物，激活补体引起组织损伤。也可不通过免疫复合物，而由沉积于肾小球局部的细菌毒素、代谢产物等通过“旁路系统”激活补体，从而引起一系列的炎症反应而导致肾小球炎症。

此外，非免疫介导的肾脏损害在慢性肾炎的发生和发展中，也可能起很重要的作用，这种非免疫机制包括下列因素：①肾小球病变引起的肾内动脉硬化，肾内动脉硬化可进一步加重肾实质缺血性损害。②肾血流动力学代偿性改变引起肾小球损害。当部分肾小球受累，健存肾单位的肾小球滤过率代偿性增高，这种高灌注、高滤过状态可使健存肾小球硬化，终至肾衰竭。③高血压引起肾小动脉硬化。长期高血压状态引起缺血性改变，导致肾小动脉狭窄、闭塞，加速了肾小球硬化，高血压也可通过提高肾小球毛细血管静水压，引起肾小球高滤过，加速肾小球硬化。④肾小球系膜的超负荷状态。正常肾小球系膜细胞具有吞噬、清除免疫复合物功能，但当负荷过重，则可引起系膜基质及细胞增殖，终至硬化。

三、病理表现

该病根据其病理表现不同，可分为如下几种类型：①系膜增生性肾小球肾炎。免疫荧光检查可分为IgA沉积为主的系膜增生性肾炎和非IgA系膜增生性肾炎。②膜性肾病。③局灶性节段性肾小球硬化。

④系膜毛细血管性肾小球肾炎。⑤硬化性肾小球肾炎。

四、临床表现

慢性肾小球肾炎可发生于任何年龄，但以青、中年男性为主。起病方式和临床表现多样。

（一）临床起病特点

1. 隐匿起病

有的患者可无明显临床症状。偶有轻度水肿，血压可正常或轻度升高。多通过体检发现。

2. 慢性起病

患者可有乏力、疲倦、腰痛、食欲缺乏；眼睑和（或）下肢水肿，伴有不同程度的血尿或蛋白尿，部分患者可表现为肾病性大量蛋白尿。也有患者以高血压为突出表现，伴有肾功能正常或不同程度受损（内生肌酐清除率下降或轻度氮质血症）。

3. 急性起病

部分患者因劳累、感染、血压增高、水与电解质紊乱使病情呈急性发作，或用肾毒性药物后病情急剧恶化，经及时去除诱因和适当治疗后病情可一定程度缓解。

（二）疾病表现

1. 水肿

在整个疾病的过程中，大多数患者会出现不同程度的水肿。水肿程度可轻可重，轻者仅早晨起床后发现眼眶周围、面部肿胀或午后双侧踝部水肿。严重的患者，可出现全身水肿。然而也有极少数患者，在整个病程中始终不出现水肿，往往容易被忽视。

2. 高血压

部分患者以高血压为首发症状，高血压的程度差异较大，轻者仅140～160/95～100 mmHg，重者达到或超过200/110 mmHg。持续高血压容易导致心功能受损、加速肾功能恶化，其程度与预后关系密切。高血压在临床上常表现为头胀、头痛、眩晕、眼花、耳鸣、失眠多梦、记忆力减退等症状。

3. 尿液异常改变

是慢性肾炎的基本标志。部分水肿的患者会出现尿量减少，且水肿程度越重，尿量减少越明显，无水肿患者尿量多数正常。当患者肾脏受到严重损害，尿液的浓缩稀释功能发生障碍后，会出现夜尿量增多和尿比重下降等现象。几乎所有的患者都有蛋白尿，尿蛋白的含量不等，可以从微量到大量。在尿沉渣中可以见到程度不等的红细胞、白细胞、颗粒管型、透明管型。当急性发作时，可有明显的血尿，甚至出现肉眼血尿。

4. 肾功能不全

主要表现为肾小球滤过率（GFR）下降，肌酐清除率（Ccr）降低。轻中度肾功能受损患者可无任何临床症状，当 Ccr 低于 10 mL/min，临床上可见少尿或者无尿、恶心、呕吐、食欲缺乏、乏力、嗜睡、皮肤瘙痒等。

5. 贫血

患者肾功能损害到一定程度，出现贫血的表现，患者可有头晕、乏力、心悸、面色苍白、唇甲色淡等临床表现。如果患者无明显营养不良，多属正细胞、正色素性贫血。

五、辅助检查

（一）尿液检查

尿常规显示尿蛋白25～500 mg/d，常伴有镜下血尿，红细胞管型，尿红细胞形态学检查提示畸形红细胞为主，尿蛋白定量大于150 mg/d；尿渗透压降低，尿液 NAG 酶、β_2 微球蛋白水平上升。

（二）血液检查

血常规早期变化不明显，肾功能不全者可见正色素、正细胞性贫血，红细胞沉降率明显加快；血液生化检查可见血浆白蛋白降低，血胆固醇轻度增高，血清尿素氮和肌酐早期基本正常，随病情加重逐步增高，血清补体 C_3 正常。

（三）B 超检查

早期双肾大小形态正常，随疾病进展，双肾缩小，肾脏回声增强，肾皮质变薄或肾内结构紊乱。

（四）肾脏病理学检查

肾脏穿刺活检获得的肾组织进行病理学检查，根据其病理类型不同，可见相应的病理改变。

六、诊断与鉴别诊断

（一）诊断

诊断要点：①起病缓慢，病情迁延，临床表现可轻可重。②有水肿、高血压、蛋白尿、血尿及管型尿等表现中的一项或数项。③病程中可有肾炎急性发作，常因感染（如呼吸道感染）诱发，发作时可出现类似急性肾炎之表现。有些病例可自发缓解。④可有不同程度的肾功能减退。⑤多次尿液检查尿常规显示尿蛋白微量到大量，伴或不伴有镜下血尿，尿蛋白定量 >150 mg/d。

（二）鉴别诊断

1. 慢性肾盂肾炎

慢性肾盂肾炎的临床表现可类似于慢性肾炎，晚期可有较大量蛋白尿和高血压，与慢性肾炎很难鉴别，以下几点可供鉴别时参考：①该病多见于女性，有泌尿系感染病史，如尿频、尿急、尿痛、腰痛等症状。②尿液检查可见尿白细胞增多明显，甚至有白细胞管型，尿细菌培养阳性，有助于慢性肾盂肾炎的诊断。而慢性肾炎以尿中反复出现蛋白、红细胞为主。③静脉肾盂造影如发现肾盂有瘢痕变形，呈杵状扩张，或肾影两侧不对称，放射性核素肾图检查，双侧肾功能损害差别较大，均提示慢性肾盂肾炎。④当慢性肾炎并发尿路感染时，用抗生素治疗后尿检查异常程度和氮质血症可能会有好转，但慢性肾炎的症状仍然存在，而慢性肾盂肾炎症状一般会消失。

2. 结缔组织疾病肾损害

系统性红斑狼疮、结节性多动脉炎等疾病中常伴有肾脏损害，其临床表现可与慢性肾炎相似，但此类疾病大都同时伴有全身或其他系统症状，如发热、皮疹、关节痛、肝脾肿大等，化验检查可以发现特征性指标异常（如狼疮性肾炎血液化验可见抗核抗体阳性，血液细胞学检查可以发现狼疮细胞等），血清补体水平明显下降。狼疮性肾炎肾脏组织学检查可见免疫复合物于肾小球各部位广泛沉着，复合物中 IgG 免疫荧光染色呈强阳性，即“满堂亮”表现。

3. 高血压肾损害

原发性高血压性肾损害和肾性高血压临床上很难区别，应详细询问病史。患者多有高血压家族史，先有较长期高血压，其后再出现肾损害，远曲小管功能损伤（如尿浓缩功能减退、夜尿增多）多较肾小球功能损伤早，尿改变轻微（微量至轻度蛋白尿，可有镜下血尿及管型），常有高血压的其他靶器官（心、脑、视网膜）并发症。发病年龄在 40 岁以后，尿蛋白的量常较少，罕见有持续性血尿和红细胞管型，有助于原发性高血压继发肾损害的诊断。反之，如果患者为青壮年，先发现血尿、蛋白尿而后出现的高血压则支持肾性高血压。对病史叙述不清的患者应做肾脏穿刺活检以明确诊断。

4. 其他原发性肾小球疾病

①隐匿性肾小球肾炎，临床上轻型慢性肾炎应与隐匿型肾小球肾炎相鉴别，后者主要表现为无症状性血尿和（或）蛋白尿，无水肿、高血压和肾功能减退。②感染后急性肾炎，有前驱感染并以急性发作起病的慢性肾炎应与此病相鉴别。两者的潜伏期不同，血清补体 C_3 的动态变化有助鉴别。此外，疾病的转归不同，慢性肾炎无自愈倾向，呈慢性进展。

5. 其他系统性疾病肾损害

过敏性紫癜肾炎、糖尿病肾病、多发性骨髓瘤肾损害、淀粉样变累及肾脏等，以上疾病各有其特点，诊断慢性肾炎时应予以除外。

6. 奥尔波特（Alport）综合征

此综合征有阳性家族史（多为性连锁显性遗传），常见于青少年，起病多在 10 岁之前，患者除了肾脏病变的临床表现（血尿，轻、中度蛋白尿及进行性肾功能损害）外，常累及眼（球形晶体等）、耳（神经性耳聋）。详细询问家族病史，必要时皮肤活检和肾活检可以作为鉴别诊断的依据。

七、治疗

慢性肾小球肾炎早期应针对其病理类型给予相应的治疗，抑制免疫介导炎症、抑制细胞增殖、减轻肾硬化。并应以防止或延缓肾功能进行性恶化、改善或缓解临床症状以及防治并发症为主要目的。

（一）积极控制高血压

1. 治疗原则

（1）力争达到目标值：如尿蛋白 <1 g/d 患者的血压应该控制在 130/80 mmHg 以下；如蛋白尿≥1 g/d，无心脑血管并发症者，血压应控制在 125/75 mmHg 以下。

（2）降压不能过低、过快，保持降压平稳。

（3）一种药物小剂量开始调整，必要时联合用药，直至血压控制满意。

（4）优选具有肾保护作用、能延缓肾功能恶化的降压药物。

2. 治疗方法

（1）非药物治疗：限制饮食钠的摄入，伴高血压患者应限钠（<3 g/d），降压药物应该在限制钠饮食的基础上进行；调整饮食蛋白质与含钾食物的摄入；戒烟、限制饮酒；减肥；适当锻炼等。

（2）药物治疗：常用的降压药物有血管紧张素转化酶抑制药（ACE1）、血管紧张素Ⅱ受体拮抗药（ARB）、长效钙通道阻滞药（CCB）、利尿药、β 受体阻滞药等。由于 ACEI 与 ARB 除具有降低血压作用外，还有减少尿蛋白和延缓肾功能恶化的肾保护作用，应优选。使用 ACEI 与 ARB 类药物应该定期检测血压、肾功能和血钾。部分患者首次应用 ACEI 与 ARB 2 周左右出现血肌酐升高，需要检查有无危险因素，如果未超过基础水平的 30%，仍然可以继续应用。有双侧肾动脉狭窄者禁用。肾功能不全患者应用 ACEI 与 ARB 要慎重，尤其注意防止高血钾。少数患者应用 ACEI 有持续性干咳的不良反应，可以换用 ARB 类。

（二）减少蛋白尿并延缓肾功能减退

蛋白尿与肾脏功能减退密切相关，因此应该严格控制。

1. ACEI 与 ARB

具有降低尿蛋白作用，其用药剂量常需要高于其降压所需剂量，但应预防低血压的发生。

2. 糖皮质激素和细胞毒药物

由于慢性肾炎是包括多种疾病在内的临床综合征，其病因、病理类型及其程度、临床表现和肾功能等差异较大，故是否应用应根据病因及病理类型确定。

3. 限制食物中蛋白及磷的摄入

低蛋白与低磷饮食可以减轻肾小球高压、高灌注与高滤过状态，延缓肾小球硬化，根据肾功能的状况给予优质低蛋白饮食，保证进食优质蛋白质（动物蛋白为主）。在低蛋白饮食时，应适当增加糖类的摄入以满足机体生理代谢所需要的热量，防止负氮平衡。限制蛋白入量后同样可以达到低磷饮食的作用。

（三）避免加重肾损害的因素

感染，低血容量，脱水，劳累，水电解质和酸碱平衡紊乱，妊娠及应用肾毒性药物（如氨基糖苷类抗生素、含有马兜铃酸中药、非甾体类消炎药、造影剂等），均可能损伤肾脏，应避免使用或者慎用。

（四）其他

抗血小板聚集药、抗凝血药、他汀类降脂药、中医中药也可以使用。

八、预后

慢性肾炎最终将导致慢性肾衰竭，但其病变进展速度个体差异很大，主要与其病理损害类型及有无并发症（特别是高血压）相关，同时也与重视保护肾脏的程度及治疗是否适当有关。病理类型为系膜毛细血管性肾炎者，常可迅速发展为严重肾衰竭。并发高血压、感染、血容量不足，使用肾毒性药物等可加快发展成慢性肾衰竭。一般从首次发现尿异常到发展至慢性肾衰竭，可历时 10 ~ 20 年或更长时间。为了确定慢性肾炎的肾小球病变的性质，常规进行肾活检对评估预后有重要的意义。

第二节　慢性肾盂肾炎

慢性肾盂肾炎是指慢性间质性肾炎伴有肾瘢痕形成和反复泌尿道感染，并非由急性肾盂肾炎反复发作演变而来，多发生在尿路解剖或功能上有异常情况者，最为常见的为尿道梗阻、膀胱输尿管反流。尿道无复杂情况者，极少发生慢性肾盂肾炎。慢性肾盂肾炎的病程经过很隐蔽，尿路感染表现很不明显，平时无症状，少数患者可间歇性发生症状性肾盂肾炎，但更为常见的表现为间歇性无症状细菌尿和（或）间歇性尿频、尿急等下尿路感染症状，和（或）间歇性低热。同时出现慢性间质性肾炎的表现，如尿浓缩功能下降，出现多尿、夜尿，易发生脱水；肾小管重吸收钠功能差而致低钠；可发生低血钾或高血钾及肾小管酸中毒等，肾小管功能损害往往比肾小球功能损害更为突出。

肉眼所见肾表面有程度不等的凹凸不平和瘢痕，两侧大小不等，炎症区域内的肾乳头有瘢痕形成，可致肾盂肾盏变形。光镜下见间质纤维化和瘢痕形成，小管萎缩，有单核细胞浸润，肾小球周围纤维化，这些变化与其他原因引起的慢性间质性肾炎基本相同，只是肾盏、肾盂黏膜可有较明显的炎症或瘢痕改变，在慢性肾盂肾炎晚期，由于肾实质损害严重，可导致固缩肾和肾衰竭。

一、诊断

（一）临床表现

在慢性肾盂肾炎中，临床表现差异很大，其主要标志是真性细菌尿及反复发作的急性尿路感染，临床上分为 5 型。

1. 反复发作型肾盂肾炎

（1）反复发生尿路刺激征。

（2）常有真性菌尿。

（3）腰痛和叩痛。

2. 长期低热型肾盂肾炎

反复发生低热。

3. 血尿型肾盂肾炎

以发作性血尿为主。

4. 无症状菌尿型肾盂肾炎

患者可无临床症状，尿培养即有细菌。

5. 高血压型肾盂肾炎

以高血压为主要临床特点。

（二）辅助检查

1. 尿常规

血尿、白细胞尿（5 个/高倍视野），可见白细胞、红细胞管型，蛋白尿不常见。

2. 清洁中段尿培养

杆菌细菌数 > 10^5/mL，球菌 > 1 000/mL，即可诊断。

3. 涂片找细菌

油镜下找到 1 个细菌可认为阳性。

4. 尿抗体包裹细菌试验

阳性，尿浓缩稀释试验异常。

5. 血常规

可有或无白细胞计数增高，肾功能不全时，可有贫血。

6. 血生化检查

BUN、Scr 升高，血 HCO_3^-、血钠降低，血钾因肾小管调节功能障碍，既可发生低钾血症，也可发生高钾血症，血钙、血磷在发生尿毒症时有低血钙、高血磷。

7. 肾功能检查

肾小管功能受损，低比重尿，尿酶及 β_2-M 酶增高，可有肾小管酸中毒及 Fanconi 综合征等表现。

8. B 超检查

双肾大小不一，表面凹凸不平。

9. KUB 或 IVP 检查

肾盂、肾盏变形，外形不光滑，也可缩小。

（三）诊断标准

（1）病史 >1 年，且有反复发作的尿路感染。

（2）有肾影像改变的证据，如双肾大小不等，表面不平，有时可见肾盂、肾盏变形。

（3）有肾小管功能和（或）肾小球持续性损害。

（四）诊断要点

（1）急性肾盂肾炎反复发作病史，病期 >6 个月。

（2）中段尿细胞培养为阳性。

（3）IVU 或 CT 显示双肾大小不等，肾盂、肾盏变形。

（五）鉴别诊断

1. 下尿路感染

主要表现为尿频、尿急、尿痛、排尿不适，尿中白细胞增多。慢性肾盂肾炎在静止期也有类似表现，然而两者的处理和预后有很大的差别。其主要的鉴别方法有以下几种：①膀胱冲洗后尿培养，是区分上、下尿路感染最特异的方法。②输尿管导尿法，此方法有损伤而目前少用。③尿沉渣找抗体包裹细菌，因细菌性前列腺炎和白带污染可致假阳性，近来已不用。④^{99m}Tc 放射性核素扫描，扫描阳性，表现为有放射性缺损区时提示有肾盂肾炎。⑤血 C 反应蛋白水平升高也往往提示肾盂肾炎。

2. 肾结核

主要表现为尿频、尿急、尿痛和排尿不适的尿路刺激症状，可伴有脓尿、发热等症状。应用一般抗生素治疗往往不能奏效。尿沉渣涂片可找到抗酸杆菌，OT 试验呈阳性反应，红细胞沉降率（血沉）加快。X 线胸片可发现肺内有结核病灶；排泄性尿路造影可见肾盏杯口虫蚀样破坏。

3. 慢性肾小球肾炎

慢性肾小球肾炎患者并发尿路感染时，也表现尿路刺激症状和全身感染症状。在晚期也表现为水肿、高血压。它与不典型慢性肾盂肾炎的区别在于慢性肾小球肾炎患者的蛋白尿多，且以中分子蛋白为主，白细胞少，IVU 或 CT 显示双肾对称性缩小，外形光整，无肾盂、肾盏变形；而慢性肾盂肾炎患者仅有少量蛋白尿，尿中白细胞多，且中段尿细菌培养为阳性，IVU 或 CT 显示双肾大小不等，肾盂、肾盏变形。

4. 尿道综合征

好发于中年女性，主要表现为尿频、尿急、尿痛和排尿不适。但多次中段尿培养均无细菌生长。

二、治疗

（一）治疗原则

（1）急性发作者按急性肾盂肾炎治疗。

（2）反复发作者应通过尿细菌培养并确定菌型，明确此次再发是复发或重新感染，并根据药物敏感试验结果合理选择有效的抗生素。

（3）治疗目的在于缓解急性症状，防止复发，并减慢肾实质损害。

（二）治疗方法

1. 一般治疗

通常应鼓励患者多饮水，勤排尿，以降低髓质渗透压，提高机体吞噬细胞功能。有发热等全身感染症状者应卧床休息，服用碳酸氢钠 1 g，每日 3 次，可碱化尿液，以减轻膀胱刺激症状，并对氨基糖苷类抗生素、青霉素、红霉素及磺胺等有增强疗效的作用，但应注意碱化尿液可使四环素药效下降。有诱发因素者应给予积极治疗，如肾结石、输尿管畸形等。抗感染治疗最好在尿细菌培养及药物敏感试验指导下进行。

2. 急性发作的治疗

慢性肾盂肾炎一般均有复杂因素，急性发作的治疗方案是选用敏感的抗菌药物治疗 2 ~6 周，如病史已有反复发作者，则可直接给予 6 周强有力的抗菌药物疗程。初始可根据经验使用抗菌药如复方磺胺甲噁唑 2 片，每日 2 次，诺氟沙星 0. 2 g，每日 2 次，10 ~14 天为 1 个疗程，如疗效佳则不必按药敏试验结果来改用抗菌药，并完成疗程。对于临床症状典型且严重的慢性肾盂肾炎急性发作者，治疗 3 个阶段。

（1）按经验使用抗菌药 24 ~48 小时，如氨苄西林 2 g，静脉滴注，每 8 小时 1 次；或头孢呋辛 1. 5 g，静脉注射，每日 2 次；或氧氟沙星 0. 3 g，静脉滴注，每日 2 次等。

（2）从第 3 天开始可根据药敏试验结果选用强有力的抗菌药治疗。

（3）从第 7 天开始在患者临床症状稳定和退热 2 天后口服抗菌药，以完成 2 ~6 周的疗程。

3. 再发的治疗

再发可分为复发和重新感染，其中有 80% 属重新感染。对复发患者需按药敏试验结果选用强有力的抗菌药物治疗 8 周，抗菌药物应用尽可能大的剂量，并选用血浓度和肾组织浓度均高的强有力杀菌类抗生素，如诺氟沙星 0. 3 g，每日 2 次，复方磺胺甲噁唑 2 片，每日 2 次。重新感染说明尿路对感染的防御能力差，其治疗方法同首次发作，给予敏感药物 2 周的疗程。

4. 无症状性菌尿的治疗

慢性肾盂肾炎，尤其是孕妇、儿童及有复杂因素存在者必须治疗。一般口服给药 2 ~6 周，用药方法同前述。由于无症状，尿细菌学检查极为重要，应在治疗开始后 3 ~5 天，疗程结束后 5 ~9 天及疗程结束后 4 ~6 周分别做中段尿细菌培养，以观察疗效。

5. 中药治疗

基本治法是清利通淋，清热解毒，活血化瘀，健脾固肾。

三、病情观察

（1）畏寒、发热等全身毒血症状。

（2）对抗感染药物治疗的反应；尿中脓细胞变化及尿培养结果。

（3）高血压、贫血症状。

（4）根据药敏试验结果，选用敏感的抗生素，观察抗生素的疗效。如患者体温在应用抗生素 3 天后无变化，可考虑更换抗生素。

（5）病程长的患者可伴有双肾功能损伤的表现，要及时对症处理。

四、病历记录

（1）记录辅助检查结果，特别是血常规检查和中段尿培养的结果。

（2）记录药物治疗反应。

五、注意事项

1. 医患沟通

（1）慢性肾盂肾炎治疗疗程要长，部分患者不易坚持，要交代清楚。

（2）如有明确病因存在，则需经过手术纠正方可治愈。

2. 经验指导

（1）急性肾盂肾炎反复发作，迁延不愈超过 6 个月则为慢性肾盂肾炎。

（2）中段尿培养是诊断的重要依据。

（3）经影像学检查，寻找发病原因如尿石症、输尿管反流等。

（4）根据药物敏感试验结果选用抗生素，以足量、足疗程为原则。

（5）如有明确病因存在，则需经过手术纠正方可治愈。

第三节　紫癜性肾炎

紫癜性肾炎（HSPN）是指过敏性紫癜（HSP）引起的肾脏损害。该病好发于儿童，也见于成人，男性较多。临床表现除皮肤紫癜、关节肿痛、腹痛、便血外，主要表现为血尿和蛋白尿。近年来，随着本病发病率增高，对其研究越来越为人们所重视，在发病机制、病理学、诊治方面取得了以下进展。

一、病因

1994 年，在美国 Chapel Hill 召开系统性血管炎命名及分类的国际会议上，本病被划分为血管性血管炎范畴。本病属血管变态性疾病，是由多种因素引起的过敏，其中感染是最常见的病因，多在上呼吸道感染、急性扁桃体炎 2 周后发病，常见的致病菌为链球菌。

二、发病机制

该病发病机制目前仍不清楚，但已明确它是一种系统性免疫复合物疾病，为 IgA 循环免疫复合物相关的小血管炎及毛细血管损害。肾小球损害主要由 IgA 沉积引起，部分由 IgG 自身抗体直接对抗系膜细胞抗原所介导。Novak 等研究发现紫癜性肾炎与 IgA 肾病（IgAN）在循环系统和肾小球沉积区域内有相似的血清 IgA_1 沉积物。Keith 对 IgA 肾病及过敏性紫癜肾炎两种疾病的研究发现，两者的相关性体现在这两种疾病都是在肾小球系膜区内含有异常糖基化的 IgA_1 免疫复合物，其血清中的含量均超过了对照组。

近年来的研究显示，HSP/HSPN 存在明显的免疫功能紊乱，表现为多克隆 B 细胞异常活化，T 细胞亚群紊乱。有关细胞因子在 HSP/HSPN 发病机制中的研究近年来备受重视。最新研究发现与 HSP/HSPN 相关的细胞因子如下。

IL-17 是 $CD4^+$T 细胞亚群 TH17 分泌的细胞因子。辅助性 T 细胞 17（TH17）的发育、扩增及分泌 IL-17 主要受 TGF-β、IL-6、IL-15、IL-23 等细胞因子的调控。IL-17 在自身免疫性疾病的发生、发展中具有一定的影响和作用。近年来发现在多种自身免疫性疾病，如实验性自身免疫性脑脊髓炎（EAE）、类风湿关节炎的进程及靶组织中都可检测到 IL-17 的表达。过敏性紫癜性肾炎也是一种自身免疫系统疾病，在肾小球毛细血管壁与系膜区常见以 IgA 为主的免疫复合物沉积，通过一系列的反应链而引起血管炎症反应，导致过敏性紫癜性肾炎发生。IL-17 在局部组织炎症中的作用，主要是通过增强 IL-1及 TNF 功能，诱导细胞释放前炎症因子 IL-6、IL-8 和增强细胞间黏附分子 1（ICAM-1）表面表达，并动员中性粒细胞的细胞因子而发挥作用，因此，在炎症发生和发展过程中起促进作用。Rohn 等将IL-17靶基因结合在具有高重复性病毒载体上，对小鼠进行免疫。在没有佐剂的情况下就可以在小鼠体内诱生抗自身 IL-17 的抗体。产生自身 IL-17 抗体的小鼠与正常的小鼠相比，胶原诱导的关节炎（CIA）自身免疫病的发病率明显降低，疾病症状明显改善；使用抑制辅助性 T 细胞 17（TH17）活化的方法也可在很大程度上减轻疾病的症状，促进病情好转。近来越来越多的学者提出将 IL-17 作为抗体治疗的一个靶向蛋白，但它能否也像靶向 TNF-α 的抗体药物一样，在临床上发挥治疗优势，还有待进一步验证。

IFN-γ 为Ⅱ型干扰素，主要由活化 T 细胞和 NK 细胞产生。具有激活巨噬细胞并促进其活性，促进 THO 细胞分化为 TH_1 细胞并抑制 TH_2 细胞增生，促进 B 细胞分化，产生抗体等多种功能。有研究显示，HSP 患儿急性期外周血中 TH_1 型细胞因子 IFN-γ 水平降低，TH_2 型细胞因子 IL-4 水平上升，IFN-γ/IL-4 比值明显降低，表明 HSP 患儿体内的确存在着明显的 TH_1/TH_2 免疫应答失衡。提示 IFN-γ 可能参与 HSP 的发病过程。血管内皮生长因子（VEGF）是强效的促有丝分裂因子，对于生理和病理时期的血管生长都有重要作用。

三、病理学

1. 光镜

以肾小球系膜病变为主，由轻至重变化幅度很大。肾小球的主要病变为局灶节段性系膜增生伴不同程度的多种细胞增殖、小灶性坏死、渗出，毛细血管内血栓形成，肾小球玻璃样变，毛细血管节段性双轨改变等，常可伴有不同程度的新月体。急性期后肾小球可有局灶性节段性瘢痕形成而导致硬化。较严重的病例肾小管及间质出现病变，肾小管上皮细胞肿胀，空泡形成、坏死、萎缩、间质炎症细胞浸润或纤维化。Zollinger 总结 349 例过敏性紫癜肾炎病理改变，将其分为 4 个类型：①局灶增生性肾炎，占 49%。②轻微病变或系膜增生性肾炎，占 37%。③新月体性肾炎，占 5%。④系膜毛细血管性肾炎，占 1%。

根据病变由轻度系膜增生至伴不同程度新月体形成，按国际儿童肾脏病研究会（ISKDC）的标准，结合过敏性紫癜肾炎的病理特点，可将过敏性紫癜肾炎的光镜改变分为 6 级。Ⅰ级：微小病变；Ⅱ级：局灶性或弥漫性单纯系膜增生；Ⅲ级：局灶性或弥漫性系膜增生，新月体形成 <25% 和（或）肾小球硬化；Ⅳ级：同Ⅲ，新月体形成和（或）肾小球硬化，比例在 25% ~50%；Ⅴ级：同Ⅲ，新月体和（或）肾小球硬化，比例在 51% ~75%；Ⅵ级：同Ⅲ，新月体和（或）肾小球硬化 >75%，或膜增殖肾炎改变。

2. 免疫荧光

免疫荧光主要为 IgA 沉积，阳性率 90% ~100%，大多分布于系膜区，也可见于血管壁，少数可伴有 IgG、IgM、C_3、备解素及纤维蛋白的弥漫性颗粒状或团块状沉积。在新月体或坏死区可见到纤维蛋白相关抗原沉积。有 C_4 或 C_1q 沉积者较少（13/104 例，12.5%）。尿检异常、孤立性肉眼血尿、反复发作性肉眼血尿病理以Ⅱ、Ⅲ级占多数，而肾病综合征、高血压、急性肾小球肾炎型病理以Ⅳ ~ Ⅵ级为多。前 3 型临床以单纯 IgA 沉积为主，而后 3 型临床以 IgA、IgG、IgM 同时沉积多见。Muda 用聚焦激光扫描显微镜（CLSM）观测免疫复合物主要成分为 IgA、C_3，空间构型外披 IgA 外层者肾组织损害轻，而免疫复合物裸露无 IgA 外披者肾损害重，故提示补体成分直接接触细胞或系膜间质受体引起细胞分解，炎症产生。皮肤活检发现无论在皮疹部位或非皮疹部位，免疫荧光检查均可见毛细血管壁有 IgA 沉积。

3. 电镜

可见系膜细胞增多、基质增加。有广泛的系膜区及内皮细胞下不规则电子致密物沉积，应用免疫电镜技术证实了电子致密物中的沉着物系 IgA 成分。偶见上皮细胞下电子致密物沉积伴基底膜断裂和管腔中性粒细胞浸润。

四、临床表现

1. 肾外表现

（1）皮肤紫癜：本病临床诊断的主要依据之一是绝大多数患者以皮肤紫癜为首发症状。皮肤紫癜常发生在四肢远端伸侧、臀部及下腹部，多呈对称性分布，皮损大小不等，为出血性斑点，稍突出皮肤，可融合成片，有痒感，不痛，可有一次至多次复发，也可分批出现，1～2 周后逐渐消退，也有 4～6 周延缓消退者。有时也可分批出现荨麻疹及出血性斑丘疹、血管神经性水肿等症状。

（2）关节症状：1/2～2/3 的患者有关节症状，多发生在较大关节，如膝、踝关节，其次为腕和手指关节，常表现为关节周围触痛和肿胀，但无红、热，不发生畸形。

（3）消化系统症状：约 2/3 患者有胃肠道症状，以腹部不定位绞痛为多见。体检腹部有压痛，一般无腹肌紧张或反跳痛，伴有恶心、呕吐，常有胃肠道出血，肠段水肿、出血或僵硬，可形成肠套叠、肠穿孔，临床表现为呕血或黑便。也有合并胰腺炎的报道。

（4）其他症状：有上呼吸道感染史者可有头痛、低热、全身不适。偶尔发生鼻出血或咯血，神经系统受累表现为头痛、行为异常及抽搐等。少数患者有心肌炎表现。

2. 肾内表现

过敏性紫癜的肾脏受累率极高，本病即便尿液检查正常的患者，做肾组织学检查均发现肾小球炎症病变。肾脏症状可见于疾病的任何时期，但以紫癜发生后 4 周内多见，也可出现稍晚，甚至在发病后数月至 2 年以上才出现。偶有少数患者，先有镜下血尿，然后才出现皮疹等症状。肾脏受累的严重程度与皮肤、关节、胃肠道受累的程度无明显相关性。肾脏受累的主要临床表现如下。

（1）血尿：肾脏受累最常见临床表现为肉眼血尿或镜下血尿，可持续或间歇出现，儿童患者出现肉眼血尿者较成人多见，且在感染或紫癜发作后加剧。多数病例伴有不同程度蛋白尿。血尿绝大多数由肾炎引起，偶尔因输尿管、膀胱或尿道黏膜表面出血所致。

（2）蛋白尿：大多数病例有不同程度的蛋白尿，蛋白尿大多为中度，定量多低于 2 g/d，和血尿严重度不一定成比例。血清蛋白水平下降程度较蛋白尿明显，其原因可能是蛋白除了经肾脏漏出外，还可以从其他部位，如胃肠道、皮下组织等处漏出。部分病例可有肾病范围内蛋白尿。

（3）高血压：一般为轻度高血压，明显高血压多预后不良。

（4）其他症状：少数患者有水肿，大多为轻度，水肿原因与蛋白尿、胃肠道蛋白丢失及毛细血管通透性变化有关。肾功能一般正常，少数出现血肌酐一过性升高。

3. 临床分型

根据过敏性紫癜肾炎的肾脏组织学改变，病情程度轻重悬殊，临床表现一般分为 5 型。

（1）急性紫癜肾炎综合征：本型临床特点为血尿、蛋白尿、水肿及高血压，起病急，类似急性肾炎，多数属此型。组织学变化多属局灶性增殖性肾炎或弥漫增殖性肾炎。

（2）轻型紫癜性肾炎：表现为无症状性血尿、蛋白尿，无水肿、高血压或肾功能损害，此型发生率仅次于急性紫癜肾炎综合征，预后好。病理上多属轻微异常或局灶性节段性改变。

（3）慢性紫癜肾炎综合征：本型起病缓慢，皮肤改变消退后肾炎症状持续存在，常伴不同程度肾功能损害，以成人为多见，预后较差。病理变化呈弥漫增殖性改变，可伴新月体形成或肾小球硬化。

（4）紫癜肾病综合征：此型具备典型肾病综合征表现，多数伴有肾功能减退，预后差。肾小球病变严重，呈弥漫性增殖性肾炎，常伴不同程度新月体形成。

（5）急进性紫癜性肾炎：患者起病急，早期即有少尿或无尿，肾功能进行性损害，呈急进性肾炎表现，病情急剧恶化，常在短时间内死于肾衰竭。此型少见，病理检查有 50% 以上有新月体形成。

五、实验室检查

1. 反映肾小球损伤的指标

（1）胱氨酸蛋白抑酶 C（Cystatin-C）：是胱氨酸蛋白酶（Caspase）抑制药超家族 2 中的一员，可抑制细胞内 Caspase 活性。Caspase 是参与细胞凋亡的主要酶类，可诱导肾脏局部炎性细胞凋亡，有利于缓解局部炎性反应。HSPN 患者血清 Cystatin-C 水平增高，致使细胞内 Caspase 活性降低，抑制肾脏局部炎性细胞凋亡，降低免疫复合物、系膜增生细胞的清除能力，造成肾脏损害。Cystatin-C 主要通过肾脏代谢分解，生成速度稳定，不受年龄、性别、身高、体重等因素影响，是衡量肾小球滤过率的指标，对早期发现肾功能损害有较高敏感性和特异性，尤其对肾小球滤过率（GFR）正常，但已有肾脏病理改变者有早期诊断价值。当 GFR 正常时已有 54% 肾脏疾病患者血清 Cystatin-C 增高，GFR 70～80 mL/min，Cystatin-C 与血清肌酐有较好一致性。徐坚等采用 ELISA 方法测定 33 例 HSP 患者血清 Cystain-C，31 例明显高于健康对照组，且与尿常规正常与否无相关性，表明尿常规、肾功能正常患者已有肾脏早期损伤，因而检测血清 Cystain-C 水平可作为 HSPN 早期诊断和动态观察的有效指标之一。

（2）尿 D-二聚体清除率与 IgG 清除率之比：HSP 是一种 IgA 等免疫复合物参与的变态反应。免疫复合物沉积于毛细血管和小动脉管壁，激活补体及炎性细胞，释放如血栓素等多种炎性介质，继而激活血小板使其黏附于损伤的血管内皮形成微血栓。血浆 D-二聚体来源于交联纤维蛋白的降解，而尿中D-二聚体可来源于肾外纤维蛋白的降解，从损伤的肾基底膜漏入尿中或是肾小球内微血栓及纤维蛋白在局部被分解，尿中 D-二聚体增高，其增高程度与肾小球纤维蛋白沉积多少及病理损伤程度密切相关。IgG 相对分子质量与 D-二聚体完全相同，IgG 是一种大分子质量蛋白质，尿中水平增高表明肾小球滤膜的静电屏障丧失，致血中 IgG 漏出，肾小球滤过功能受损越严重，尿 IgG 越多。D-二聚体清除率与 IgG 清除率之比是反映沉积在肾组织内交联蛋白降解的理想指标，其比值 <1，则 D-二聚体完全是肾小球滤过，提示其来源于肾外纤维蛋白降解；其比值 >1 则表明肾脏产生了一定量的 D-二聚体，肾内有纤维蛋白沉积及病理损伤。检测 D-二聚体清除率与 IgG 清除率比值对早期诊断 HSPN 有一定意义。

（3）尿微量白蛋白：尿微量白蛋白是相对分子质量为 70 000 的中分子蛋白，正常情况下由于肾小球滤过膜的屏障作用，使带负电荷的蛋白不能滤过。当肾小球滤过膜受损时，蛋白滤过增加，若超过肾小管重吸收的阈值，尿中的微量白蛋白将升高；若肾小球滤过膜正常，而肾小管重吸收能力下降，尿微量白蛋白也会升高。尿微量白蛋白监测有助于判断肾小球滤过功能损害的程度。

（4）血浆血管内皮生长因子（VEGF）：在正常成人肾脏中，VEGF 主要分布于肾小球内皮细胞和肾小管细胞，具有增加血管通透性，促进内皮细胞分裂、增殖等作用。其过度表达可诱导肾小球内皮细胞窗孔形成，影响肾小球基底膜屏障功能，致肾小球滤过膜通透性增加；VEGF 可通过诱导内皮细胞金属基质蛋白酶、间质胶原酶表达，增加纤溶酶原激活物、尿激酶型和组织型纤溶酶原激活物的表达和活性，使毛细血管基底膜蛋白分解、基底膜破坏而引起蛋白尿；VEGF 持续高表达可促进肾小球系膜细胞不断增殖，导致临床症状出现。

（5）尿转铁蛋白（Trf）：属中分子蛋白质，相对分子质量为 65 000，是一种转载铁分子蛋白，正常情况下由于肾小球基底膜电屏障作用，尿中排出很少。当肾小球基底膜受损时，因其所带负电荷较白蛋白少，更易通过肾小球基底膜，因此尿 Trf 较尿微量白蛋白出现早。HSPN 早期，当基底膜电屏障、机械屏障受损时，Trf 通透性增加，超过肾小管重吸收能力时，尿中转铁蛋白增加，测定尿 Trf 可反映肾小球轻度或中度损伤。

（6）P 选择素：P 选择素是黏附分子选择素家族的重要成分，主要在活化的血小板、内皮细胞膜表面表达，通过介导血小板、血管内皮细胞与免疫细胞的黏附，使免疫细胞和炎性细胞参与早期炎症反应、高凝血状态、血栓形成、组织损伤、血管炎等病理过程。尿 P 选择素大部分来自肾脏本身的肾小球血管内皮细胞、上皮细胞活化、肾局部血小板活化所产生的 P 选择素，另一部分来自从肾小球滤过的血 P 选择素，因此尿 P 选择素可精确反映 HSP 时肾脏受累情况；而血 P 选择素则反映 HSP 时全身免疫性血管炎症及血小板活化情况，尿 P 选择素可作为 HSP 有无早期肾脏损害的参考指标。

2. 反映肾小管损伤的指标

（1）尿 N-乙酰-β-D-氨基-葡萄糖苷酶（NAG）：HSPN 时，由于肾小球血管内皮细胞受损，致肾血流减少，肾组织缺氧。而肾近曲小管因代谢旺盛，对血流减少、缺氧敏感，故肾近曲小管易受损。NAG 是一种高分子质量的溶酶体水解酶，在肾近曲小管上皮细胞含量丰富，其分子质量大，正常情况下血中 NAG 不能由肾小球滤过，尿中含量极微。当肾小管受损伤时，尿 NAG 排量明显增高，且与肾小管病理改变程度呈正相关，是评价肾小管功能早期损害的敏感指标。

（2）维生素结合蛋白（RBP）：为低分子蛋白质，在肝脏中合成并释放入血后，与维生素、甲状腺素运载蛋白相结合，将维生素 A 从肝脏转运至靶组织。游离状态的 RBP 可由肾小球自由滤过，由近端小管上皮细胞重吸收、降解，正常尿中 RBP 排量很少。HSPN 时肾近曲小管受损，RBP 重吸收减少，尿 RBP 排量增高。其在酸性尿中的稳定性优于 β_2-MG，是较 β_2-MG 敏感的肾近曲小管损伤的标志物。

（3）β_2 微球蛋白：β_2 微球蛋白是一种小分子质量蛋白质，相对分子质量为 11 000，不稳定，在 pH 4.0，40 ℃或室温 48 小时后，β_2 微球蛋白降解 70% ~90%。β_2 微球蛋白主要由淋巴细胞产生，血中 β_2 微球蛋白可从肾小球自由滤过，约 99% 被近端肾小管重吸收，仅 0.1% 由终尿排出体外，β_2 微球蛋白几乎全部在肾脏分解代谢，不以原形吸收入血影响血浓度，故尿中 β_2 微球蛋白异常升高而血中浓度正常，表明近端肾小管受损。

（4）α_1 微球蛋白：α_1 微球蛋白是中分子质量蛋白，分子质量 26 000 ~ 33 000，不受酸碱度影响，由肝脏产生，在血中以游离状态或与 IgA 以结合状态存在。游离状态的 α_1 微球蛋白自由通过肾小球滤膜，大部分被近曲小管重吸收并分解代谢，正常情况下尿 α_1 微球蛋白含量甚微，并受血清 IgA 浓度影响。当肾近曲小管受损时，尿中 α_1 微球蛋白明显增高。

（5）Tamm-Horsfall 蛋白（THP）：由髓袢及远曲小管上皮细胞产生的一种黏糖蛋白成分，正常情况下血中有一定浓度并有少量排于尿中。若血中浓度正常而尿中升高，表明远端肾小管受损，肾小管上皮细胞分泌 THP 增多，故 THP 是反映 HSPN 时肾小管受损的敏感指标。

（6）尿丙氨酸氨基肽酶：是存在于人体各脏器的一种氨肽酶，肾脏中大量存在于肾近曲小管上皮细胞刷状缘，其分子质量较大，血中丙氨酸氨基肽酶不易通过肾小球滤过膜，尿丙氨酸氨基肽酶大多来源于肾脏，其活性反映肾脏受损程度，是反映肾小管实质损伤的敏感指标之一。

以上各项检测指标均可从不同方面反映肾脏损伤程度，数项指标联合检测可提高早期诊断 HSPN 的阳性率。

六、诊断和鉴别诊断

1. 诊断

过敏性紫癜肾炎必须具备过敏性紫癜和肾炎的特征才能确诊。由于本病有特殊的皮肤、关节、胃肠道及肾脏受累表现，肾脏有以 IgA 沉着为主的系膜增殖性病理改变，因此确诊并不困难。约有 25% 患者肾脏受累表现轻微，需反复尿液检查才能检出肾受累的主要依据。必要时通过肾脏组织病理学检查协助确诊。血清检查 IgA 及 IgM 大多升高，IgG 正常，不少病例血中冷球蛋白增多。本病肾脏病理改变与 IgA 肾病相似，但其肾小球毛细血管袢坏死及纤维素沉着程度较重，应注意与之鉴别。绝大部分患者肾损害在皮疹发生后的 4 周内出现，仅少数患者在皮疹 3 个月到 3 年才出现肾损害。极少数患者可以以肾损害为首发表现，数月甚至数年后才出现典型的皮肤紫癜，常被误诊为 IgA 肾病。

2. 鉴别诊断

不典型的 HSPN 常难与 IgA 肾病、狼疮性肾炎和急性肾炎相鉴别。具有以下几点可诊断为 HSPN。

（1）HSPN 血清 IgA 增高。

（2）肾活检显示 IgA 和补体 C_3 沉积，无大量其他免疫复合物及 C_1q 沉积。

（3）反复、详细询问病史，包括感染、食物、气体、花粉、精神及家族史。

有急性感染时应注意与急性链球菌感染后肾炎相鉴别。后者免疫荧光镜检查显示肾小球基膜和系膜区有 IgG 和补体 C_3 沉积，呈颗粒状分布，其血清有抗“O”滴度增高和低补体血症。NAP1r 阳性可能与链球菌感染后发展成 HSPN 有关。因为 HSPN 也可出现 IgA 沉积，而单纯依靠病理改变很难与 IgA 肾病相鉴别，两者的鉴别取决于临床表现，如典型的皮疹等。HSPN 的早期实验室检查可为临床诊断提供依据，具体指标见实验室检查。

七、治疗

仅有肾外表现时进行一般治疗，有肾内表现时需特殊处理。

1. 一般治疗

休息、营养支持和及时祛除致病因素包括控制链球菌感染、病毒、寄生虫感染，避免接触可引起过敏的食物、药物、花粉，调整好精神状态。同时给予抗过敏治疗和维持血管通透性药物治疗。对有严重腹痛、失血、失液、关节痛应按相应的体征对症处理，甚至可用肾上腺皮质激素。

2. 药物治疗

不同病理类型治疗方案如下。

（1）孤立性血尿或病理Ⅰ级：治疗原发病，预防肾损害加重。予双嘧达莫 3～5 mg/（kg·d）和（或）清热活血中药，观察血尿动态变化。

（2）孤立性血尿/蛋白尿、血尿加蛋白尿或病理Ⅱ级局灶性病变：在上述用药的基础上加用雷公藤总苷 1 mg/（kg·d）（总量不超过 60 mg/d），连用 3 个月，必要时根据病情和不良反应情况适当缩短或增加疗程。根据蛋白尿程度可以加用血管紧张素转化酶抑制药（ACEI）和（或）血管紧张素转化酶受体拮抗药（ARB）。ACEI 的常用药物贝那普利，5～10 mg/d，口服；ARB 的常用药物氯沙坦，25～50 mg/d，口服。

（3）急性肾炎型（蛋白尿 >1 g/d）或病理Ⅱ级弥漫性、Ⅲ级局灶性病变：在上述用药基础上，可以增加雷公藤总苷疗程至 6 个月。也可以使用激素联合免疫抑制药（如环磷酰胺或环孢素）。

（4）肾病综合征或病理Ⅲ级和Ⅳ级：在双嘧达莫、ACEI 和 ARB 的基础上，使用激素加免疫抑制药（推荐环磷酰胺静脉冲击）。具体方案：泼尼松 1.5～2.0 mg/（kg·d），口服 4 周后减量，改为隔天口服；同时环磷酰胺 8～12 mg/（kg·d），静脉滴注，连用 2 天，间隔 2 周为 1 个疗程，共 6～8 个疗程，环磷酰胺总量≤150 mg/kg。病情较重、病理呈弥散性改变或伴新月体形成，可以首先使用甲泼尼龙冲击，15～30 mg/（kg·d），每日最大量不超过 1 g，每天或隔天使用，3 天为 1 个疗程。

（5）急进性肾炎或病理Ⅵ级、Ⅴ级：多用 4 联疗法，即甲泼尼龙冲击（1～2 个疗程后改为泼尼松口服）+环磷酰胺冲击（6～8 个疗程）+肝素+双嘧达莫。可以选用血浆置换疗法。

（6）慢性肾炎或病理Ⅵ级：慢性肾炎没有特殊的治疗措施，要注意避免劳累、预防感染，保护残存肾功能。

3. 其他治疗

（1）大剂量静脉注射免疫球蛋白：有报道应用大剂量静脉注射丙种球蛋白治疗后紫癜好转，肾功能恢复。在应用大剂量丙种球蛋白治疗 2 天后肾功能好转，但在继续治疗 4 天后出现肾功能减退，故在治疗过程中应密切监测肾功能。

（2）肾移植：有报道终末期肾病患者，在活动期病变静止 1 年后再做肾移植，移植后本病不易复发。Meulders 报道 HSPN 患者移植后 5 年复发率为 35%，11% 患者移植肾功能丧失。

另外，有学者报道采用扁桃体摘除联合激素冲击疗法对于 HSPN 治疗有效，但在这方面尚存在争议，有待于进一步的研究。

第四节 高尿酸血症肾病

一、发病机制

（一）尿酸的产生及代谢

尿酸是一种弱的有机酸，分子量 168 Da。尿酸是一种三氧化嘌呤，含嘧啶和咪唑环亚结构，是嘌呤环的 2、6、8 位被氧化后的产物。尿酸的微酸性来自第 9 位上氢离子（pKa 5.75）和第 3 位上氢离子（pKa 10.3）的电离。第 1 和第 7 位的氢离子不发生明显的电离。嘧啶环第 3 位上的氢不容易随细胞内外液 pH 变化而发生电离。电离的尿酸很容易形成尿酸盐，主要是一钠盐、二钠盐和钾盐。尿酸在 pH7.4 时主要形成一钠盐，占 98%，主要分布在血浆、细胞外液和滑膜液，只有 4% ~5% 的尿酸是与血浆蛋白结合的。尿酸的溶解度很低，其分解产物尿囊素的溶解度是尿酸的 5 ~10 倍，然而人类缺乏能将尿酸分解为尿囊素的尿酸氧化酶，因此尿酸就是嘌呤代谢的终产物。37 ℃时血浆中尿酸的饱和浓度是 7.0 mg/d。虽然血浆尿酸水平经常超过此值，但尿酸可以超饱和存在于血浆而不致析出，其确切的机制目前尚不清楚。血液系统的恶性肿瘤患者在接受细胞毒药物治疗时血尿酸-钠盐可达到 40 ~90 mg/dL 的超饱和浓度，这些患者的尿酸盐溶解度为什么能达这么大目前还不清楚，可能是由于形成了较稳定的尿酸盐溶液或血浆中促尿酸溶解的物质增加，或二者皆有。

尿酸是人体内嘌呤代谢的最终产物。而嘌呤是两类生物大分子——脱氧核糖核酸（DNA）和核糖核酸（RNA）的组成碱基。人体尿酸 80% 来源于细胞核，摄入的动物性或其他富含嘌呤的食物分解代谢所产生的占 20%。嘌呤合成及降解虽然在各组织中都存在，但尿酸只在含有黄嘌呤氧化酶的肝和小肠组织中产生，肾脏也可能有一些。食物中的核酸一般以核蛋白的形式存在，核蛋白在胃内经胃酸及酶的作用分解成核酸和蛋白质。核酸进入小肠后，在肠道各种水解酶的作用下，经过多步水解，最后形成嘌呤碱和嘧啶碱，嘌呤碱和嘧啶碱除少部分被吸收外，大部分被进一步分解而排出体外。因此，机体嘌呤碱的主要来源还是靠自身合成，来自食物的仅占一小部分。血尿酸生成方面的调控主要靠嘌呤的合成及分解代谢完成。其中嘌呤核苷酸的合成有两条途径，即从头合成途径和补救合成途径。嘌呤核苷酸的从头合成过程主要在细胞质中完成，首先合成次黄嘌呤核苷酸（IMP），然后通过不同途径合成单磷酸腺苷（AMP）和单磷酸鸟苷（GMP），进一步合成二磷酸腺苷（ADP）和二磷酸鸟苷（GDP）以及三磷酸腺苷（ATP）和三磷酸鸟苷（GTP）；与从头合成不同，补救合成过程较简单，是细胞利用游离碱基或核苷重新合成相应核苷酸的过程。体内嘌呤核苷酸的分解代谢主要在肝、小肠及肾脏中进行。嘌呤核苷酸可以在核苷酸酶的催化下，脱去磷酸成为嘌呤核苷，嘌呤核苷在嘌呤核苷磷酸化酶（PNP）的催化下转变为嘌呤。嘌呤核苷及嘌呤又可经水解、脱氨及氧化作用生成尿酸。

每日尿酸的 2/3 从尿中排泄，剩余的 1/3 通过消化道由胆道、胃及小肠排出体外。进入消化道的尿酸被大肠埃希菌酶解破坏，因此这一过程叫尿酸的酶解。尿酸盐与蛋白在体内的结合率非常低（4% ~5%），因此尿酸盐在肾小球几乎是完全自由滤过的。尿酸在肾脏排泄的经典模型是由 4 步组成的：①肾小球的滤过（100%）。②肾小管的重吸收（98% ~100%）。③肾小管的再分泌（50%）。④分泌后的再次重吸收（40%）。最后有 8% ~12% 由肾小球滤过的尿酸排出体外。负责尿酸重吸收的转运蛋白主要是位于肾小管刷状缘侧的人尿酸转运蛋白 1（URAT1）和在肝细胞基底侧膜、肾小管基底侧膜和刷状缘侧膜的葡萄糖转运蛋白 9（GLUT9）；而负责尿酸分泌的转运蛋白有多药耐药蛋白 4（MRP4）及有机阴离子转运蛋白（OATs）的 OAT1、OAT3 及 OAT4。因此，肾脏疾病时引起高尿酸血症的机制主要有两方面：①GFR 下降导致尿酸的滤过下降，见于各种原因引起 GFR 下降。②肾小管功能异常导致对尿酸的重吸收增加和（或）分泌下降。

（二）高尿酸血症的发生机制

1. 尿酸生成过多

如前所述，尿酸的生成需要嘌呤的合成及分解代谢调控，而这一过程需要一系列酶的参与，每种酶的异常都会导致尿酸产生的异常。目前研究得比较清楚的由尿酸代谢相关酶异常导致的疾病有如下几种。

（1）莱施-奈恩综合征（Lesch-Nyhan syndrome）：是一种 X 连锁的嘌呤代谢异常性疾病，次黄嘌呤-鸟嘌呤磷酸核糖转移酶（HGPRT）活性几乎全部丧失。1964 年首先发现。HGPRT 缺陷使嘌呤核苷酸补救合成途径障碍，导致次黄嘌呤和鸟嘌呤堆积，从而转变为最终代谢产物——尿酸。在婴儿及儿童时期就易发生高尿酸血症，发病早者出生后 6 ~8 个月就可出现明显症状。首发症状通常为高尿酸血症所致，很大一部分婴儿尿中有橙色颗粒排出，但这一症状经常被忽略以致出现自毁行为等比较明显的晚期症状时才被发现。

（2）5-磷酸核糖-1-焦磷酸（PRPP）合成酶活性过高：PRPP 合成酶基因突变可导致该酶活性过

高，出现高尿酸血症和高尿酸尿。PRPP 合成酶由 *PRPS*1 和 *PRPS*2 两个基因编码，分别位于 X 染色体 Xq22-24和 Xp22.2-22.3。已经有报道 *PRPS*1 基因点突变导致 PRPP 合成酶变构而使其活性增加。患者可出现血尿、结晶尿、尿道结石、肾脏病及痛风性关节炎。家族性发病者可伴有感觉神经性耳聋。患者都有高尿酸血症和高尿酸尿，体液中由于尿酸过度堆积可以导致各种症状，有报道痛风性关节炎最早可在 21 岁就发病，也可以出现肾绞痛和尿路结石。家族性发病者临床症状出现早。

（3）糖原贮积病：Ⅰ型糖原贮积病（冯·吉尔克病，Von Gierke disease）患者由于葡萄糖-6-磷酸酶缺陷（G-6-PD），在少年或成年后可出现高尿酸血症和典型的痛风表现。其机制主要是尿酸合成过度，但也有肾脏排泄减少的因素。因为该病患者肾小管乳酸、羟丁酸和乙酰乙酸的排泄增加从而竞争性抑制尿酸的排泄。此外，Ⅲ型、Ⅴ型、Ⅶ型糖原贮积病也可以出现高尿酸血症，但一般不出现痛风。G-6-PD 基因已被克隆，业已证明该基因突变导致的氨基酸置换（R83C 和 Q347X）可以引起Ⅰ型糖原贮积病。

关于嘌呤代谢过程异常目前已知的除前文提到的几种先天性疾病外，知之甚少，这也从某些特发性高尿酸血症甚至痛风的发病机制不明确，也无特异性治疗的事实得到验证。

2. 尿酸排泄减少

高尿酸血症的发病还与尿酸的排泄有关。

尿酸的主要排泄器官是肾脏，在这一方面，除肾功能减退、GFR 下降导致尿酸滤过减少外，最有可能的机制是肾小管负责尿酸重吸收及分泌的转运蛋白表达或功能异常导致的高尿酸血症。某些 CKD 患者 GFR 已明显下降但血尿酸水平却正常，而另一些 CKD 患者 GFR 并未明显下降但血尿酸水平却明显升高的事实提示，这些 CKD 患者的肾小管尿酸转运蛋白在其中发挥着重要作用。事实上绝大部分高尿酸血症的发病是与这些转运蛋白的异常有关的。关于这些转运蛋白表达或功能异常导致高尿酸血症的研究目前已知的有如下几项。

（1）*URAT*1 基因（SLC22A12）突变：导致尿酸排泄异常的情况分为两类，一类是导致 *URAT*1 失功能的突变，这种突变导致 URAT1 重吸收尿酸的功能部分或彻底丧失，从而导致低尿酸血症；而另一类则是突变导致 URAT1 重吸收尿酸的功能增强，这类突变已报道的有内含子区 SNP、启动子区突变以及外显子区突变，这类突变会导致高尿酸血症。至于慢性肾脏病时高尿酸血症的机制目前知之甚少，我们通过对部分 IgA 肾病患者的分析证实了肾功能正常的 IgA，肾病患者也有很大一部分伴有高尿酸血症，而且发现伴有高尿酸血症的这部分 IgA 肾病患者肾脏血管病变和肾小管间质病变明显重于血尿酸正常的患者，这与 Myllymaki J 等报道的一致。我们进一步用免疫组化方法发现伴有高尿酸血症的 IgA 肾病患者肾脏 *URAT*1 表达明显高于血尿酸正常的 IgA 肾病患者。体外试验证明醛固酮可以刺激肾小管上皮细胞高表达 *URAT*1，提示肾脏疾病时局部醛固酮增加可能是刺激 *URAT*1 表达增加从而导致高尿酸血症的重要机制之。

（2）*GLUT*9 基因（SLC2A9）突变：如前所述，*GLUT*9 在肝脏的尿酸转运和肾脏的尿酸排泄过程中发挥着重要作用，*GLUT*9 的系统性敲除可引起轻至中度高尿酸血症及严重高尿酸尿症，而肝脏特异性 *GLUT*9 敲除可引起严重高尿酸血症，说明 *GLUT*9 在肝脏的尿酸转运及肾脏的尿酸重吸收中发挥着重要作用。*GLUT*9 以肾脏表达为主，*GLUT*9 的失功能突变可导致尿酸重吸收障碍而产生低尿酸血症，而 *GLUT*9 功能增强从而产生高尿酸血症甚至痛风的病例在白种人、中国人等多个人种已相继报道。

（3）*ABCG*2 基因突变：*ABCG*2 基因属于 ATP 结合盒家族成员，表达在近端肾小管的顶膜，负责依赖于 ATP 的许多化合物的出细胞转运，因此也负责尿酸的分泌。已知的 *ABCG*2 基因第 5 个外显子SNP-rs2231142 与高尿酸血症及痛风相关。

二、高尿酸血症与肾脏病

（一）高尿酸血症是肾脏病进展的危险因素

以往的研究多认为高尿酸血症只是某些肾脏病的伴随现象，并没有重视尿酸本身对肾脏的致病作用。然而，最近的几项研究均证明高尿酸血症是肾脏病进展的独立危险因素。最近对 6 400 名肾功能正常的患者调查发现，血尿酸 >8.0 mg/dL 者 2 年内进展为肾衰竭的危险度分别是血尿酸 <5.0 mg/dL 者的 2.9 倍（男性）和 10.0 倍（女性）。这种相对危险度的增加与年龄、体重指数、收缩压、总胆固醇、人血白蛋白水平、血糖、吸烟、喝酒、锻炼习惯、蛋白尿以及血尿等因素均无关。实际上，血尿酸水平的增加对肾功能不全进展的影响甚至大于蛋白尿。芬兰学者对 223 例 IgA 肾病患者的研究发现：伴有高尿酸血症的 IgA 肾病患者肾活检 10 年后的肾脏生存率明显低于血清尿酸水平正常的 IgA 肾病患者（68% vs86%，$P<0.01$）。有学者对 648 例 IgA 肾病患者的调查发现，发生高尿酸血症者为 192 例，占 29.6%，而 192 例高尿酸血症患者中，肾内动脉病变的发生率为 81.8%（157/192），明显高于血尿酸水平正常组 32.5%（148/456）（$P<0.001$）。当 IgA 肾病患者血尿酸水平升高至 360 μmol/L 以上水平时，肾内动脉病变的发生率明显升高，且随着患者血尿酸水平的升高，IgA 肾病患者动脉病变的发生率随之升高。反之，随着 IgA 肾病肾内动脉病变程度（积分）的增加，IgA 肾病患者高尿酸血症的发生率明显增加。一项对 49 000 名男性铁路工人的调查也发现，血尿酸水平的增加是肾衰竭发生的独立危险因素。这些研究结果均提示高尿酸可以直接引起肾脏损害。

（二）尿酸引起肾脏损害的动物实验研究

为了调查尿酸水平在肾脏疾病中的作用，Kang D. 等用尿酸氧化酶抑制药 oxonic acid 制备了高尿酸血症大鼠模型。和以前的尿酸氧化酶抑制药相比，用这种抑制药制备高尿酸大鼠模型时血尿酸水平的升高较温和，不会因为尿尿酸排泄大增而导致尿酸在肾内结晶沉积和导致梗阻性肾病。但是，小的肾脏损害仍会发生，这可能与肾素血管紧张素系统活化以及高血压有关。血管损伤部分是由于高尿酸刺激血管平滑肌细胞增生所致，也可以是 RAS 系统活化所致。另外，肾脏微穿刺研究发现，高尿酸血症大鼠存在肾小球内高压和肾血浆流量减少，二者都能导致肾脏损害。与以上研究一致，Nakagawa 等发现，高尿酸血症大鼠在第 7 周就出现肾小球肥大，随后出现白蛋白尿并加重，到第 6 个月出现肾小球硬化和肾小管间质纤维化。重要的是慢性高尿酸血症引起的肾脏损害与肾内尿酸结晶沉积无关，是一种独立于尿酸结晶机制之外的新的机制介导的。

Kang D. 等进一步用两种肾脏疾病动物模型来验证高尿酸血症对肾脏的损害。一组只给环孢霉素造成环孢霉素肾病，而另一组同时给予尿酸氧化酶抑制药 oxonic acid 使其产生高尿酸血症，结果发现后者的动脉透明变性、巨噬细胞浸润和肾小管间质损害都明显重于前者。两组肾内均未发现尿酸结晶。两组肾内均有肾素合成增加、一氧化氮合成酶-1 和一氧化氮合成酶-3 表达下降，但这种变化在血尿酸升高的环孢素肾病组比单纯环孢素肾病组更明显。这一结果说明血尿酸水平的增加可以加重大鼠环孢霉素肾病。其机制不是通过肾内尿酸结晶沉积，而是通过 RAS 系统活化和一氧化氮合成抑制所致。与 Kang D. 等的研究一致，Kobelt 等报道用别嘌呤醇可以降低环孢霉素肾病大鼠的血压，增加肾血流，Assis 也报道别嘌呤醇能增加环孢霉素肾病大鼠的肾小球滤过率（菊粉清除试验）。肝移植后使用环孢霉素可导致血尿酸升高和肾脏损害，Neal 等报道别嘌呤醇能显著改善这种由环孢霉素导致的高尿酸血症性肾脏损害。

尿酸在慢性肾衰竭模型——残余肾模型中也参与了对肾脏的损害。在这种残余肾大鼠模型中，伴有高尿酸血症者无论血压、蛋白尿还是血清肌酐均明显高于血尿酸正常者。而且前者比后者肾脏肥大和肾小球硬化更明显（24.2% ±2.5% vs 17.5% ±3.4%，$P<0.05$），间质纤维化也更明显（1.89% ±0.45% vs 1.52% ±0.47%，$P<0.05$）。伴有高尿酸血症的大鼠模型还出现肾小球前动脉平滑肌细胞增生导致血管壁增厚、血管壁环氧化酶-2（COX-2）合成增加。别嘌呤醇可以显著抑制血尿酸的升高，阻滞肾功能和肾脏病变的进展。苯碘达隆由于只能轻度降低血尿酸水平，只部分改善血压和肾功能，对血管改变的影响极小。

（三）尿酸引起和加重肾脏病进展的潜在机制

早期的动物实验已经有直接的证据证明尿酸可以导致肾病，但其作为致病因素导致肾脏病进展的机制不明。Kang D. 等的研究小组及其他研究小组的结果均提示尿酸致肾脏病的机制主要是导致肾小球前动脉病变、肾脏炎症以及使 RAS 和 COX-2 活化而产生高血压。Kang D. 等也进一步解释了这些血管病变和炎症是如何导致肾脏损害的。

1. 刺激血管平滑肌细胞增殖

尿酸是血管平滑肌细胞的有丝分裂源。Kang D. 等和 Rao 等均报道，尿酸可以直接刺激血管平滑肌细胞增殖。最近发现与尿酸共同孵育后大鼠主动脉平滑肌细胞重新表达 COX-2 mRNA。COX-2 抑制药或血栓素 A_2 受体阻断药均能阻断尿酸的促血管平滑肌细胞增殖作用。COX-2 在伴有高尿酸血症的残余肾大鼠肾前血管表达增加，而且其表达水平与尿酸水平及血管平滑肌增殖相关。这些发现提示，尿酸可以导致血管平滑肌细胞的增殖和肾脏病进展，这一作用的机制是通过 COX-2 活化从而使血栓素表达增加来实现的。有趣的是最近的研究证实血管紧张素Ⅱ也可以通过 COX-2 途径促使血管平滑肌细胞增殖。除了 COX-2 途径，尿酸还可能通过血管紧张素Ⅱ导致血管病变。RAS 阻断药可以预防 oxonic acid 诱导的高尿酸大鼠的肾小球前血管病变，血管紧张素Ⅱ受体 1 阻断药可以部分抑制尿酸介导的血管平滑肌细胞增殖。因此，血管紧张素Ⅱ和 COX-2 都可能参与尿酸介导的血管平滑肌增殖和炎症反应。

2. 肾小球前血管病变

尿酸可以使入球小动脉增厚，增加血管壁巨噬细胞的浸润，肾小球前血管病变导致肾小球及球后循环缺血从而引起肾脏损害。肾小管内流量的减少会刺激肾素分泌增加，也导致明显的高血压。动脉病变还会通过无效自身调节来提高肾小球内压，也会进一步加重肾脏损害。

3. 促炎症和过氧化反应

尿酸也可以促使单核细胞促化蛋白-1（MCP-1）在血管平滑肌细胞的表达，这一作用可能是尿酸直接进入血管平滑肌细胞后使 MAPKinase 和 NF-κB 活化实现的。Kang D. 等最近观察到尿酸也可以促使体外培养的人血管细胞表达 C 反应蛋白。高尿酸还可以促进低密度脂蛋白胆固醇的氧化，从而促进脂质过氧化。

（四）高尿酸血症通过高血压加重肾脏损害

1. 尿酸增加机体对盐的敏感性

给大鼠以低盐饮食的同时给予尿酸氧化酶抑制药氧嗪酸后，可以制备高尿酸血症模型，这种模型大鼠即使血尿酸恢复正常，其肾脏损害仍持续存在。当再次给予高盐饮食后，模型大鼠比对照大鼠更容易发生高血压。

2. 尿酸损害血管内皮功能

血管内皮功能的稳定在抗高血压的发生中起着很重要的作用。研究证明，尿酸可以破坏 NO 的生成，导致血小板聚集，增加细胞因子及炎症因子的释放，从而与高血压的发生密切相关。用别嘌呤醇抑制尿酸的生成后可以使受损的 NO 生成得到恢复，从而减轻高血压、心力衰竭以及 2 型糖尿病的进展。

3. 尿酸促进血管平滑肌细胞增殖

如前所述，尿酸通过 COX-2、血栓素 A_2 及血管紧张素系统、炎症等促进血管平滑肌细胞增殖，进而促进高血压。

高尿酸血症通过以上多种机制导致或加重高血压，从而导致肾脏损害或加重原有的肾脏病。

三、痛风性肾病

（一）发病机制

1. 痛风

尿酸的一价钠盐在关节等部位形成结晶沉积以及进一步形成结石是痛风发作的物质基础。痛风结石可以直接破坏骨与关节，而尿酸结晶可以导致炎症，促发痛风的发作及进展。

尿酸结晶、结石及随后发生的炎症反应固然在痛风的发病及进展过程中发挥着重要作用，但随着近年来的不断深入研究发现，痛风的发病机制远非那么简单，事实上，许多组织、细胞甚至生物分子均参与了该病的发生发展过程。

（1）慢性痛风的侵蚀性骨破坏：痛风结石或结节的逐渐扩大可机械性通过逐渐增加的压力破坏周

围骨组织，但更为重要的是结节内部及周围的许多细胞及其分泌的细胞因子、化学驱化因子以及某些酶类，在侵蚀性骨破坏及关节损害中发挥着重要作用。实验研究证明一价尿酸盐结晶可促使巨噬细胞分泌环氧化酶-2（COX-2）和前列腺素 E_2（PGE_2），二者均可促进破骨细胞的形成及增殖。

（2）破骨细胞的作用：破骨细胞是一种多核的吞噬细胞，通过吸收矿化的骨组织在骨的重塑中发挥重要作用。骨髓造血细胞中含有破骨细胞的前体细胞，这类细胞的表面表达一种核因子-κB 受体激活因子（RANK）的分子，当成骨细胞、骨髓间充质细胞等细胞分泌的 RANK 配体（RANKL）与破骨细胞前体细胞表面的 RANK 结合，并在单核细胞集落刺激因子（M-CSF）存在时就可促使破骨细胞的前体细胞分化成为成熟的破骨细胞。骨保护素（OPG）是一种由成骨细胞等分泌的、可溶性、能与 RANKL 竞争性结合到 RANK 的诱骗受体，能抑制 RANKL 与破骨细胞前体细胞上 RANK 的结合，从而抑制破骨细胞的形成，因此通过 RANKL 和 OPG 水平及活性的变化来调控成骨与破骨的动态平衡，从而调控骨重塑。痛风患者外周血破骨细胞样多核细胞明显增加，在 M-CSF 及 RANKL 存在时，这些细胞很容易被诱导成 TRAP 染色阳性的破骨细胞。虽然用尿酸结晶直接刺激破骨细胞前体细胞并不能使其分化成成熟的破骨细胞，但尿酸结晶刺激过的成骨细胞条件培养液却可以诱导破骨细胞前体细胞分化为成熟的破骨细胞，证明尿酸结晶是通过体液调节来诱导破骨细胞形成的。后来的实验证实，事实上尿酸结晶及痛风结石均可以诱导 RANKL 和 MCSF 分泌增加、抑制 OPG 基因转录及蛋白表达，从而促进破骨细胞的分化成熟。

（3）成骨细胞的作用：成骨细胞负责新骨形成，它与破骨细胞一起是调控骨重塑的两种主要细胞。成骨细胞的前体细胞分化成为成熟成骨细胞的过程需要多种与成骨有关的因子，这些因子包括 RUNX2、SP7、IBSP（骨涎蛋白）、BGLA1P（骨钙蛋白）等。尿酸结晶显著抑制这些因子的形成，从而抑制成骨细胞的形成及骨矿化，尿酸结晶周围很容易招募中性粒细胞从而进一步抑制成骨细胞的分化成熟。尿酸结晶直接促发了这些过程，与尿酸结晶的大小并无直接的关系。这些研究表明，尿酸结晶一方面可以直接抑制成骨细胞的形成及骨矿化，从而使新骨形成减少，而另一方面又可以通过调控 RANKL ：OPG 的比例间接地促进破骨细胞的分化成熟，从而使生理状态下的骨重塑平衡遭到破坏，抑制新骨形成及加快骨吸收，从而形成侵蚀性骨破坏。

（4）软骨细胞的作用：软骨细胞代谢相对缓慢，在关节软骨中，软骨细胞对细胞外基质形成和维持发挥着重要作用，这些细胞外基质包括各种胶原纤维、蛋白多糖等。尿酸结晶很容易首先沉积在关节软骨的表面，导致骨关节炎的发生，这与痛风容易首先在跖趾关节发病密切相关。关于尿酸结晶导致软骨破坏的机制尚不十分清楚，但近期的研究表明，一氧化氮（NO）可能在其中发挥着重要作用。尿酸结晶导致的前炎症状态可以导致软骨细胞 NC 活化，NO 可显著抑制蛋白多糖及 MMPs 的合成，加快软骨细胞的变性，导致骨关节炎的发生，在这一过程中 Toll 样受体 2（TLR2）介导的 NF-κB 活化也发挥了重要作用。此外，COX-2 和 PGE_2 也参与这一发病过程。

（5）炎症小体的作用：业已证实，炎症小体在一价尿酸盐结晶导致的炎症反应中担负着重要角色。炎症小体 NALP3 介导尿酸盐结晶促发的 IL-1β 和 IL-18 改变，*NALP*3 基因敲除可以显著抑制 IL-1β 和 IL-18 水平及 IL-1β 受体表达，从而减轻尿酸盐结晶导致的炎症反应。

2. 急性痛风性肾病

当高尿酸血症急性发作时，往往导致急性肾衰竭，这种情况通常叫作“急性痛风性肾病”，通常发生于大量过多的尿酸生成时。这种内源性的尿酸生成过多可以是某些酶的异常或代谢紊乱导致嘌呤及尿酸合成过量，也可以是大量组织破坏所致，如横纹肌溶解综合征以及某些恶性肿瘤化疗后导致的细胞大量破坏。

高尿酸血症患者若首次给予足量促进尿酸排泄的药物会导致肾绞痛和急性肾衰竭。这种情况下，由于药物抑制了尿酸在近段小管的重吸收导致大量尿酸突然在远端肾单位沉积而发病。

3. 慢性痛风性肾病

慢性高尿酸血症引起的慢性肾脏损害应称为慢性尿酸性肾病，习惯上称为痛风性肾病。慢性尿酸性肾病是常见的肾脏损害，发生的机制主要有以下 3 个方面。

（1）高尿酸血症造成肾脏超负荷排泄尿酸：肾脏是排泄尿酸的主要器官，肾脏过度排泄尿酸很容易引起尿酸盐结晶沉积于肾脏组织，沉积的部位主要是肾间质组织，导致间质性肾炎，也可阻塞肾集合管。

（2）高尿酸尿症：肾小管管腔和尿液中尿酸浓度增高可对肾脏造成明显的损害，损害的程度甚至比血尿酸浓度增高造成的更为严重。

（3）合并症与并发症所致的肾损害：临床上所谓“痛风性肾病”多数非单纯的高尿酸血症所致，而是在此基础上由肥胖、高血压、高脂血症、糖尿病、动脉硬化、冠心病、脑血管疾病、肾结石和尿路感染等因素共同参与所致。这些合并的疾病或并发症会加重肾脏损害，使病情复杂化。例如痛风患者伴高血压者比对照组高 2 倍以上。

4. 尿酸结石

尿酸在尿路结晶可引起结晶尿、结石和梗阻。在美国尿酸结石占整个肾脏结石的5%～10%，但是这一比例在全球不同地区各不一样，英国接近这一比例，德国和法国稍高于这一比例，以色列报道的最高，占结石的 75%。尿酸结石多见于痛风患者，结石多在关节症状出现之前就已形成。随着血尿酸水平升高和尿尿酸排泄率的增加，尿酸结石形成的概率增大。

（二）临床表现及检查

1. 痛风的临床表现及检查

急性痛风性关节炎发病前没有任何先兆。轻度外伤、暴食、高嘌呤食物或过度饮酒、手术、疲劳、情绪紧张、内科急症（如感染、血管阻塞）均可诱发痛风急性发作。常在夜间发作的急性单关节或多关节疼痛通常是首发症状。疼痛进行性加重，呈剧痛。体征类似于急性感染，有肿胀、局部发热、发红及明显触痛等。局部皮肤紧张、发热、发亮，外观呈黯红色或紫红色。大趾的跖趾关节累及最常见（足痛风），足弓、踝关节、膝关节、腕关节和肘关节等也是常见发病部位。全身表现包括发热、心悸、寒战、不适及白细胞增多等。开始几次发作通常只累及一个关节，一般只持续数日，但后来则可同时或相继侵犯多个关节，若未经治疗可持续数周。最后局部症状和体征消退，关节功能恢复。无症状间歇期长短差异很大，随着病情的进展愈来愈短。如果不进行预防，每年会发作数次，出现慢性关节症状，并发生永久性破坏性关节畸形。手足关节经常活动受限，在少数病例，骶髂、胸锁或颈椎等部位关节也可受累。黏液囊壁与腱鞘内常见尿酸盐沉积。手、足可出现增大的痛风石并排出白垩样尿酸盐结晶碎块。环孢菌素引起的痛风多起病于中央大关节，如髋、骶髂关节，同样也可见于手。

痛风的影像学检查：影像学检查在痛风的诊断中有十分重要的作用。

（1）X 线：有快捷、方便、良好的天然对比度及空间分辨率等优势。但发现特征性改变时往往已到晚期，与 CT、MRI、超声等相比，其诊断的敏感性仅为 30% 左右。

（2）CT：克服了 X 线的组织重叠、敏感性低等缺点，有成像速度快、密度分辨率高等优点，为痛风的早期诊断提供依据。CT 的高分辨率、强大的图像后处理功能，特别是三维重建技术能较完整地显示并测量痛风石的体积，观察其随时间的变化，评估临床治疗效果。但由于 CT 昂贵的检查费用及电离辐射，可能会限制其作为评估痛风疗效的常规检查方法。

（3）MRI：具有较高的软组织分辨率、可以任意方位成像、无电离辐射等优点，在骨关节及软组织成像中具有独特的优势，能早期发现病变。

（4）超声：在评估尿酸结晶导致的关节病中，高频超声（HRUS）是一种有前景的工具。在痛风骨关节改变方面，高频超声（频率约 13 MHz）的敏感性高于 MRI，它能早期显示沉积在痛风患者关节内的单钠尿酸盐（MSU）晶体及软组织内的痛风石，无辐射，经济、方便、快捷，能动态监测痛风对治疗的反应，直接引导穿刺。缺点是对微小骨质破坏不敏感及复杂结构难以良好显示，而且目前尚没有在超声下诊断痛风的金标准。

2. 痛风性肾病的临床表现及检查

急性尿酸性肾病的发生是由于大量尿酸沉积肾小管的结果，患者往往有引起急性高尿酸血症和（或）急性高尿酸尿症的病史，如肿瘤化疗后、急性横纹肌溶解、痛风或高尿酸血症患者使用大剂量排尿酸药物而又没有相应碱化尿液时，容易导致急性肾衰竭。

慢性尿酸性肾病的临床特征：约85%患者在30岁以后才开始发现肾脏病变。早期有轻度单侧或双侧腰痛。有20%～40%的患者早期可间歇出现少量蛋白尿，一般不超过（++）。随着病情进展可出现持续性蛋白尿，还可有镜下血尿。尿呈酸性，可有轻度水肿、中度良性高血压。几乎均有肾小管浓缩功能下降，肾小管浓缩功能受损早于肾小球功能受损。可有夜尿增多、多尿、尿比重降低、等张尿。其后肾小球滤过率下降，尿素氮升高。病情常缓慢发展，晚期因间质性肾炎或肾结石导致肾功能不全而威胁生命，需要肾替代治疗。痛风性肾病导致的慢性肾衰竭约占尿毒症病因的1%。

尿酸性肾病如果病因非常清楚，一般不需要肾脏活检。但如果考虑是伴随其他肾脏疾病出现的高尿酸血症，则需要进行肾活检以明确，肾脏病理改变如下。

（1）急性尿酸性肾病：由短时间内大量尿酸结晶堆积于肾脏集合管、肾盂和输尿管所导致。由于尿液中尿酸浓度骤然增高形成过饱和状态。显微镜下可见管腔内尿酸结晶的沉积，形成晶体或呈雪泥样沉积物，可阻塞肾小管，近端肾小管扩张，而肾小球结构是正常的。这种肾病通常是可逆的。这些沉积物导致梗阻及急性肾衰竭。间质纤维化及痛风石通常不会出现。如果得到恰当的治疗，肾功能可恢复正常。

（2）慢性尿酸性肾病：长期但不严重的高尿酸血症患者容易出现肾小管间质的慢性病变，有时也称痛风性肾病，其严重程度与血尿酸升高的持续时间和幅度有关。慢性高尿酸血症可导致尿酸晶体主要在远端集合管和肾间质沉积，尤其在肾髓质和乳头区。镜下可见尿酸和单钠尿酸盐在肾实质内沉积。间质尿酸结晶来源于集合管。这些结晶体形成核心，周围有白细胞、巨噬细胞浸润及纤维物质包裹。这种标志性组织学改变称为痛风石。经典的痛风性肾病，痛风石在皮髓交界处及髓质深部沉积。在有长期痛风病史的患者中，肾脏不仅表现为痛风石形成，而且还伴有纤维形成、肾小球硬化、动脉硬化及动脉壁增厚。

（3）肾结石：镜下可见尿酸结晶在肾乳头和集合管内沉积。

（三）治疗

1. 痛风急性发作期的治疗

治疗的目的：通过抗感染治疗缓解急性炎症及疼痛，治疗的目标是使疼痛缓解或彻底消失。急性期的主要治疗药物有以下3种。

（1）非甾体类消炎药（NSAID）：对已确诊的痛风急性发作有效。痛风发作急性期可短时间使用大量的NSAID，但须注意胃黏膜损害、肾损害以及药物间的相互作用。NSAID通常与食物一起服用，连续服2～5天。NSAID可以引起许多并发症，包括胃肠道不适、高钾血症（出现于那些依赖前列腺素 E_2 维持肾血流量的患者）和体液潴留。用NSAID有特别危险的患者包括老年病人、脱水者，尤其有肾脏疾病史的患者。

（2）糖皮质激素：不能使用NSAID或NSAID无效甚至发生多发性关节炎时，可以使用糖皮质激素。泼尼松35 mg，1次/天共5天的疗效与萘普生500 mg，2次/天的疗效相当，而且并未表现较明显的不良反应，长效皮质激素也可以通过关节注射达到痛风的长期缓解。

（3）秋水仙碱：疗效一般很显著，症状通常于治疗后12小时开始缓解，36～48小时完全消失。秋水仙碱易导致恶心、呕吐、腹泻等消化系统不良反应，严重腹泻可造成严重的电解质紊乱，尤其在老年人可导致严重后果，秋水仙碱也可以导致严重骨髓抑制甚至死亡。传统的秋水仙碱的用法及剂量是首次给予1.2 mg，然后每小时追加0.6 mg至6小时，累计总剂量4.8 mg。但最近的一项病例对照研究发现，首次给予1.2 mg后，只在随后的1小时追加0.6 mg，累计总剂量只有1.8 mg的小剂量治疗方法疗效与大剂量方法相当，但消化道反应等不良反应却明显减少，甚至与安慰药相当，因此FDA已批准使用小剂量方法来控制痛风的急性发作。

2. 慢性痛风的治疗

慢性痛风的治疗包括降尿酸治疗和抗炎两方面。

（1）降尿酸治疗的主要药物。

1）别嘌呤醇：抑制尿酸生成。应用于对饮食控制等常规治疗无效、结石复发或痛风患者。别嘌呤醇也可以使已形成的结石体积减小，但有些人会出现严重的过敏反应，如皮肤坏死溶解、表皮脱落性皮炎、多型红斑（Stevens-Johnson 综合征）、白细胞增多等。有肾功能减退的患者风险更大，尤其是没有调整用药量的时候。如果肾功能是正常的，别嘌呤醇的初始剂量应该为每天 100 mg，逐渐加量至 300 ~ 400 mg，最大剂量每天 800 mg。如果有肾功能不全，应随时调整剂量。每天 300 mg 的剂量对于 85% 的患者都是有效的。

2）促进尿酸排泄的药物：①丙磺舒（羧苯磺胺）。②苯溴马隆是迄今为止最强效的降尿酸药物。对于严重的肾脏疾病患者也可服用。通常患者都能适应，可用于长期性治疗高尿酸血症及痛风病。毒性作用轻微，对肝肾功能无明显影响。③磺吡酮（硫氧唑酮）。④benziodarone：对于别嘌呤醇过敏者可使用，有临床观察发现其大剂量应用时，在肾移植患者中降尿酸效果优于别嘌呤醇。⑤氯沙坦：该药物除可降低血压外，还有促尿酸排泄的功能。其机制可能是与尿酸竞争转运，并可以保护肾功能。

3）尿酸氧化酶类药物：静脉注射尿酸氧化酶药物可以将尿酸分解为尿囊素。目前商品化的尿酸氧化酶主要有两类：一类是天然的尿酸氧化酶，如从黄曲霉菌提取纯化的 uricozyme；另一类则是用基因重组技术制备的尿酸氧化酶，如 rasburicase。

4）其他：促进肠道排泄尿酸药，如一些药用炭类的吸附剂，与别嘌呤醇合用效果好。血液透析对于因恶性肿瘤治疗而产生的急性高尿酸血症可以考虑使用。

（2）抗感染治疗的主要药物。

1）秋水仙碱：每次口服 0. 6 mg，1 ~2 次/天，持续使用最多可达 6 个月，能降低痛风急性发作的次数。

2）非甾体类消炎药：典型的药物有萘普生，250 mg，2 次/天，可持续给药 8 周至 6 个月，给药期间为防止消化道不良反应应加用质子泵抑制药等抑制胃酸分泌的药物。

3. 痛风的一般治疗

除特殊疗法外，在急性发作期还需要注意休息，大量摄入液体，防止脱水和减少尿酸盐在肾脏内的沉积。患者宜进软食。为了控制疼痛，有时需要可待因 30 ~60 mg。夹板固定炎症部位也有帮助。降低血清尿酸盐浓度的药物，必须待急性症状完全控制之后应用（一般为 1 ~2 周）。

饮食治疗方面应限制高嘌呤饮食，限制饮酒及高热量食物的摄入。

防治肥胖及代谢综合征。

4. 痛风性肾病的治疗

（1）降尿酸治疗及一般治疗同痛风。

（2）透析治疗：对于因恶性肿瘤使用溶细胞药物治疗而产生的急性高尿酸血症或肾衰竭引起的高尿酸血症必要时可以考虑血液透析或腹膜透析治疗。

5. 痛风治疗新进展

除了抗炎及降尿酸治疗外，通过对痛风发病机制的深入研究，人们已尝试用新的途径或药物来治疗痛风。例如，抑制 IL-1β 通路的药物，抑制这条通路的药物目前已经在观察的有 3 种：①anakinra，是 IL-1β 受体的拮抗药，最初用来治疗类风湿关节炎。②rilonacept 或称 IL-1 诱骗药，是将两个分子的 IL-1β受体用免疫球蛋白 Fc 段连接在一起的制剂。③canakinumab，是抗 IL-1β 的单克隆抗体，已用来治疗儿童周期性发热。其中后两种药物在治疗痛风方面的几项临床观察结果已经或将相继报道，canakinumab 与氟羟泼尼松龙骨骼肌内给药的对照研究，以及 canakinumab 与秋水仙碱或 NSAID 治疗痛风的对照研究结果均显示 canakinumab 有显著的治疗作用。rilonacept 与安慰药的一项对照研究也显示 rilonacept 在控制痛风复发方面效果显著。关于这些新兴药物的疗效及安全性尚需进一步观察，但相信随着这些新的药物和治疗手段的不断出现，痛风的防治将会逐渐走向更加容易控制、更少药物的不良反应的未来。

第六章

内分泌系统疾病

第一节 下丘脑综合征

下丘脑综合征是由多种病因累及下丘脑所致的疾病，主要临床表现有内分泌代谢功能失调，自主神经功能紊乱，以及睡眠、体温调节和性功能障碍，尿崩症，多食肥胖或厌食消瘦，精神失常，癫痫。

一、病因

下丘脑综合征病因有先天性和后天性、器质性和功能性等，具体归纳如下。

（一）先天性或遗传性

如 Kallmann 综合征（Kallmann syndrome）为一种家族性的单纯性促性腺激素缺乏症，伴有嗅觉丧失或减退，即性幼稚-嗅觉丧失症；Laurence-Moon-BiedL 综合征，为一遗传性疾病，其特征为肥胖、视网膜色素变性、智力减退、性腺发育不良、多指（趾）或并指（趾）畸形，可伴有其他先天性异常。

（二）肿瘤

如颅咽管瘤、星形细胞瘤、漏斗瘤、垂体瘤向鞍上生长、异位松果体瘤、脑室膜瘤、神经节细胞瘤、浆细胞瘤、神经纤维瘤、髓母细胞瘤、白血病、转移性肿瘤、外皮肉瘤、血管瘤、恶性血管内皮瘤、脉络丛囊肿、第三脑室囊肿、脂肪瘤、错构瘤、畸胎瘤、脑膜瘤等。

（三）肉芽肿

如结核瘤、结节病、网状内皮细胞增生症、慢性多发性黄色瘤、嗜酸性肉芽肿。

（四）感染和炎症

如结核性或化脓性脑膜炎、脑脓肿、病毒性脑炎、流行性脑炎、脑脊髓膜炎、天花、麻疹、水痘、狂犬病疫苗接种、组织胞浆菌病。

（五）退行性变

如结节性硬化、脑软化、神经胶质增生。

（六）血管损害

如脑动脉硬化、脑动脉瘤、脑出血、脑栓塞、系统性红斑狼疮和其他原因引起的脉管炎等。

（七）物理因素

如颅脑外伤、脑外科手术，放射治疗（脑、脑垂体区）。

（八）脑代谢病

如急性间歇发作性血卟啉病、二氧化碳中毒。

（九）药物因素

如服抗精神病药、抗高血压药、多巴胺受体阻断药、避孕药等均可引起溢乳-闭经综合征。

（十）功能性障碍

因环境变迁、精神创伤等因素可发生闭经或阳痿伴甲状腺功能和（或）肾上腺皮质功能减退，以及厌食、消瘦等症状。

下丘脑综合征的病因与发病年龄相关。

二、临床表现

由于下丘脑体积小、功能复杂，而且损害常不限于一个核群而累及多个生理调节中枢，因而下丘脑损害多表现为复杂的临床综合征。

（一）内分泌功能障碍

可引起内分泌功能亢进或减退，可造成一种或数种激素分泌异常。

1. 全部下丘脑释放激素缺乏

可引起全部腺垂体功能降低，造成性腺、甲状腺和肾上腺皮质功能等减退。

2. 促性腺激素释放激素分泌失常

（1）女性：亢进者性早熟，减退者神经源性闭经。

（2）男性：亢进者性早熟，减退者肥胖、生殖无能、营养不良、性发育不全和嗅觉丧失症。

3. 泌乳素释放抑制因子（或释放因子）分泌失常

（1）泌乳素过多：发生溢乳症或溢乳-闭经综合征。

（2）泌乳素缺乏症。

4. 促肾上腺皮质激素释放激素分泌失常

肾上腺皮质增生型皮质醇增多症。

5. 促甲状腺激素释放激素分泌失常

（1）下丘脑性甲状腺功能亢进症。

（2）下丘脑性甲状腺功能减退症。

6. 生长激素释放激素（或抑制激素）分泌失常

（1）亢进：在骨骺愈合前发病者表现为巨人症，在骨骺愈合后发病者表现为肢端肥大症。

（2）减退：儿童起病者表现为侏儒症，成年后起病者为成人生长激素缺乏症。

7. 抗利尿激素分泌失常

（1）亢进者为抗利尿激素分泌过多症。

（2）减退者为尿崩症。

（二）神经系统表现

下丘脑病变如为局限性，可出现一些提示下丘脑损害部位的征象。如下丘脑病变为弥漫性，则往往缺乏定位体征。常见下丘脑症状如下。

1. 嗜睡和失眠

下丘脑后部、下丘脑外侧核及腹内侧核等处病变时，大多数患者表现嗜睡，少数患者有失眠。常见的嗜睡类型有：①发作性睡病，患者不分场合，可随时睡眠，持续数分钟至数小时，为最常见的一种形式。②深睡眠症，发作时可持续性睡眠数天至数周，但睡眠发作期常可唤醒吃饭、小便等，过后又睡。③发作性嗜睡强食症（Kleine-Levin 综合征），患者不可控制地出现发作性睡眠，每次睡眠持续数小时至数天，醒后暴饮暴食，食量较常量增加数倍甚至十倍，极易饥饿，患者多肥胖。

2. 多食肥胖或顽固性厌食、消瘦

病变累下丘脑及腹内侧核或结节部附近（饱食中枢），患者因多食而肥胖，常伴生殖器官发育不良（称肥胖生殖无能营养不良症，即 Frohlich 综合征）。为进行性肥胖，脂肪分布以面部、颈部及躯干部最显著，其次为肢体近端，皮肤细嫩，手指尖细，常伴骨骼过长现象，智力发育不全或减退，或为性早熟以及尿崩症。病变累及下丘脑外侧、腹外侧核（摄食中枢）时有厌食、体重下降、皮肤萎缩、毛发脱落、肌肉软弱、怕冷、心跳缓慢、基础代谢率降低等。当病变同时损害垂体时则出现垂体性恶病质，又称西蒙兹病，临床表现为腺垂体功能减退症。

（三）发热和体温过低

病变在下丘脑前部或后部时，可出现体温改变，体温变化表现如下：①低热，体温一般在 37.5 ℃左右。②体温过低，体温可降到 36 ℃以下。③高热，可呈弛张型或不规则型，一天内体温多变，但高热时肢体冰冷、躯干温暖，有些患者甚至心率与呼吸可保持正常，高热时一般退热药无效。脑桥或中脑的病变有时也可表现为高热。

（四）精神障碍

当下丘脑后腹外核及视前区有病变时常可产生精神症状，主要表现为过度兴奋、哭笑无常、定向力障碍、幻觉及激怒等。

（五）其他症状

头痛是常见症状，患者常可表现多汗或汗闭，手足发绀，括约肌功能障碍，下丘脑性癫痫。当下丘脑腹内侧部视交叉受损时可伴有视力减退、视野缺损或偏盲。血压忽高忽低，瞳孔散大、缩小或两侧不等。累及下丘脑前方及下行至延髓中的自主神经纤维时，可引起胃和十二指肠消化性溃疡或出血等表现。

其他症状以多饮、多尿、嗜睡及肥胖等最多见，头痛与视力减退虽也常见，但并非下丘脑综合征的特异性表现，也可能与颅内占位性病变引起的脑膜刺激、颅内压增高及视神经交叉受压等有关。

三、功能定位

下丘脑病变或损害部位与临床表现之间的关系大致为：①视前区受损，自主神经功能障碍。②下丘脑前部视前区受损，高热。③下丘脑前部受损，摄食障碍。④下丘脑前部、视上核、室旁核受损，中枢性特发性高钠血症、尿崩症、抗利尿激素分泌不适当综合征。⑤下丘脑腹内侧正中隆起受损，性功能低下，促肾上腺皮质激素、生长激素和泌乳素分泌异常，尿崩症等。⑥下丘脑中部外侧区受损，厌食、体重下降。⑦下丘脑腹内侧区受损，贪食，肥胖，性格改变。⑧下丘脑后部受损，意识改变，嗜睡，运动功能减退，低体温。⑨下丘脑乳头体、第三脑室壁受损，精神错乱，严重记忆障碍。

四、诊断

引起下丘脑综合征的病因很多，临床症状在不同的患者十分不同，有时诊断比较困难，必须详细询问病史，联系下丘脑的生理，结合各种检查所得，综合分析后作出诊断。除诊断本病外，尚须进一步查明病因。

头颅 CT 或磁共振检查有助于明确颅内病变部位和性质。脑脊液检查除颅内占位病变有颅内压增高、炎症有白细胞升高外，一般均属正常。

脑电图检查可见 14 Hz/s 的单向正相棘波弥漫性异常，阵发性发放，左右交替的高波幅放电可有助于诊断。

垂体及靶腺内分泌功能测定，必要时行相应的功能试验，有助于了解性腺、甲状腺和肾上腺皮质功能情况。丘脑肿块定性困难者可考虑行穿刺检查。

五、治疗

（一）病因治疗

对肿瘤可采取手术切除或放射治疗。对炎症则选用适当的抗生素，以控制感染。由药物引起者应立即停用有关药物。精神因素引起者须进行精神治疗。

（二）内分泌治疗

对尿崩症的治疗见本章第三节尿崩症相关内容。有腺垂体功能减退者，则应根据靶腺受累的程度，予以相应激素补充替代治疗。有溢乳者可用溴隐亭 2.5～7.5 mg/d，或 L 多巴 1～2 g/d。

（三）对症治疗

发热者可用氯丙嗪、地西泮或苯巴比妥，以及物理降温。

第二节　垂体瘤

一、概述

垂体瘤是一组起源于腺垂体的肿瘤。广义的垂体瘤还包括起源于神经垂体以及颅咽管残余鳞状上皮细胞的肿瘤。垂体瘤是中枢神经系统和内分泌系统常见的肿瘤，占所有颅内肿瘤的 15%，国外的调查显示垂体瘤的人群患病率约 77/10 万。在尸检中，直径小于 10 mm 的垂体意外瘤检出率高达 1/4，垂体影像学检查可在 10% 的正常个体中检出小的垂体病变。垂体瘤可发生于任何年龄，男性略多于女性。

垂体瘤绝大多数为良性肿瘤，垂体癌罕见。

二、发病机制

迄今为止垂体瘤的确切发病机制尚不清楚。采用 X 染色体失活方法已证实垂体瘤系单克隆增殖，这提示垂体瘤是由于腺垂体单个细胞内的基因改变，从而导致细胞单克隆扩增所致。在生长激素（GH）瘤中大约 40% 的瘤组织存在刺激性 G 蛋白 α 亚基（Gsα）基因的突变，但对其他垂体瘤的发病机制了解甚少。一些研究发现，垂体瘤的发生主要与癌基因激活和抑癌基因缺失或失活有关。另外，垂体肿瘤转化基因（*PTTG*）及局部细胞生长因子异常也对垂体肿瘤的发生、发展起重要作用。分别简述如下。

（一）癌基因

一些癌基因与垂体肿瘤发生有关，其中以 *gsP* 癌基因家族的研究最多。生长激素腺瘤存在膜结合刺激因子 GTP 结合蛋白的 α 亚单位（*Gsα*）基因突变，认为 *Gsα* 基因突变后导致其内在的 GTPase 丧失，持续激活腺苷酸环化酶，促进 cAMP 合成，增加细胞内 Ca^{2+} 和 cAMP 依赖蛋白激酶活性，促使调节 cAMP 转录作用的 cAMP 反应元件结合蛋白（CREB）磷酸化，造成细胞生长分化异常而引发肿瘤。垂体癌和 PRL 腺瘤存在 *H-ras* 基因突变，但在垂体肿瘤 *ras* 激活是一种晚期事件，大多数垂体肿瘤没有 *ras* 基因突变，认为 *ras* 基因突变只能作为垂体肿瘤具有高度侵袭性的一种生物学标志。

（二）抑癌基因

多发性内分泌肿瘤 1 型（MEN_1）基因，命名为 *menin* 基因，认为 *menin* 基因缺失与单克隆发生的垂体肿瘤有密切关系。随后许多研究证实它是大多数单克隆起源的垂体腺瘤的始发因素。*p53* 基因突变或缺失在人类肿瘤中十分常见，但在垂体肿瘤组织中 *p53* 基因异常的发生率低。此外观察到 *p21*、*p27* 及 *p57* 抑制细胞周期素依赖激酶（CDK）；*p6*、*p18*、*p15* 及 *p19* 则特异性抑制 CDK4 及 CDK6。其中 *p16* 基因主要作用是与细胞周期素 D（cyclin D）竞争性结合抑制 CDK 活性，阻止视网膜母细胞瘤易感基因（*Rb* 基因）磷酸化，防止细胞异常增殖。*Rb* 基因敲除会导致小鼠垂体中间部肿瘤发生，但在人垂体瘤的研究中并未经常发现 *Rb* 基因突变。

（三）垂体肿瘤转化基因（*PITG*）

是一种强有力的肿瘤转化基因，在人垂体各种腺瘤尤其是泌乳素瘤中呈高水平表达，在侵袭性功能性垂体瘤中表达最高。*PTTG* 的功能涉及抑制细胞周期中的姐妹染色单体分离、染色体不稳定，通过调节基本成纤维细胞生长因子（bFGF，FGF-2）的生成进而促进血管形成和有丝分裂等。

（四）其他促进因子

下丘脑激素如 GHRH 分泌过高会导致垂体生长激素细胞增殖，进而导致腺瘤的发生。但垂体瘤分泌激素经常呈自主性，不受下丘脑调控，手术全切肿瘤后往往可以治愈该疾病，这提示并不是由促进多克隆垂体细胞增殖的下丘脑激素刺激发生。能调节垂体细胞分泌和增殖的生长因子有成纤维细胞生长因子（FGF-2 和 FGF-4），在人垂体腺瘤组织中表达，参与 PRL 的分泌、新生血管发生和泌乳素瘤的发生。转化生长因子 α（TGF-α）转基因小鼠会发生泌乳素瘤，反义抑制 TGF-α 的表达则抑制泌乳素细胞增殖，其机制可能与介导雌激素引起的泌乳素细胞增殖有关。雌激素能刺激泌乳素细胞和促性腺素细胞有丝分裂，其在泌乳素瘤细胞上的受体主要为 *ERβ* 基因所编码，表达丰富。泌乳素瘤在女性多见，且在怀孕期间瘤体积增大可以此来解释。此外，雌激素还能激活 PTTG、FGF-2 及其受体和TGF-α、TGF-β。但使用大剂量雌激素的患者很少发生泌乳素瘤，因而雌激素与垂体瘤的关系尚需进一步研究。新近发现在垂体瘤组织中还富含 PPAR-γ，体外试验发现 PPAR-γ 的配体罗格列酮抑制垂体瘤细胞增殖，并促进其凋亡提示 PPAR-γ 参与垂体瘤的发生。

三、病理

垂体瘤大多数为良性腺瘤，少数为增生，腺癌罕见。肿瘤的体积大小不一，嗜酸细胞性或嗜碱细胞性腺瘤体积往往较小，而嫌色细胞性腺瘤则常较大。小肿瘤生长在鞍内，大者往往向鞍外发展。小肿瘤常呈球形，表面有光滑的包膜，大者多数呈不规则的结节状，包膜完整，可压迫和侵蚀视交叉、下丘脑、第三脑室和附近的脑组织。第三脑室受压后可引起侧脑室扩大和积水。肿瘤偶尔也可侵蚀蝶骨并破坏骨质而长入鼻咽部。若为恶性肿瘤，则癌肿组织可浸润和破坏蝶鞍周围的结构。瘤内可出血、变性而形成囊肿。光镜下，嫌色细胞性腺瘤细胞呈多角形或梭形，呈片状或条索状排列，细胞核较小和轻度不规则，呈圆形或椭圆形，胞质染色淡，可含有细颗粒或不含颗粒而呈透亮状。间质为丰富的薄壁血窦，瘤细胞可沿血窦排列成假乳头状。常可见到出血、囊性和钙化等变化。嗜酸细胞性腺瘤的瘤细胞呈圆形或多角形，边界清楚，呈片状或丛状分布，细胞体积普遍较嫌色细胞者为大，核圆，有核仁，胞质丰富，内含许多较粗的颗粒，间质中血管较嫌色细胞者少。嗜碱细胞性腺瘤的瘤细胞为多角形或圆形，体积较大，细胞核圆形居中，胞质丰富，含有许多嗜碱性粗颗粒。间质中血管丰富，常呈玻璃样变性，部分腺瘤组织中可含一种以上的瘤细胞，称为混合型腺瘤，常见的是嫌色细胞与嗜酸细胞的混合型。垂体腺癌或垂体瘤恶变时，常见瘤细胞较丰富、异型和核分裂，并见瘤细胞呈浸润性长入蝶鞍周围组织，或有远处转移。电镜下发现生长激素腺瘤及泌乳素腺瘤细胞内颗粒较大，可分两种，一种为颗粒致密型，以泌乳素细胞内颗粒最大，平均直径大约 600 nm，最大可达 1 200 nm，伴错位胞溢，内质网明显，排列成同心轮（称 neoenkem）状。生长激素细胞内颗粒次之，直径多数为 350~450 nm，两种细胞的粗面内质网与高尔基复合体均发达丰富。另一种为颗粒稀少型，颗粒小而稀，促肾上腺皮质激素腺瘤细胞呈球形或多角形，核圆形或卵圆形，胞质基质深，粗面内质网和核糖体皆丰富，高尔基复合体明显，内含致密型颗粒，圆形或不规则形，直径 250~450 nm。促甲状腺激素腺瘤及促性腺激素腺瘤极罕见。前者颗粒最小，直径 100~200 nm，后者颗粒稀少，此两者以往均属嫌色细胞瘤。多形性腺瘤中以多种细胞同时存在为特征。用免疫组织化学法可识别不同细胞的分泌功能。

四、分类

Kovacs 五层次的分类法实用、经济、有效，并能促进病理与临床之间的相关性。主要内容如下。

层次一：根据患者的临床表现和血中激素浓度分类，这对内分泌学家来说是最重要的依据。

垂体腺瘤的功能分类：

A. 内分泌功能亢进

（1）肢端肥大症/巨人症，生长激素浓度增高。

（2）高泌乳素血症。

（3）库欣病，促肾上腺皮质激素和可的松血浓度增高。

（4）甲状腺功能亢进，伴不适当促甲状腺素过度分泌。

（5）促卵泡激素、黄体生成素和（或）α 亚单位的明显增高。

（6）多种激素过度产生。

B. 临床无功能

C. 功能状态不确定

D. 异位性内分泌功能亢进

（1）继发于异位的生长素释放因子过度产生的临床肢端肥大症。

（2）继发于异位的促皮质激素释放因子过度产生的库欣病。

层次二：根据来自神经影像学和手术中的信息，如肿瘤大小、扩展性和侵袭性等分类。此类信息对估计预后和决定治疗相当重要。

垂体腺瘤的影像/手术分类：

A. 根据部位

（1）鞍内。

（2）鞍外。

（3）异位（罕见）。

B. 根据大小

（1）微腺瘤（≤10 mm）。

（2）大腺瘤（>10 mm）。

C. 根据生长类型

（1）扩张型。

（2）肉眼可见硬膜、骨、神经和脑的侵犯。

（3）转移（脑、脊髓或全身）。

层次三：根据肿瘤切片在光学显微镜下的形态分类。病理学家最重要的任务是决定病变是否为腺瘤，因蝶鞍区有不少新生物性和非新生物性病变可酷似垂体腺瘤。

垂体腺瘤的组织学分类：

A. 腺癌

（1）典型。

（2）不典型（多形性、核分裂多、高 MIB-1 标记指数）。

如果生长类型能被估价：

（1）扩张型。

（2）组织学上的侵犯性（骨、神经、血管等）。

B. 癌［转移和（或）侵犯脑］

C. 非腺瘤

（1）原发或继发于非腺垂体肿瘤。

（2）类似腺瘤的垂体增生。

层次四：这是分类中最关键的部分。利用免疫组化技术，能较准确地确定肿瘤分泌的激素类型，并能与临床表现及血中激素浓度联系起来（表 6-1）。

表 6-1　垂体腺瘤的免疫组织化学分类

主要免疫反应	继发免疫反应
GH	PRL，α-su（f），TSH，FSH，LH（i）
PRL	α-su（i）
A + B 混合	α-su（f），TSH（i）
ACTH	LH，α-su（i）
FSH/LH/α-su	PRL，GH，ACTH（i）
TSH	α-su，GH（f），PRL（i）

续表

主要免疫反应	继发免疫反应
罕见的激素组合	
无免疫反应	

层次五：按肿瘤细胞的超微结构特征分类（表6-2），它可得出有关肿瘤的成分、分化程度、内分泌合成活性的线索。

表6-2　选择电镜检查的指征

肿瘤类型/变异	电镜的应用
生长激素瘤	
1. 颗粒密集	选择性，如果GH免疫反应确定，通常缓慢生长
2. 颗粒稀疏	选择性，如果GH免疫反应确定和细胞角化素抗血清测到核旁纤维体，很可能有侵犯性
泌乳素瘤	
3. 颗粒稀疏	选择性，如果高尔基型PRL免疫反应全面并强阳性。血清PRL轻中度增高，组织内PRL免疫反应缺乏或不肯定应用电镜来证实诊断
4. 颗粒密集	选择性，如果PRL免疫反应强阳性。为非常罕见类型，临床意义不大
生长激素泌乳素混合瘤	
5. GH、PRL细胞混合	由于免疫组化反应重叠，为将5~7分开，必须采用电镜。缓慢生长的6与1相同，而5和7可为侵犯性
6. 促乳腺及躯体细胞	
7. 嗜酸干细胞	
促肾上腺皮质激素瘤	
8. 颗粒密集	选择性，如果嗜碱性肿瘤对ACTH有肯定的免疫反应，多为微腺瘤
9. 颗粒稀疏	可能需要，如果ACTH免疫反应缺乏或不确定。很可能是侵犯性大腺瘤
10. 克鲁克细胞型	选择性，如果ACTH免疫肯定，形态学变异，无明确临床意义
11. TSH	如果临床表现和TSH免疫反应均不肯定，为确定诊断必须选择电镜
FSH、LH瘤	
12. 男性类型	为鉴别肿瘤类型必须作电镜检查，因为12~15的免疫组化反应交叉，生物行为相似，但为临床处理则非必需
13. 女性类型	
临床无功能	
14. 非肿瘤细胞（无细胞）	
15. 瘤细胞的细胞来源不明的腺瘤	
16. 静止性“促肾上腺皮质激素”亚型1	如果嗜碱性，ACTH免疫反应无库欣病征确立，可选择。形态学上与8不能区别
17. 静止性“促肾上腺皮质激素”亚型2	必须用电镜来区别此类肿瘤
18. 静止性腺瘤亚型3	必须用电镜来诊断，这对处理是必要的
19. 其他（未分类的多激素瘤，如功能性GH-TSH，PRL-TSH，PRL-ACTH，等）	为描绘各瘤型特征性表现和避免错误，建议应用电镜

随着免疫组化的广泛应用，过去根据肿瘤细胞染色的特性分为嫌色性、嗜酸性、嗜碱性细胞腺瘤的分类法现已被按细胞的分泌功能分类法所替代。目前临床工作者多倾向于将垂体腺瘤分为：泌乳素细胞腺瘤、生长激素细胞腺瘤、促肾上腺皮质激素细胞腺瘤、促甲状腺素细胞腺瘤、促性腺激素腺瘤、无内分泌功能细胞腺瘤及恶性垂体腺瘤。据华山组资料，无内分泌功能细胞腺瘤占多数（41%），多分泌功能细胞腺瘤其次（23%），PRL、GnH（LH和FSH）、GH、ACTH、TSH腺瘤分别占19%、7%、6%、2%、1%。

五、临床表现

垂体瘤（尤其是微小腺瘤）早期临床表现很少，出现症状时主要有下列三大症候群。

（一）垂体本身受压症候群

由于腺瘤体积增大，腺瘤以外的垂体组织受压而萎缩，造成其他垂体促激素的减少和相应周围靶腺体的萎缩。临床表现大多为复合性，有时以性腺功能低下为主；有时以继发性甲状腺功能减退为主；偶有继发性肾上腺皮质功能低下；有时肿瘤压迫神经垂体或下丘脑而发生尿崩症。

（二）垂体周围组织压迫症候群

肿瘤较大压迫垂体周围组织时发生，除头痛外多属晚期表现。

1. 头痛

医院数据显示 69.1% 患者诉头痛，以前额及双颞侧隐痛或胀痛伴阵发性剧痛为主。头痛多由于硬脑膜受压紧张所致，或鞍内肿瘤向上生长时由于蝶鞍隔膜膨胀引起，如肿瘤生长到鞍外时，因颅底部脑膜及血管外膜如颈内动脉、大脑动脉、Willis 动脉环等均有痛觉纤维存在，垂体肿瘤可累及上述神经血管组织而引起头痛。

2. 视力减退、视野缺损和眼底改变

肿瘤向前上方生长，往往压迫视神经、视交叉，医院的数据显示 66.7% 患者发生不同程度的视力减退，59% 患者视野缺损（偏盲）。视力减退可为单侧或双侧，甚至双目失明；视野改变可有单侧或双颞侧的偏盲。少数也可产生鼻侧视野缺损，视野向心性缩小往往是功能性的，临床定位意义不大；眼底可见进行性视神经色泽变淡，视盘呈原发性程度不等的萎缩，少数有视盘水肿。

3. 下丘脑症候群

肿瘤向上生长可影响下丘脑功能和结构，发生下丘脑综合征。

4. 海绵窦综合征、眼球运动障碍和突眼

是肿瘤向侧方发展压迫和侵入海绵窦的后果。可使第Ⅲ、第Ⅳ和第Ⅵ对脑神经受损，产生相应症状。肿瘤向蝶鞍外侧生长累及麦氏囊使第Ⅴ对脑神经受损，引起继发性三叉神经痛或面部麻木等功能障碍。

5. 脑脊液鼻漏

少数患者肿瘤向下生长破坏鞍底及蝶窦，引起脑脊液鼻漏，还可并发脑膜炎，后果严重。

（三）腺垂体功能亢进症候群

1. 巨人症与肢端肥大症

由于垂体腺瘤分泌过多的生长激素所致。

2. 皮质醇增多症

系垂体腺瘤分泌过多的促肾上腺皮质激素引起。

3. 溢乳-闭经综合征

系垂体分泌过多的泌乳素所致，女性高达 60%。

4. 垂体性甲状腺功能亢进症

极少数垂体腺瘤分泌过多的促甲状腺激素而发生甲状腺功能亢进症，其特点为血 TT_3、TT_4、FT_3、FT_4 升高，而血 TSH 未被抑制，且不受 TRH 兴奋，也不被 T_3 所抑制。有甲状腺功能亢进症候群，一般不伴眼征，有头痛、视野缺损等。

5. Nelson 综合征

由于双侧肾上腺被全切除后，垂体失去了肾上腺皮质激素的反馈抑制，原已存在的垂体瘤进行性增大，分泌大量促肾上腺皮质激素和（或）黑色素细胞刺激素（为 ACTH 与 β-LPH 的片段）。全身皮肤往往呈进行性色素沉着，以及垂体瘤逐渐增大而产生垂体的压迫症候群。血浆 ACTH 及 MSH 测定明显升高。

6. 促性腺激素腺瘤

并不少见，医院的数据显示促性腺激素腺瘤者达 7%。瘤细胞一般呈嫌色性，少数为嗜酸性。患者发病高峰年龄在 50～60 岁，男性显著多于女性。大多数患者因巨大腺瘤造成压迫症候群。男性常表现阳痿、不育。FSH 虽升高但无活性，LH 高于正常者少见，α 亚单位、FSH 或 LH 亚单位升高，血睾酮正常或低于正常。

垂体卒中是指垂体突然出血或梗死而引起的综合征。多见于垂体瘤较大、生长迅速、放疗或服用溴隐亭后。临床表现为突发剧烈头痛、高热、眼肌麻痹、视力减退、视野缺损、恶心、呕吐、颈强直、神志模糊，甚至死亡。

六、影像学检查

影像学检查是诊断垂体瘤的重要方法之一，包括头颅平片、蝶鞍分层摄片、磁共振、CT 扫描、正电子发射计算机体层扫描（PET）检查等。

（一）头颅平片及分层摄片

垂体瘤在鞍内生长，早期体积小者并不影响蝶鞍。此后，肿瘤继续增大，引起轻度局限性的骨质改变，于薄层分层片上可发现蝶鞍一小段骨壁轻微膨隆、吸收或破坏。

继之则呈典型鞍内占位性改变，蝶鞍前后径、深径、宽径和体积超过正常，蝶鞍扩大呈杯形、球形或扁平形。向鞍旁生长则呈鞍旁占位改变，鞍底呈双重轮廓，肿瘤巨大者可破坏鞍背和鞍底。垂体瘤出现病理钙化斑的占 1.2% ~6.0%。

（二）磁共振检查（MRI）

MRI 对软组织分辨率好，是垂体瘤首选的影像诊断手段，可发现 3 mm 的微腺瘤，并能提供肿瘤的确切形状、大小、生长方向及肿瘤与周围软组织包括鞍上池、第三脑室、视交叉、海绵窦的关系。钆造影剂增强 MRI 能够发现绝大多数的垂体瘤，显示为较正常垂体组织低信号病灶，可能由于垂体腺瘤血供相对不丰富的原因。腺瘤还可造成蝶鞍扩大、垂体和垂体柄的偏移。

（三）CT 扫描检查

CT 对骨结构分辨率好，可用于显示鞍底和床突的形态及肿瘤对骨质的侵犯。CT 还能够有效发现钙化，从而鉴别垂体瘤和颅咽管瘤、脑膜瘤。此外，CT 还用于发现出血、转移病灶。平扫示垂体瘤肿块的密度略高于脑实质，周围脑池和脑室含低密度的脑脊液，均可被 CT 扫描所发现。肿瘤向上生长，突破鞍膈，则可见鞍上池变形乃至大部分闭塞，其中可见等密度或略高密度肿块，肿瘤中可见坏死或囊性低密度区；肿瘤可突入第三脑室前部和两侧脑室前角的下方，并有脑室积水表现；蝶鞍扩大，鞍背变薄、倾斜。肿瘤向下生长，膨入蝶窦内而于蝶窦内出现圆形软组织影。增强检查肿瘤呈均一或周边明显强化，边界更加清楚可见。

（四）正电子发射计算机体层扫描（PET）

PET 可以观察到垂体瘤的血流量、局部葡萄糖代谢、氨基酸代谢、蛋白质合成、受体密度和分布等生理和生化过程，能用于区别治疗中的肿瘤坏死和复发。^{18}氟代葡萄糖（^{18}F-FDG）PET 显像对垂体瘤的显示较 CT 好，与 MRI 相近，而 PET 与 CT 或 MRI 一起检查，可提高 15% ~20% 的阳性率。但昂贵的价格限制了 PET 用于垂体瘤的诊断。

（五）单光子发射计算机体层摄影（SPECT）

采用放射性标记的多巴胺受体激动剂（^{131}I-iodobenzamine）SPECT 显像可用于鉴别泌乳素瘤和无功能腺瘤；而采用放射性标记的生长抑素扫描可用于诊断异位 ACTH 综合征。

七、鉴别诊断

垂体腺瘤是最常见的鞍区占位的病因，一般按照影像学检查、血生化检查诊断并不困难。但仍须注意与其他鞍区占位的原因相鉴别。

（一）颅咽管瘤

是来源于颅咽管的上皮肿瘤，可能由于残留的胚胎颅咽管鳞状细胞或腺垂体细胞化生导致，是儿童鞍区占位最常见的原因。5~14 岁和 50~74 岁是两个发病高峰年龄段。颅咽管瘤多位于鞍上，在 CT 平扫上囊液表现为低密度，增强后则表现为混合密度影，钙化常见。在 MRI 上颅咽管瘤固体成分表现为 T_1 等信号或低信号、囊内容物为 T_1 低信号 T_2 高信号，增强后固体成分强化，在 T_2 上表现为高低混合信号。而垂体瘤一般密度较均匀，较易鉴别。

（二）Rathke's 囊肿

是一种先天性发育异常，一般认为来源于胚胎时 Rathke's 囊的残余。多数患者没有临床症状，但如囊肿进展，可压迫下丘脑、垂体和漏斗部导致头痛、垂体功能低下、高泌乳素血症和其他内分泌功能障碍。Rathke's 囊肿一般为圆形或类圆形，囊内容物多变，多数局限于鞍内，部分向鞍上扩展，完全位于鞍上的少见。在 CT 上多为低密度，少数为等密度、高密度或混杂密度，钙化少见。在 MRI 上，依据囊内容物蛋白含量不同，在 T_1WI 上可表现为低信号、等信号或高信号，在 T_2WI 上表现为高信号。如囊内容物为血液物质，则表现为 T_1 高信号 T_2 等信号。增强后一般无强化。

（三）颅内生殖细胞瘤

位于鞍区或鞍上的生殖细胞瘤可累及下丘脑垂体系统，导致垂体功能减退、尿崩症等，累及视交叉可导致视力损害、视野缺损，与垂体瘤表现相似，须进行鉴别。鉴别点主要依据发病年龄、性别、影像学表现。生殖细胞瘤好发于儿童和青少年，尿崩症常见，因此对于儿童和青少年，尤其是尿崩症患者须注意鉴别生殖细胞瘤。生殖细胞瘤一般男性多见，但位于鞍区的生殖细胞瘤女性更多见。在 MRI 上肿瘤表现为 T_1 等信号，T_2 等信号或高信号，增强后明显强化。在 CT 上，肿瘤实体部分高密度，增强后明显强化，钙化少见。如诊断存在疑问，可采用诊断性放疗或立体定向活检。

（四）空泡蝶鞍

是指蛛网膜下腔疝入鞍内，按发病机制的不同，可分为原发性和继发性。MRI 是诊断本症最好的手段，表现为蝶鞍增大，鞍底下陷，鞍内充满脑脊液信号，垂体受压变扁，上缘凹陷，增强后垂体内信号无异常，垂体柄延长至鞍底，位置居中或略后移，视神经上抬，垂体与视神经距离延长。

（五）原发性垂体炎

是指非继发于其他部位炎症或全身性疾病而发生的垂体炎性病变，可分为 4 种类型：淋巴细胞性垂体炎、肉芽肿性垂体炎、黄瘤病性垂体炎、坏死性垂体炎。目前尚缺乏有效的手段在术前进行鉴别，确诊须依赖经蝶鞍垂体活检，排除感染后也可采用诊断性糖皮质激素治疗进行鉴别。

（六）原发性甲状腺功能减退继发垂体增生

原发性甲状腺功能减退（甲减）可导致垂体瘤样增生。鉴别诊断主要依据甲减症状、甲状腺激素降低、TSH 水平升高。在 MRI 上，垂体表现为均匀弥漫性增大，增强后明显均匀强化，垂体柄无偏移。本症经甲状腺激素替代治疗后，垂体可完全恢复正常。根据医院的数据，此类患者甲状腺激素替代治疗 1~6 个月后，增大的垂体完全恢复正常。

八、治疗

垂体瘤治疗的目的包括解除占位效应，纠正激素的过度分泌，改善垂体功能低下，尽可能保存正常的垂体功能。目前，治疗垂体瘤的手段包括：①手术治疗。②放射治疗。③药物治疗。治疗手段的选择须充分评估各种手段的优点、风险，医生和患者须对此有充分的认识，治疗应个体化。

（一）手术治疗

手术的目标是要切除肿瘤，尽量不损伤正常垂体的功能。有时，在经过精确的诊断评估后，发现肿瘤为散在分布或无法确定肿瘤位置，可采用垂体半切甚至垂体全切，多见于库欣病患者。

手术的效果很大程度上取决于手术医生的经验和技术。肿瘤的大小、侵袭程度和术前垂体功能也对手术的疗效存在重大影响。手术并发症包括暂时和永久性并发症。暂时的并发症主要包括脑脊液鼻漏、一过性尿崩症和 SIADH，发生于大约 20% 的患者，其他还包括蛛网膜炎、脑膜炎、术后精神异常、局部血肿、动脉壁损伤、鼻出血、局部脓肿、肺栓塞、发作性睡病等。永久性并发症（不到10%）有尿崩症、全部或部分垂体功能减退、视力受损、SIADH、血管闭塞、CNS损伤、鼻中隔穿孔等，手术死亡率不到1%，主要与脑血管、下丘脑直接损伤，术后脑膜炎，脑脊液漏，颅内积气，急性心肺疾病，麻醉相关并发症和癫痫相关。目前，术中多采用内镜、神经导航系统（无框架立体定向设备）帮助提高肿瘤全切概率和手术安全性。

（二）放射治疗

可分为外照射和内照射，外照射是国内常用的方法。近年来高能射线发展，已取代常规X线治疗。内照射有放射性核素 ^{90}钇（^{90}YC）、^{198}金（^{198}Au）。放疗目前主要作为手术和内科药物治疗的辅助手段。放射治疗指征：①诊断肯定而存在手术禁忌。②手术无法完全切除，手术后仍存在激素过度分泌或占位效应。③手术后复发，肿瘤不大，暂不宜再行手术。④术后存在复发可能的病例，特别是复发的库欣病。⑤单纯放射性治疗后复发病例，相隔至少1年后再放疗。但多次放疗可引起脑部并发症［累积剂量最好不超过100 Gy（10 000 rad）］。生长激素瘤和泌乳素瘤多数对药物治疗反应良好，一般不推荐放疗。但对于药物抵抗的侵袭性泌乳素瘤，放疗有助于避免进一步的侵袭。

1. 外照射

（1）高能射线治疗：国内外一般采用（^{60}Co）或加速器6MV-X外照射方法治疗垂体瘤。对小的肿瘤采用三野照射，即两颞侧野加一前额野，大的肿瘤偶尔可用两颞侧野对穿照射。一般照射野5 cm×5 cm，较大肿瘤可适当放大。每周5次，每次200 cGy，总剂量45～55 Gy，4.5～5.5周完成。儿童照射总剂量40～45 Gy/4～5周。照射可能发生的并发症有急性脑水肿、脑组织放射性损伤、肿瘤内出血、局部皮肤及骨骼损害、垂体恶变及空泡蝶鞍综合征等。

（2）重粒子放射治疗：α粒子束、质子束、负π介子、快中子等优点为发射出的照射剂量在射程过程中近于相同，而在达到末端时，照射剂量明显增高。①α粒子束照射，总剂量为35～80 Gy（3 500～8 000 rad），分4次照射，5天内完成。②质子束照射，总剂量35～100 Gy（3 500～10 000 rad），分12次照射，2周左右完成。

（3）立体定向放射神经外科治疗（γ刀）：手术时先安装定位架行CT或MRI扫描，计算出靶点坐标，通过调整活动手术床位置，使靶点与射线聚焦点吻合，继而实施照射治疗。γ刀有201个 ^{60}Co（^{60}钴）源，通过半球形头盔上的准直仪将射线集中到靶点上，使受照组织内达到较高剂量的射线，而周围组织射线剂量锐减，不至于产生损伤。通常照射剂量为20～50 Gy，照射时间为10～20分钟，疗效约80%～90%。

2. 内照射

即通过开颅手术（额路）或经鼻腔穿过蝶窦途径将放射性物质植入蝶鞍当中进行照射。①^{198}Au：剂量须限制在15～20 mCi。②^{90}YC，治疗剂量为5～10 mCi（相当于50～100 Gy）。

总体而言，放射治疗作为手术和药物治疗的辅助手段，针对手术无法全切或手术有禁忌的病例可以作为首选。γ刀治疗的并发症主要有腺垂体功能减退，该情况多发生在放疗10年以后，故需要长期随访。放疗后可伴有持续性泌乳素升高，机制可能系放射线损伤下丘脑-垂体血管网络和部分损伤分泌多巴胺的神经元所致。照射剂量小于10 Gy时极少对视神经产生影响，也未见继发性脑瘤的发生。

放射治疗的不良反应包括：①垂体功能减退，常见，主要由于放疗损伤下丘脑和垂体所导致。放疗后10年，约80%的患者出现垂体功能减退，因此，接受放疗的患者需终身随访垂体功能，并在必要时给予替代治疗。②继发性脑瘤，包括胶质瘤、脑膜瘤等，文献报道发生于放疗后6～24年。继发性脑瘤的发病率低于5%，儿童的风险相对高于成人。发生继发性脑瘤的风险与放射的剂量相关，目前采用的适形放疗技术能够降低发生的风险。③脑血管病：那些出现放疗相关垂体功能减退的患者死亡率更高，机制尚不清楚，可能与动脉粥样硬化闭塞性病变相关。④视力损伤：发生于2%的患者。但接受放射手术治疗的患者发生视力损伤的风险极低，可以忽略。⑤脑坏死：有患者出现颞叶萎缩、囊肿、弥漫性脑萎缩的报道。也有认知功能障碍，主要是记忆减退的报道。

（三）药物治疗

按腺垂体功能情况，治疗上可分为两种情况。

1. 腺垂体功能减退者

根据靶腺受损的情况，给以适当的替代补充治疗。

2. 腺垂体功能亢进者

（1）多巴胺激动剂：常见为溴隐亭、培高利特、喹高利特和卡麦角林。多巴胺激动剂不仅抑制PRL的合成，而且抑制PRL mRNA和DNA的合成以及细胞增殖、肿瘤的生长，同时减少胞浆体积，导致细胞空泡形成和细胞破碎以及细胞凋亡。可以治疗高泌乳素血症泌乳素瘤。多巴胺激动剂对TSH腺瘤患者也有一定的疗效。溴隐亭虽能刺激正常垂体释放生长激素，但能抑制肢端肥大症中生长激素细胞分泌生长激素，可用于治疗，但剂量较大，约从7.5 mg/d到60 mg/d以上。近年来有多种新型的多巴胺兴奋剂如喹高利特（诺果宁）及长效溴隐亭（LAR）用于临床，疗效较溴隐亭佳，作用时间长，不良反应小。

（2）赛庚啶：此药为血清素受体抑制剂，可抑制血清素刺激ACTH释放激素（CRH），对库欣病及Nelson病有效。一般每天24～32 mg，有嗜睡、多食等不良反应。

（3）生长抑素类似物：生长抑素（SS14）能抑制肢端肥大症GH分泌，但SS血中半衰期短，且有反跳现象，故无临床使用价值。近年来应用八肽类似物Sandostatin（SMS201-995，即SMS），又称奥曲肽，及新长效型生长抑素类似物兰瑞肽治疗肢端肥大症获较好疗效。它对TSH腺瘤患者也有效，可使腺瘤缩小，视野缺损状况改善，TSH与T_4下降。一般用于腺瘤手术和（或）放疗后。最近研制的新型生长抑素类似物帕瑞肽，能够与生长抑素受体亚型1、2、3和5结合，抑制ACTH分泌。小规模的临床试验发现帕瑞肽能够使75%的库欣病患者血皮质醇降低，使20%的患者尿皮质醇恢复正常。

（4）生长激素受体拮抗剂：培维索孟是生长激素受体的拮抗剂，能够阻断IGF-1生成，还能够结合GH受体二聚体，并与生长激素结合蛋白相互作用。每日注射20 mg培维索孟能够使90%的肢端肥大症患者IGF-1恢复正常，特别适用于生长抑素类似物抵抗的肢端肥大症患者，也可与生长抑素类似物合用。不良反应包括一过性转氨酶升高、注射部位炎症和脂质营养不良。

（5）其他：PPAR-γ配体罗格列酮能抑制垂体瘤细胞增殖并促进其凋亡，及显著抑制小鼠垂体瘤的生长。其机制为抑制细胞周期，阻止静止期细胞由G_0进入G_1期。因而罗格列酮可能成为治疗垂体瘤（尤其并发糖代谢紊乱）的一种新方法。

第三节　尿崩症

尿崩症是指抗利尿激素（ADH）分泌不足（又称中枢性或垂体性尿崩症），或肾脏对血管升压素反应缺陷（又称肾性尿崩症）而引起的一组症候，其特点是多尿、烦渴多饮、低比重尿和低渗尿。

一、病因与发病机制

（一）ADH的作用机制

ADH源自血管升压素（VP），它们在下丘脑视上核、室旁核神经元内合成，其最初产物是前激素原。进入高尔基体内形成激素原并被包裹在神经分泌囊泡内。囊泡沿神经垂体束轴突流向神经垂体，在流动过程中通过酶的作用产生活性九肽，即ADH，也称为精氨酸血管升压素（AVP）和一种分子量为10 000 kDa的39肽运载蛋白，又称神经垂体后叶素（VNP）以及一种由39个氨基酸组成的糖肽（VGP）。AVP沿丘脑-神经垂体束下行至末梢，贮存于神经垂体中。近年来发现AVP纤维也见于正中隆起外侧带，并可以分泌到垂体门脉系统、第三脑室底部及脑干血管运动中枢等处。

AVP的主要生理作用是促进肾集合管和远曲小管后段对水分子的重吸收，AVP通过与集合管细胞膜上的V_2受体结合而激活腺苷酸环化酶起作用，促进水从管腔向间质流动，而不影响溶质的排出，浓缩尿液成为高渗，维持渗透压和体液容量的恒定。其作用机制与其他蛋白质激素相同，须通过 cAMP 系统，AVP 在血浆中的浓度很低，并无血管活性作用，但高浓度的 AVP 可作用于 V_1 受体引起血管收缩，可能是对严重低血压和低血容量的反应。

血浆和尿液中的 AVP 浓度可以用放免方法测定。在随意摄入液体的情况下，神经垂体含有近 6 单位或 18 nmol（20 μg）的 AVP，外周血 AVP 浓度在 2.3 ~ 7.4 pmol/L（2.5 ~ 8 ng/L）。血浆 AVP 浓度具有昼夜节律变化特点，深夜及清晨最高，午后最低。正常给水时，健康人 24 小时从垂体释放 AVP 370 ~ 1 400 pmol（400 ~ 1 500 ng），从尿中排出 23 ~ 80 pmol（25 ~ 90 ng）。禁水 24 ~ 48 小时后，AVP 的释放增加 3 ~ 5 倍，血和尿中水平持续增加。AVP 主要在肝脏灭活，近 7% ~ 10% 的 AVP 以活性形式从尿中排出。

（二）AVP 释放的调节

1. 渗透压感受器

AVP 的释放受多种刺激的影响。正常情况下 AVP 的释放主要由下视丘的渗透压感受器调节。渗透压变化刺激 AVP 的产生与释放。血浆渗透压变化与 AVP 释放的反馈调节机制使血浆渗透压维持在狭小范围内。正常人 AVP 释放的渗透压阈值是 280 ~ 284 mOsm/（kg · H_2O）。发生利尿时的 AVP 释放的渗透压阈值是 287 mOsm/（kg · H_2O）。开始口渴的血浆渗透压阈值是 290 ~ 294 mOsm/（kg · H_2O），此时的 AVP 浓度可达到 5 ng/L，而肾脏也达到了最大的抗利尿效果。此后，即使 AVP 浓度再升高，抗利尿效果也不再增强。

2. 容量调节

血容量下降刺激左心房和肺静脉张力感受器，通过减少来自压力感受器对下视丘的张力抑制性冲动而刺激 AVP 释放。除此之外，正压呼吸、直立、温热环境所致的血管舒张均可激发这一机制恢复血容量。血容量减少可以使循环 AVP 浓度达到高渗透压所致的 AVP 浓度的 10 倍。

3. 压力感受器

低血压刺激颈动脉和主动脉压力感受器，可以刺激 AVP 释放。失血所致的低血压是最有效的刺激。此时血浆 AVP 浓度明显增加，同时可以导致血管收缩，起到恢复血容量、维持血压的作用。通常血容量减少 10% 时，就可通过反射机制促发 AVP 的释放，随血容量降低的程度，血中的 AVP 浓度可达到正常的 10 倍。

4. 神经调节

下视丘许多神经递质和神经肽具有调节 AVP 释放的作用，如乙酰胆碱、血管紧张素 Ⅱ、组胺、缓激肽、γ-神经肽等均可刺激 AVP 的释放。随着年龄增高，AVP 对血浆渗透压增高的反应性增强，血浆 AVP 浓度呈进行性增高，这些生理变化可能使老年人发生水钠潴留和低钠血症的危险性增高。

5. 药物影响

能刺激 AVP 释放的药物包括烟碱、吗啡、长春新碱、环磷酰胺、氯贝丁酯、氯磺丙脲及某些三环类抗抑郁药。乙醇可以通过抑制神经垂体功能产生利尿作用。苯妥英钠、氯丙嗪可抑制 AVP 的释放而产生利尿作用。

（三）AVP 对禁水和水负荷的反应

禁水可以使渗透压增高而刺激升压素释放。禁水后最大渗透压随着肾髓质渗透压的变化而改变。正常人禁水 18 ~ 24 小时后，血浆渗透压很少超过 292 mOsm/（kg · H_2O），此时血浆 AVP 浓度增加到 14 ~ 23 pmol/L（15 ~ 25 ng/L）。禁水后可抑制 AVP 释放，正常人饮水达 20 mL/kg 的水负荷后，血浆渗透压至 281.7 mOsm/（kg · H_2O）。

（四）AVP 释放和渴觉的关系

正常情况下，AVP 的释放和口渴的感觉协调一致，两者均由血浆渗透压轻度升高所引起。当血浆渗透压上升至 292 mOsm/（kg · H_2O）以上时，口渴感逐渐明显，直到尿浓缩达到最大限度时才刺激饮水。因此，正常情况下，失水引起的轻度高钠可以增强渴觉，增加液体摄入，以恢复和维持正常血浆渗透压。相反，当渴觉丧失时，体液的丧失不能通过饮水得到及时纠正，尽管此时 AVP 释放达到最大限度，仍然会导致高钠血症的发生。

（五）糖皮质激素的作用

肾上腺皮质激素和 AVP 在水的排泄方面有拮抗作用。可的松可提高正常人输注高渗盐水引起的 AVP 释放的渗透压阈值。糖皮质激素可以防止水中毒，并且可以对抗肾上腺皮质功能减退时对水负荷的异常反应。肾上腺皮质功能减退时，尿液稀释能力下降可能部分是由于循环中 AVP 过多所致。但糖皮质激素在 AVP 缺乏时可以直接作用于肾小管，降低水的通透性，在 AVP 缺乏的情况下增加自由水的排泄。

（六）AVP 作用的机制

AVP 是一个九肽，其中 6 个氨基酸由 1 个二硫键构成环状结构，C 端由三肽连接。AVP 最主要的作用是调节水代谢，通过增加肾远曲小管和髓质集合管细胞对水的渗透作用而浓缩尿液。AVP 缺乏时，水分子不能通过肾小管细胞进行重吸收，因而引起多尿，最大尿量可达 0.2 mL/（kg·min）；尿液呈最大限度稀释，最低尿比重至 1.000。AVP 与小管细胞浆膜面 G 蛋白偶联的 V_2 受体结合，激活腺苷酸环化酶，并插入小管细胞管腔面细胞膜水通道，组成水通道蛋白 2。编码 V_2 受体和水通道 2 基因已被克隆，可特异性地在肾小管细胞腔面表达。AVP 的类似物与 V_2 受体结合后可表现为激活或抑制作用（激动剂或拮抗剂），用来治疗 AVP 不足或 AVP 过量引起的不同疾病。许多离子和药物能影响 AVP 的作用。钙和锂抑制腺苷酸环化酶对 AVP 的反应，也抑制依赖 cAMP 的蛋白激酶。相反，氯磺丙脲增强 AVP 诱导的腺苷酸环化酶的激活作用。AVP 在高浓度条件下还有其他作用，如引起皮肤、胃肠道血管平滑肌收缩，肝脏糖原分解，通过刺激 CRF 促进 ACTH 释放导致糖皮质激素分泌增多。这些作用由 AVP 受体 1a（V_1a）和 1b（V_1b）介导，与磷脂酶 C 偶联。V_2 受体也已被克隆和测序，并发现在多种器官内表达（血管、腺垂体、神经垂体和大脑其他部位），它们在人类不同组织表达的生理和病理生理意义尚未肯定。近年研究发现 AVP 的作用与集合管内皮的 aquaporin-Ⅱ（AQP-Ⅱ）有关，AQP-Ⅱ是一种存在于集合管上皮细胞胞浆囊泡内的蛋白质，当 AVP 作用于上皮细胞时，AQP-Ⅱ向管腔侧细胞膜移动并开放水通道，AVP 作用消失后，AQP-Ⅱ可重新返回囊泡并有部分分泌至尿液。因此认为尿 AQPⅡ浓度与血 AVP 浓度呈正相关，而中枢性尿崩症患者由于 AVP 的缺乏，尿 AQP 浓度极低。可用于尿崩症的诊断。

二、病因学

根据发病原因的不同目前国际上将尿崩症分为 4 类，其病因和治疗各不相同：①中枢性尿崩症，也称神经源性或下丘脑性、垂体性尿崩症，是由于 ADH 或血管紧张素缺乏所致。②肾性尿崩症，也称血管紧张素抵抗性尿崩症，是由于肾脏对 ADH 作用不敏感所致。③先天性渴感异常尿崩症，由于渴感异常或水摄入过多所致。④妊娠性尿崩症，特指在妊娠期 ADH 缺乏所致的尿崩症。下面阐述其中的 3 种。

1. 中枢性尿崩症

中枢性尿崩症的主要原因是由于各种原因导致的 AVP 合成和释放减少，造成的尿液浓缩功能障碍，表现为多饮、多尿、大量低渗尿，血浆 AVP 水平降低，应用外源性 AVP 有效。引起中枢性尿崩症的因素有多种，可分为原发性或继发性，约 30% 的患者为原发性尿崩症（原因不明或特发性），其余约 25% 与脑部、垂体-下丘脑部位的肿瘤有关（包括良、恶性肿瘤），16% 继发于脑部创伤，20% 发生于颅脑部手术后。一个儿童尿崩症回顾性研究资料表明，儿童发生的尿崩症中，脑部肿瘤占 60%，脑部畸形占 25%。

引起尿崩症的原发性颅内肿瘤常常是颅咽管瘤和松果体瘤，最常见的转移瘤是肺癌和乳腺癌。颅内病变的其他临床表现常发生较晚，有的可在尿崩症发生 10 年之后才出现其他症状。因此对于诊断为原发性尿崩症的患者应该进行长期随访，找不到各种继发因素的时间越长，原发性尿崩症的诊断越肯定。另外，组织细胞病，如嗜酸性肉芽肿、韩雪柯病（Hand-Schuller-Christian Disease）脑炎或脑膜炎，肉芽肿性疾病（如结节病、Wegener's 肉芽肿），淋巴性垂体炎，脑室内出血均可引起中枢性尿崩症。

2. 肾性尿崩症

肾性尿崩症与中枢性尿崩症相比，有多尿、低渗尿的特点，但对外源性 AVP 缺乏反应，血浆 AVP 水平正常或升高。也由原发性和继发性因素所致。

家族性尿崩症的基因变异与尿崩症的类别有关，在肾性尿崩症，基因突变可表现为 X 染色体的 ADH 受体编码突变或常染色体隐性遗传，近年还发现水通道蛋白 *aquaporin-Ⅱ* 基因突变引起的常染色体隐性遗传和肾脏 V_2 受体基因突变或缺失引起的肾性尿崩症。与中枢性尿崩症有关的基因突变多与 ADH 编码及其相关蛋白有关，呈染色体显性遗传。基因研究发现了几种 AVP 神经垂体后叶素基因突变（*AVP-NP* gene）。AVP 和神经垂体后叶素由同一个基因编码，翻译后 AVP 与神经垂体后叶素分离。目前还没有发现编码 AVP 本身区域的基因突变，但编码信号肽区域或神经垂体后叶素区域的突变更为常见。这些突变引起的 AVP 释放缺陷的机制尚不明确。ADNDI 的致病基因位于 20 号染色体的 *AVP-NP*Ⅱ 前体基因，该基因编码产物包括一个信号肽，AVP 和 NPⅡ，NPⅡ是 AVP 的运输蛋白，由两个 β 片层组成，可以形成与 AVP 结合的袋状结构。由于突变引起的神经垂体后叶素结构异常，可以损伤前体蛋白的水解，致使 AVP 与神经垂体后叶素不能分离，形成 AVP-神经垂体后叶素复合物，这一前提物质异常堆积可能对大细胞神经原具有毒性作用，从而下丘脑产生 AVP 的细胞减少。最终导致 ADNDI 患者 MRI 神经垂体高信号消失。中枢性尿崩症可由于 X 染色体的隐性遗传所致，只在男性发病，女性为携带者。

Wolfram 综合征是一种罕见和复杂的常染色体隐性遗传基因缺陷型疾病，突变位点位于第四染色体的短臂（4p16.1），该基因负责编码线粒体机构和功能蛋白，多有母系遗传。它也被称为 DIDMOAD（尿崩症-糖尿病神经萎缩耳聋），它属于一种进行性的神经退行性疾病。病变原发于神经系统，几乎所有的患者均伴有视神经萎缩和年幼起病的糖尿病，约 75% 的患者伴有尿崩症。

3. 妊娠期尿崩症

指在妊娠期发生的尿崩症，症状常在妊娠后 3 个月发生，多在分娩后几周消失或明显好转。发生于妊娠期的尿崩症十分少见，妊娠期尿崩症具有中枢性尿崩症和肾性尿崩症的特点。通常认为是妊娠时的 ADH 相对不足或胎儿血中的半胱氨酸氨基肽酶增高，使 AVP 降解增加所致。在某些患者，也可能是由于神经垂体的功能障碍所致。该病患者血浆 AVP 水平降低，但对外源性 AVP 无反应。半胱氨酸氨基肽酶可以降解 AVP，但不能降解去氨升压素，因此这些患者对去氨升压素有效。较少见的一种妊娠期尿崩症是由于渴感异常所致，这种患者应用去氨升压素治疗常会导致水中毒。

三、病理生理学

在 AVP 生成和释放的任何一个环节发生功能障碍均可导致发病。通过比较正常饮水、水负荷、禁水情况下血浆和尿液渗透压的变化，可以将中枢性尿崩症归纳为 4 型：①Ⅰ型，禁水时血浆渗透压明显增高，而尿渗透压很少升高，注射高渗盐水时没有 AVP 释放，这种类型确实存在 AVP 缺乏。②Ⅱ型，禁水时尿渗透压突然升高，但在注射高渗盐水时，没有渗透压阈值。这些患者缺乏渗透压感受机制，仅在严重脱水导致低血容量时才能够刺激 AVP 释放。③Ⅲ型，随着血浆渗透压上升，尿渗透压略有升高。这些患者 AVP 释放阈值升高，但仍有缓慢的 AVP 释放机制，或者说渗透压感受器敏感性降低。④Ⅳ型，血和尿渗透压曲线均移向正常的右侧，这种患者在血浆渗透压正常时即开始释放 AVP，但释放量低于正常。Ⅱ～Ⅳ型患者对尼古丁（烟碱）、乙酰胆碱、氯磺丙脲、氯贝丁酯（安妥明）有很好的抗利尿作用。提示 AVP 的合成和储存是存在的，仅在适当的刺激下才释放。在极少数情况下，Ⅱ～Ⅳ型患者可表现为无症状的高钠血症，而尿崩症却很轻微，甚至缺乏尿崩症的依据。

四、临床表现

中枢性尿崩症可见于任何年龄，通常在儿童期或成年早期发病，男性较女性多见，男女发病比为 2∶1。中枢性尿崩症症状的严重程度取决于引起 AVP 合成与分泌受损的部位和程度。视上核、室旁核内大细胞神经元消失90%以上时，才会出现尿崩症症状，因此，根据视上核、室旁核内大细胞神经元消失的程度，临床症状呈现从轻到重的移行过程，可以表现为亚临床尿崩症、部分性中枢性尿崩症和完全性中枢性尿崩症。

一般起病突然，日期比较明确。大多数患者有多饮、烦渴、多尿。排尿频繁，尿色清淡，夜尿显著增多。一般尿量常大于4 L/d，多为16～24 L，最多达到39 L/d。尿比重比较固定，呈持续低比重尿，尿比重小于1.010，部分性尿崩症在严重脱水时可以达到1.010。尿渗透压多数<200 mOsm/（kg·H_2O）。渴觉中枢正常者摄入水量和水排泄量大致相等。口渴常很严重，喜冷饮。如果饮水不受限制，可影响到睡眠、消化系统甚至引起肾脏的病理改变，患者常表现为注意力不集中、体力下降、食欲缺乏，乃至工作、学习效率降低。但智力、体格发育接近正常。烦渴、多尿在劳累、感染、月经期和妊娠期加重。

渴感中枢的正常反应保证了患者摄入足够的水分来补偿多尿引起的水分丧失，维持体内的水分平衡，以致不会发生脱水。一般情况下，血清钠和渗透压仅轻度升高。但如果患者因病情和条件所限不能摄入足够的水分，尤其是在儿童，则会发生严重的脱水症状，如皮肤无弹性、失去光泽，患者表现为无力、食欲缺乏、精神异常、虚脱，甚至危及生命。实验室检查伴有严重的高血钠和血浆渗透压升高。如遗传性尿崩症常于幼年起病，因渴觉中枢发育不全，可引起严重脱水和高钠血症，常危及生命。肿瘤和颅脑外伤及手术累及渴觉中枢时，也可出现高钠血症，表现为谵妄、痉挛、呕吐等。当尿崩症合并腺垂体功能不全时，尿崩症症状会减轻，糖皮质激素替代治疗后症状再现或加重。头部损伤和颅内手术损伤垂体和下丘脑引起的尿崩症可有3种不同的临床表现：暂时性、持续性和三相性。暂时性尿崩症常在术后第一天突然发生，在几天以内可以恢复，此类型最为常见，占50%～60%。持续性者也于术后突然发生，但持续时间长，可达数周或为永久性。三相性的特征包括急性期、中间期和持续期。急性期在损伤后发生，尿量突然增多，尿渗透压下降，持续4～5天；中间期尿量突然减少，尿渗透压增高，持续5～7天；接着进入持续期，表现为永久性尿崩症。对于三相性表现的病理生理机制一般认为：第一阶段是由于损伤造成神经源性休克，而不能释放AVP，或由受损神经元释放无生物学活性的前体物；第二阶段表现的少尿、尿渗透压增高，是由于AVP从变性损伤的神经元中溢出，使循环中AVP突然增多所致；持续性中枢性尿崩症的出现是产生AVP的神经元永久性损害的结果。无论先天性尿崩症还是获得性尿崩症，都可能存在不同程度的腺垂体功能异常，部分中枢性尿崩症或者可伴有泌乳素增高或泌乳。

肾性尿崩症的症状相对较轻，临床表现多变，尿量波动较大，多伴有原发肾脏疾病引起的症状，如低血钾、高血钙症状，在原发性疾病治愈后症状会减轻或消失。某些综合征也有肾性尿崩症的表现，如Wolfram（DIDMOAD）综合征除有尿崩症的表现外，还伴有糖尿病、视神经萎缩和神经性耳聋。

五、辅助检查

1. 尿比重

常低于1.005，尿渗透压降低，常低于血浆渗透压。血钠增高，严重时血钠可高达160 mmol/L以上。

2. 血渗透压和尿渗透压关系的估价

如果一个多尿患者数次同时测定血和尿液渗透压值均落在阴影的右侧，则这个患者可能患有中枢性尿崩症或肾性尿崩症。如果对注射血管升压素的反应低于正常（见下述禁水加压试验）或者血或尿AVP浓度增高，则诊断为肾性尿崩症。相反，注射血管升压素后，尿渗透压明显增高、血渗透压下降，则诊断为中枢性尿崩症。血、尿渗透压的关系很有用处，尤其在神经外科手术后或头部外伤后，运用两者的关系可以很快鉴别尿崩症与胃肠道外给予的液体过量。对这些患者的静脉输液速度可以暂时放慢，通过反复测量血、尿渗透压，判断二者的关系是否正常。

3. 禁水加压试验

比较禁水后与使用血管升压素后的尿渗透压的变化，是确定尿崩症及尿崩症鉴别诊断的简单可行的方法。

（1）原理：正常人禁水后血浆渗透压升高，循环血量减少，两者均刺激 AVP 释放，使尿量减少，尿渗透压增高，尿比重升高，而血浆渗透压变化不大。

（2）方法：禁水时间 6～16 小时不等。中度多尿者的禁水试验应该在白天，在医生严密观察下进行。试验前测定体重、血压、血渗透压、尿渗透压和尿比重。禁水开始后，每小时测定一次上述指标。当连续两次尿量和尿比重变化不大、尿渗透压变化 < 30 mOsm/（kg · H_2O）或体重下降 3% 时，于皮下注射水剂血管升压素 5 U，于注射后 60 分钟测定血、尿渗透压和尿量、尿比重。

（3）结果分析：正常人禁水后体重、血压、血浆渗透压变化不大，而尿渗透压可以超过 800 mOsm/（kg · H_2O），注射水剂升压素后，尿渗透压上升不超过 9%。原发性多饮（精神性烦渴）患者在禁饮后尿量可见减少，尿比重上升，但不超过 1.020。尿渗透压也可上升，但由于这种患者长期多饮造成的水利尿状态，使肾髓质高渗透压梯度降低，尿液最大浓缩受限，因此禁水后尿渗透压上升幅度较小，但仍存在最大限度内源性 AVP 释放，表现为应用外源性 AVP 后，尿渗透压可以继续上升，但上升幅度 < 9%。完全性中枢性尿崩症患者于禁水后，尿渗透压上升不明显，在给予外源性 AVP 后，尿渗透压迅速升高，上升幅度可以超过 50%。尿量明显减少，尿比重可上升至 1.020。部分性中枢性尿崩症者，于禁饮后尿液有一定程度的浓缩，但注射 AVP 后尿渗透压上升幅度至少达到 10%。部分性中枢性尿崩症患者在禁水后，尿渗透压峰值随着进一步禁水而下降，提示原先有限的内源性 AVP 储存在第一次禁水刺激下释放耗竭，继续禁水时没有内源性 AVP 释放，使尿渗透压峰值下降。肾性尿崩症患者在禁水和应用外源性 AVP 后尿渗透压不会升高，尿量不能减少。

（4）试验特点：对原发性多饮患者进行禁水加压试验时，有可能做不到完全禁饮（可能会悄悄地饮水），如果没有注意到这种情况，在注射升压素后很容易发生水中毒。完全性尿崩症患者在禁水过程中，如体重下降 >3%，严重者出现血压下降和烦躁等表现时，应立即注射水剂升压素，尽快终止试验。

4. 高渗盐水试验

在诊断尿崩症时很少用这一试验。当需要证明 AVP 释放的渗透压阈值改变时，常采用该试验，并且在分析某些低钠、高钠血症时具有一定的价值。

5. 血浆 AVP 测定

部分性尿崩症和精神性烦渴患者因长期多尿，肾髓质渗透梯度降低，影响肾脏对内源性 AVP 的反应性，故不易与部分性肾性尿崩症相鉴别。此时在作禁水试验同时，作血浆 AVP 测定、血渗透压、尿渗透压测定有助于鉴别诊断。

6. 影像学检查

利用影像学检查对进一步确定中枢性尿崩症患者下丘脑-垂体部位有无占位性病变具有重要价值。垂体磁共振（MRI）T_1 加权影像在正常人可见神经垂体部位有一个高密度信号区域，中枢性尿崩症患者该信号消失，而肾性尿崩症和原发性多饮患者中，该信号始终存在。有时垂体 MRI 还可见垂体柄增厚或有结节，提示原发性或转移性肿瘤。因此，MRI 可作为鉴别中枢性尿崩症、肾性尿崩症和原发性多饮的有用手段。

六、诊断与鉴别诊断

根据患者烦渴、多饮、多尿，持续低比重尿的临床表现，结合实验室检查结果，不难作出尿崩症的诊断。尿崩症确立后，必须对中枢性尿崩症、肾性尿崩症、溶质性利尿、精神性多饮和其他原因引起的多尿进行鉴别。

多尿症候群的病因如下。

1. 水摄入或排除过多的原发性疾病

（1）水摄入过量。

1）精神性烦渴。

2）下丘脑疾病：炎症、肿瘤、感染、肉芽肿性疾病。

3）药物性多饮：如等硫利达嗪、氯丙嗪、抗胆碱类药物。

（2）肾小管对水的重吸收减少。

1）AVP 缺乏。a. 中枢性尿崩。b. 药物所致的 AVP 释放受抑制。

2）肾小管对 AVP 无反应。a. 肾性尿崩症（先天性和家族性）。b. 肾性尿崩症（获得性）：①多种慢性肾脏疾病、尿路梗阻、肾动脉狭窄、肾移植术后、急性肾小管坏死。②低钾、原发性醛固酮增多症。③慢性高钙血症，包括甲状旁腺功能亢进症。④药物，如锂盐、甲氧氟烷、地美环素。⑤全身多种疾病，如多发性骨髓瘤、淀粉样变性、镰刀红细胞性贫血、干燥综合征。

2. 原发性肾脏溶质吸收不良性疾病（渗透性利尿）

（1）葡萄糖（糖尿病、高糖负荷后）。

（2）盐类，尤其是氯化钠。

1）各种慢性肾脏疾病，尤其是慢性肾盂肾炎。

2）使用各种利尿剂后。

在临床上的主要问题是对部分性尿崩症与渴感异常和多发性烦渴的鉴别。有两种方法可以应用，一是通过 AVP 的激发试验（如禁水试验和高渗盐水试验）来测定血中 AVP 浓度。是否应用高渗盐水试验取决于患者对禁水试验的反应，如果尿渗透压在血渗透压改变或 Na^+ 浓度改变前出现升高，则给予高渗盐水后再检测血 AVP。另一个方法是在 24 ~ 48 小时内给予足够的去氨升压素，如果患者的渴感和水分摄入减少并不出现低钠血症，则 95% 的患者为中枢性或部分性中枢性尿崩症，若患者对治疗无反应，则多为肾性尿崩症。如果患者出现低钠血症，则考虑患者为渴感中枢异常性尿崩症或某种程度的多发性烦渴。通常在禁水试验后给予 AVP，完全性中枢性尿崩症患者的尿渗透压会升高超过 50%，而部分性尿崩症或肾性尿崩症患者则少于 50%，而渴感异常所致尿崩症尿渗透压的升高会少于 9%。

中枢性尿崩症诊断一旦成立，应进一步明确为部分性还是完全性。无论是部分性还是完全性中枢性尿崩症，都应该努力寻找病因学依据，可测定视力、视野，脑部检查包括下丘脑-垂体部位 CT 和 MRI 检查。如果确实没有确切的脑部和下丘脑垂体部位器质性病变的依据，才可以考虑原发性中枢性尿崩症的诊断。重要的是对这部分患者进行长期随访，找不到各种继发因素的时间越长，原发性尿崩症的诊断越肯定。在绝大多数的中枢性尿崩症患者，MRI 表现为神经垂体的亮点消失。但应注意，在 10% ~ 30% 的正常人或其他类型的尿崩症也会出现类似表现，所以，该现象并不代表中枢性尿崩症的确诊依据。

先天性肾性尿崩症是一种少见病，由于肾小管对 AVP 无反应所致，常有家族性积聚特点，女性较男性病情较轻，在禁水时可浓缩尿液，用大量去氨升压素治疗有效。其基因突变的位点位于 X 染色体短臂。大多数患者存在 V_2 受体异常，有些患者存在受体后缺陷，这些患者中 V_1 受体功能均正常。

当肾性尿崩症与中枢性尿崩症不能通过渗透压测定来鉴别时，与血浆渗透压相关的血或尿 AVP 浓度的升高可以明确肾性尿崩症的诊断。

原发性多饮或精神性烦渴有时很难与尿崩症相鉴别，有时可能两种形式都存在。长期水摄入过多导致低渗性多尿，易与尿崩症相混淆。但这些患者多饮、多尿常是不稳定的，且常无夜间多尿。结合血、尿渗透压之间的关系，常可作出鉴别诊断。禁水试验时，患者尿渗透压可以增高，但由于长期饮水造成的肾髓质浓缩功能障碍，使尿液浓缩受限，不能达到正常人禁饮后水平。当禁饮后，尿渗透压稳定时注射外源性血管升压素后，尿渗透压不升高或升高很少。由于长期大量饮水抑制 AVP 释放及长期多尿导致肾脏髓质渗透压梯度丧失，尿渗透压和血渗透压相比可以低于正常。

七、治疗

对各种类型症状严重的尿崩症患者，都应该及时纠正高钠血症，积极治疗高渗性脑病，正确补充水分，恢复正常血浆渗透压。纠正高渗状态不宜过快，如果原来的高渗透压下降太快，容易引起脑水肿。液体补充的速度以血清 Na^+ 每 2 小时下降 1 mmol/L 为宜。究竟补充哪一种液体，可根据以下因素进行选择：有无循环衰竭，高钠血症发展的速度和程度。如果有循环衰竭或严重高钠血症，可输注低渗盐水，意识清醒者可经口服。如不存在循环衰竭，仅有高钠血症者，可输注5%的葡萄糖注射液，输注速度应低于葡萄糖代谢速度，以避免高血糖发生和渗透性利尿。但是对于严重高钠血症伴循环衰竭逐渐发展超过24小时者，应补充等渗溶液。其原因有二：其一，等渗溶液也能相对稀释高渗状态时的细胞外液，以减少渗透压下降过快导致的脑水肿；其二，等渗溶液也可以有效地恢复血容量。婴幼儿尿崩症的治疗比较困难，因他们难以摄入足够的水分且治疗会导致水中毒。因此，对于婴幼儿患者在保证足够数量的水分摄入（10～30 mL/kg）同时，应减少升压素的应用剂量。

1. 中枢性尿崩症的治疗

（1）水剂升压素：尿崩症可用激素替代治疗。注射剂血管升压素口服无效。水剂升压素皮下注射5～10 U，可持续3～6小时。该制剂常用于颅脑外伤或术后神志不清的尿崩症患者的最初治疗。因其药效短暂，可有助于识别神经垂体功能的恢复，防止接受静脉输液的患者发生水中毒。

（2）垂体后叶粉（尿崩停）：赖氨酸升压素是一种鼻腔喷雾剂，使用一次可维持4～6小时的抗利尿作用。在呼吸道感染或过敏性鼻炎时，鼻腔黏膜水肿，对药物吸收减少而影响疗效。

（3）鞣酸升压素（长效尿崩停）：长效尿崩停是鞣酸升压素制剂，需要深部肌内注射。应从小剂量开始。初始剂量为每日1.5 U，剂量应根据尿量逐步调整。体内24～48小时可以维持适当的激素水平，一般每周注射两次，但有个体差异，每例应做到个体化给药，切勿过量引起水中毒。注射前适当保温，充分摇匀。

（4）人工合成DDAVP（1-脱氨-8-右旋精氨酸血管升压素）：DDAVP增加了抗利尿作用，而缩血管作用只有AVP的1/400，抗利尿与升压作用之比为4 000 ：1，作用时间达12～24小时，是目前最理想的抗利尿剂。该药目前已有口服剂型（如去氨升压素片剂），0.1 mg/片，口服0.1～0.2 mg，对多数患者可维持8～12小时抗利尿作用。初始剂量可从每天0.1 mg开始，逐步调整剂量，防止药物过量引起水中毒。该药与经鼻腔用药相比，片剂口服后的生物利用度约为5%。该药还有注射剂和鼻喷剂，1～4 μg皮下注射或10～20 μg鼻腔内给药，大多数患者可维持12～24小时抗利尿作用。

（5）其他口服药物：具有残存AVP释放功能的尿崩症患者，可能对某些口服的非激素制剂有疗效。

氯磺丙脲可以刺激垂体释放AVP，并加强AVP对肾小管的作用，可能增加肾小管cAMP的形成，但对肾性尿崩症无效。200～500 mg，每日1次，可起到抗利尿作用，可持续24小时。该药可以恢复渴觉，对渴觉缺乏的患者有一定作用。另外，因为该药是降糖药，有一定的降血糖作用，因此必须告知服药患者，服药时必须按时进餐，可以避免低血糖的发生。该药其他不良反应包括肝细胞损害、白细胞减少等。

氢氯噻嗪的抗利尿机制不明。一般认为是盐利尿作用，造成轻度失盐，细胞外液减少，增加近曲小管对水分的再吸收，使进入远曲小管的初尿减少，而引起尿量减少。该药对中枢性和肾性尿崩症均有效，可使尿量减少50%左右。与氯磺丙脲合用有协同作用。剂量每日50～100 mg，分3次服用。服药时用低盐饮食，忌饮用咖啡、可可类饮料。

氯贝丁酯（安妥明）能刺激AVP释放，每日200～500 mg，分3～4次口服。不良反应包括肝损害、肌炎及胃肠道反应。

卡马西平（酰胺咪嗪）可以刺激AVP释放，产生抗利尿作用，每日400～600 mg，分次服用。因不良反应较多，未广泛使用。

继发性中枢性尿崩症应首先考虑病因治疗，如不能根治，可选择上述药物治疗。

2. 肾性尿崩症的治疗

肾性尿崩症对外源性AVP均无效，目前还没有特异的治疗手段，但可采用以下方法控制症状。

（1）恰当地补充水分，避免高渗和高渗性脑病。儿童和成人可以口服，对婴儿应及时经静脉补充。

（2）非甾体类消炎药：吲哚美辛可使尿量减少。但除吲哚美辛以外的其他药物疗效不明显。

（3）噻嗪类利尿剂：氢氯噻嗪，每日50～100 mg口服，必须同时应用低盐饮食，限制氯化钠摄入，可使尿量明显减少。该药有明显排钾作用，长期服用时，应定期检测血钾浓度，防止低钾血症。阿米洛利与氢氯噻嗪联合应用可避免低钾血症。阿米洛利用于锂盐诱导的肾性尿崩症时有特异疗效。

3. 妊娠期尿崩症的治疗

原有中枢性尿崩症的妇女妊娠时，一般应用 DDAVP。如果尿崩症是由希恩综合征所致，则在治疗尿崩症的同时，补充腺垂体激素。妊娠期尿崩症的治疗中应注意区分 ADH 分泌不足引起的尿崩症和渴感异常引起的尿崩症，后者应用 DDAVP 治疗常可引起水中毒，所以最好测定血中的 AVP 含量来指导治疗。在尿崩症妊娠中没有必要停用药物治疗，相反应适量增加药物剂量。哺乳期也没有必要停用药物，因乳汁中的含量极微。由于妊娠期尿崩症随分娩后自然缓解，分娩后密切注意尿量变化，及时减少剂量和停药，以防止水中毒发生。

第七章

血液系统疾病

第一节　缺铁性贫血

缺铁性贫血是指由于体内贮存铁消耗殆尽、不能满足正常红细胞生成的需要发生的贫血。在红细胞的产生受到限制之前，体内的铁贮存已耗尽，但还没有贫血，此时称为缺铁。缺铁性贫血的特点是骨髓及其他组织中缺乏可染铁，血清铁蛋白及转铁蛋白饱和度均降低，呈现小细胞低色素性贫血。

一、铁的代谢

铁是人体必需的微量元素，存在于所有细胞内。在体内除主要参与血红蛋白的合成和与氧的输送有关外，还参加体内的一些生物化学过程，包括线粒体的电子传递、儿茶酚胺代谢及 DNA 的合成。此外，约半数参加三羧酸循环的酶和辅酶均含有铁或需铁的存在。如铁缺乏，将会影响细胞及组织的氧化还原功能，造成人体多方面的功能紊乱。

（一）铁的分布

人体内铁的分布如表 7-1。

表 7-1　正常人体内铁的分布

铁存在的部位	铁含量（mg）	占全部铁（%）
血红素铁	2 000	62.1
贮存铁（铁蛋白及含铁血黄素）	1 000（男） 400（女）	31.0
肌红蛋白铁	130	4.0
易变池铁	80	2.5
组织铁	8	0.3
转运铁	4	0.1
	3 222（男） 2 622（女）	100

正常人体内铁的总量为 3 ~ 5 g（男性约为 50 mg/kg，女性约为 40 mg/kg）。其中近 2/3 为血红素铁。血红蛋白内的铁占血红蛋白重量的 0.34%。肌红蛋白、各种酶和辅酶因子中含的铁和血浆中运输的铁是执行生理功能的铁：

1. 血红素铁

血红素铁约占全部铁的 62.1%。血红素的功能是参与血红蛋白的功能，在肺内与氧结合，将氧运送到体内各组织中。

2. 肌红蛋白铁

肌红蛋白铁约占全部铁的 4%。肌红蛋白的结构类似血红蛋白，见于所有的骨骼肌和心肌。肌红蛋白可作为氧贮存所，以保护细胞对缺氧的损伤。

3. 转运铁

转运中的铁是量最少（总量为4 mg）然而也是最活跃的部分。转铁蛋白（Tf）每天在24小时内至少转运8～10次。转铁蛋白是由肝细胞及单核-巨噬细胞合成的 β_1 球蛋白，分子量为75 000～80 000 kD，678个氨基酸序列已被阐明，基因位于3号染色体上。每个转铁蛋白可结合2个铁原子（Fe^{3+}）。正常情况下，仅1/3转铁蛋白的铁结合点被占据。血浆中所有转铁蛋白结合点构成血浆总铁结合力（TIBC）。转铁蛋白的功能是将铁输送到全身各组织，将暂不用的铁送到贮存铁处。

4. 各种酶及辅酶因子中的铁

包括细胞色素C、细胞色素C氧化酶、过氧化氢酶、过氧化物酶、色氨酸吡咯酶、脂氧化酶等血红素蛋白类以及铁黄素蛋白类，包括细胞色素C还原酶、NADH脱氢酶、黄嘌呤氧化酶、琥珀酸脱氢酶和酰基辅酶A脱氢酶等。这部分铁仅6～8 mg，含量极少，其功能大多是可逆的转运或接受电子，对每一个细胞的代谢至关重要，是维持生命所需的重要物质。

5. 易变池铁

易变池铁指铁离开血浆进入组织或细胞间，短暂结合于细胞膜或细胞间蛋白的铁容量。正常人易变池中铁的含量为80～90 mg，约占全部铁的2.5%。

6. 贮存铁

包括铁蛋白和含铁血黄素，其功能是贮存体内多余的铁。当身体需要时，铁蛋白内的铁仍可动用为功能铁。

铁蛋白为水溶性的氢氧化铁磷酸化合物与去铁蛋白结合而成。其内部可容纳2 000个铁原子。当铁最大饱和时其重量约为800 kD。去铁蛋白单体分重（H）型和轻（L）型两种。H型单体摄取铁较L型为快，但保留较少。在肝及脾内的去铁蛋白主要是由L型单体组成。目前，人类铁蛋白的H型单体和L型单体的氨基酸序列均已被确定，其染色体位置分别在11号染色体及19号染色体上，铁蛋白的基因DNA位置也已阐明。

含铁血黄素是变性式聚合的铁蛋白，也为水溶性，含铁量占其重量的25%～30%。含铁血黄素主要存在于单核-巨噬细胞中。如果含铁血黄素大量堆积于体内其他的组织内，会损伤各系统组织的功能。含铁血黄素在显微镜下呈金黄色折光的颗粒或团块状，也可用瑞氏或普鲁士蓝染色。

（二）铁的吸收

正常情况下，人体铁主要来源于食物。多数食物中都含有铁，以海带、木耳、香菇、动物肝脏、肉类、血制品及豆类中含量较丰富。成年人每天应从食物中摄取1～2 mg铁（食物铁的含量应为10～20 mg）。铁的吸收部位主要在十二指肠和空肠上段的黏膜。当缺铁时，空肠远端也可以吸收。

铁经肠黏膜上皮的吸收是主动的细胞内运转。但当口服大量铁剂时，铁也可被动地弥散进入肠黏膜。故在误服大量铁剂时，肠道对铁的吸收会失去控制而发生急性铁中毒。极少量的肌红蛋白铁或血红素铁可被直接吸收。大部分的血红蛋白须先经血红素加氧酶分解成铁及四吡咯后才被吸收。非血红素铁以二价的铁离子（Fe^{2+}）形式或与铁螯合物结合（防止铁变成不易溶解的沉淀）而被吸收。这种与铁螯合物结合的铁在进入碱性环境中会重新离解出来而被吸收。

食物进入肠道后，肠道黏膜细胞内的转铁蛋白分泌至肠腔内与食物中的铁结合。铁与转铁蛋白结合后，再与肠黏膜微绒毛上的受体结合而进入肠黏膜细胞。在黏膜细胞内，Fe^{2+}被铜蓝蛋白及其他亚铁氧化酶氧化为Fe^{3+}后，与细胞内的转铁蛋白结合，越过细胞膜进入毛细血管网，剩余部分铁与细胞内的去铁蛋白结合形成铁蛋白，存留于细胞中，3～5天后随肠黏膜细胞的更新脱落而排出体外（图7-1）。

影响铁吸收的因素如下。

1. 体内铁贮存量

当铁的贮存量多时，血浆铁的运转率降低，铁的吸收减少。当铁缺乏时则相反，铁的吸收增加。当红细胞生成的速度加快时，铁吸收也增加。体内铁贮存量对肠黏膜的调节机制尚不清楚。

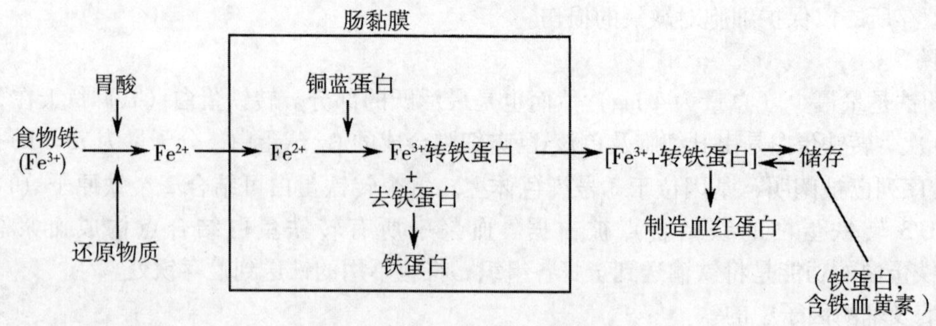

图 7-1　铁代谢示意图

2. 胃肠道的分泌

铁在酸性环境中易于保持游离状态，利于被吸收。胃酸有利于食物中铁的游离。胃肠道分泌的黏蛋白及胆汁对铁有稳定和促进吸收的作用。碱性的胰腺分泌液中的碳酸氢盐可与铁形成不易溶解的复合物，不利于铁的吸收。但胰腺分泌的蛋白酶可使铁与蛋白分离，易被吸收。

3. 食物的组成

肉类食物中的肌红蛋白、血红蛋白经蛋白酶消化后，游离出的血红素铁可以直接进入肠黏膜细胞。蛋白质类食物分解后的氨基酸、酰胺及胺类均可与铁形成易于溶解的亚铁（Fe^{2+}）螯合物，使铁易被吸收。而蔬菜及谷类食物中的铁多为高铁（Fe^{3+}），易与植物中的植酸、草酸、磷酸等结合形成不溶解的铁复合物，不易被吸收。故在食谱中应有一定量的肉类，以利于铁的吸收。

4. 药物的影响

还原剂如维生素 C、枸橼酸、乳酸、丙酸及琥珀酸等均可使 Fe^{3+} 还原成 Fe^{2+} 以利于吸收。氧化剂、磷酸盐、碳酸盐及某些金属制剂（如铜、镓、镁）均可延缓铁的吸收。

（三）铁的运转

进入血浆中的铁，与转铁蛋白结合后被带到骨髓及其他组织中去。血浆转铁蛋白是由肝细胞合成的 $β_1$ 球蛋白，在血浆中的半衰期为 8～10.4 天，血中浓度为 2.5 g/L。转铁蛋白在氨基酸及碳酸盐的协同作用下，当 $pH > 7$ 时才能与铁结合。每个转铁蛋白有两个结合铁的位点，可结合 1 个或 2 个铁离子（Fe^{3+}）。带高铁的转铁蛋白在幼红细胞表面与转铁蛋白受体（TfR）结合，通过胞饮作用进入细胞内。在 pH 条件改变成酸性（$pH = 5$）时，再度还原成 Fe^{2+}，与转铁蛋白分离。Fe^{2+} 在线粒体上与原卟啉、珠蛋白合成血红蛋白，多余的铁以铁蛋白形式存于细胞内，可用亚铁氰化钾染成蓝色，这类幼红细胞称为铁粒幼细胞。与铁分离后的转铁蛋白及转铁蛋白受体接着被排出细胞外（图 7-2）。转铁蛋白回到血浆后可再度行使转运铁的功能。转铁蛋白携带的是单铁或双铁，钙离子、细胞的磷酸化、细胞膜的胆固醇含量均可影响转铁蛋白与转铁蛋白受体的结合。

转铁蛋白受体（TfR）是一种细胞膜受体，在调节细胞铁的摄取中发挥着关键的作用。正常人 80% 以上的 TfR 存在于骨髓红系细胞上，红系各阶段细胞所表达的 TfR 数各不相同。原红细胞上可有 800 000个 TfR，到网织红细胞逐渐减少到每个细胞上只有 100 000 个，成熟红细胞上则无 TfR。TfR 是由二硫键连接的双链跨膜糖蛋白，分子量约为 18 kD。其基因位于第 3 号染色体的长臂。TfR 与转铁蛋白的亲和力，与转铁蛋白所结合的铁原子数量和 pH 有关。当 pH 为 7.0 时，转铁蛋白结合两个铁原子时，TfR 对转铁蛋白的亲和力最大。

目前已知参与对 TfR 调节的因素有：

1. 细胞的分化状态

干细胞较少表达 TfR。BFU-E 和 CFU-E 所表达的 TfR 均较少，而 CFU-E 的 TfR 较 BFU-E 为多。在细胞内出现血红蛋白合成后，TfR 明显增多，到红细胞成熟后，就全部消失。

2. 细胞内的血红素含量

在细胞内游离血红素含量增高时，可抑制 TfR 的表达。反之，则 TfR 的表达增加。

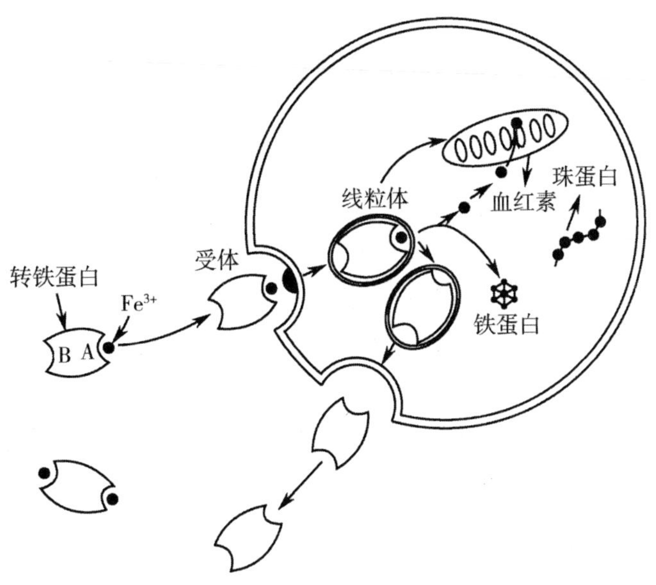

图 7-2 幼红细胞与铁结合及形成血红蛋白示意图

3. 细胞内的铁代谢

细胞内的铁调节蛋白（包括铁反应元件结合蛋白 IRP-1、IRP-2，铁调节因子，铁抑制蛋白和 p90）为 mRNA 结合蛋白，能调节细胞内 TFR、铁蛋白和其他重要铁代谢蛋白。这些蛋白均已被离析、纯化和鉴定，氨基酸序列及基因定位已被确定。

当细胞内铁过多时，胞质内的铁调节因子 IRF 与 TfR mRNA 3′译区的铁反应元件 IRE 亲和力下降，TfR mRNA 的降解增加，细胞内 TfR mRNA 减少，TfR 合成减少，使细胞摄取铁减少；当细胞处于铁缺乏时，IRF 与 IRE 结合增强，使 TfR mRNA 稳定，不被降解，TfR mRNA 数量增加，TfR 合成增多，细胞摄取铁增加（图 7-3）。

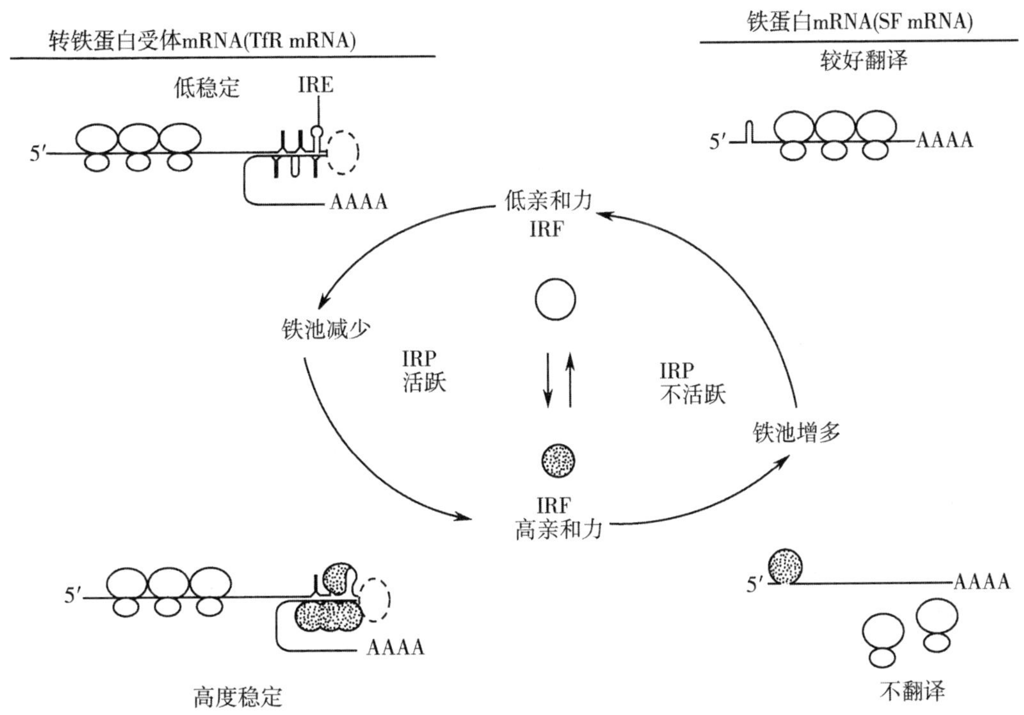

图 7-3 细胞内铁代谢的调节示意图

目前对 IRF 与 IRE 结合后如何稳定 TfR mRNA，避免被降解，以及细胞内铁如何调节 IRF 的机制尚不十分清楚。

当红细胞衰老后，从红细胞中释放出来的铁 80% 以上可被重新再利用。

（四）铁吸收及利用的调控

正常成年人每天约产生 2×10^{11} 个红细胞，需要的铁量 >20 mg。每天从肠道吸收的铁仅 1～2 mg，远不能满足需要。产生红细胞所需要的铁主要来源于单核-吞噬细胞吞噬的衰老红细胞。多年来，对于铁在肠道吸收、储备及利用的调控机制不是太清楚。近年的研究认为，海帕西啶——肝细胞产生的肽类激素，可能是机体铁储备及循环可利用铁的生理调控因子。实验证实海帕西啶可通过调整肠道铁的吸收以控制体内的铁量，并通过影响巨噬细胞内铁的供给以促进红细胞的生成。

（五）铁的贮存

铁以铁蛋白和含铁血黄素的形式贮存在骨髓、肝和脾的单核巨噬细胞中。在铁代谢平衡的情况下，每天进入和离开贮存池的铁量很少。铁蛋白的铁（Fe^{3+}）当机体需要时，先还原成 Fe^{2+}，与络合剂结合后，从铁蛋白中释放出来。当体内铁负荷过多时，则以含铁血黄素的形式存在。含铁血黄素内的铁以缓慢而不规则的方式重新返回细胞内铁代谢循环。

铁蛋白的合成也受 IRF（铁调节因子）的协调，当体内铁减少时，IRF 与铁蛋白 mRNA 上的 IRE（铁反应元素）结合，使铁蛋白 mRNA 停止运转，铁蛋白的合成减少（铁贮存减少），以扩大细胞内铁的利用。反之，当体内铁过多时，铁蛋白的合成增加（图 7-3）。

（六）铁的排泄

铁每天主要随胃肠道上皮细胞、胆汁等排出，泌尿生殖道及皮肤、汗液、脱落细胞也可丢失极少量的铁，总量约为 1 mg。生育年龄妇女平均每天排出的铁为 1.5～2 mg。

二、缺铁的原因

人体内的铁是呈封闭式循环的。正常情况下，铁的吸收和排泄保持着动态的平衡，人体一般不会缺铁，只有在需要增加、铁的摄入不足及慢性失血等情况下造成长期铁的负平衡才致缺铁。

造成缺铁的病因可分为铁摄入不足和丢失过多两大类。

1. 铁摄入减少

（1）膳食不足。

（2）吸收减少。

1）胃酸缺乏。

2）胃部手术后。

2. 铁丢失增多

（1）胃肠道失血。

1）肿瘤。

2）胃、十二指肠溃疡。

3）膈疝。

4）胃炎（药物及毒素引起）。

5）憩室炎。

6）溃疡性结肠炎、局限性回肠炎。

7）钩虫感染。

8）痔。

9）动静脉畸形。

（2）月经过多。

（3）多次献血。

（4）多次妊娠。

（5）慢性血管内溶血引起血红蛋白尿（PNH）。

（6）遗传性毛细血管扩张症。

（7）原发性肺含铁血黄素沉着症。

（8）止血、凝血功能障碍性疾病或服用抗凝剂。

（一）铁摄入不足

最常见的原因是食物中铁的含量不足、偏食或吸收不良。食物中的血红素铁容易被吸收，且不受食物组成及胃酸的影响。非血红素铁则需要先变成 Fe^{2+} 才能被吸收。蔬菜、谷类、茶叶中的磷酸盐、植酸、丹宁酸等可影响铁的吸收。成年人每天铁的需要量约为 1 ~2 mg。男性 1 mg/d 即够，生育年龄的妇女及生长发育的青少年铁的需要增多，应为 1.5 ~2 mg/d。如膳食中铁含量丰富而体内贮存铁量充足，一般极少会发生缺铁。

造成铁摄入不足的其他原因是药物或胃肠疾病影响了铁的吸收，某些金属如镓、镁的摄入，制酸剂中的碳酸钙和硫酸镁，溃疡病时服用的 H_2 受体抑制剂等，均可抑制铁的吸收。萎缩性胃炎、胃及十二指肠手术后胃酸减少影响铁的吸收等，均是造成铁摄入不足的原因。

（二）铁丢失过多

正常人每天从胃肠道、泌尿道及皮肤上皮细胞中丢失的铁约为 1 mg。妇女在月经期、分娩和哺乳时有较多的铁丢失。临床上铁丢失过多在男性常是由于胃肠道出血，而女性则常是由于月经过多。

胃肠道出血常见原因是膈疝、食管静脉曲张、胃炎（药物及毒素引起）、溃疡病、溃疡性结肠炎、痔、动静脉畸形、息肉、憩室炎、肿瘤及钩虫感染。酗酒，服用阿司匹林及类固醇和非类固醇抗炎药，以及少见的血管性紫癜、遗传性毛细血管扩张症及维生素 C 缺乏病等，也常会有胃肠道的少量慢性失血。

其他系统的出血，见于泌尿系肿瘤、子宫肌瘤、反复发作的阵发性睡眠性血红蛋白尿症和咯血，止血、凝血功能障碍性疾病或服用抗凝剂等。

此外，妊娠期平均失血 1 300 mL（约 680 mg 铁）需每天补铁 2.5 mg。在妊娠的后 6 个月，每天需要补铁 3 ~7 mg/d。哺乳期铁的需要量增加 0.5 ~1 mg/d。如补充不足均会导致铁的负平衡。如多次妊娠则铁的需要量更要增加。

献血员每次献血 400 mL 约相当于丢失铁 200 mg。约 8% 的男性献血员及 23% 女性献血员的血清铁蛋白降低。如在短期内多次献血，情况会加重。

三、发病机制

铁是人体必需的微量元素，存在于所有生存的细胞内。铁除参与血红蛋白合成外，还参加体内的一些生物化学过程，包括线粒体的电子传递、儿茶酚胺代谢及 DNA 的合成。已知多种酶需要铁，如过氧化物酶、细胞色素 C 还原酶、琥珀酸脱氢酶、核糖核酸还原酶及黄嘌呤氧化酶等蛋白酶及氧化还原酶中都有铁。如缺乏，将影响细胞的氧化还原功能，造成多方面的功能紊乱。

含铁酶的活性下降，影响细胞线粒体的氧化酵解循环，使更新代谢快的上皮细胞角化变性，消化系统黏膜萎缩，胃酸分泌减少。缺铁时，骨骼肌中的 α-磷酸甘油脱氢酶减少，易引起运动后乳酸堆积增多，使肌肉功能及体力下降。含铁的单胺氧化酶对一些神经传导剂（如多巴胺、去甲肾上腺素及 5-羟色胺等）的合成、分解起着重要的作用。缺铁时，单胺氧化酶的活性降低，可使神经发育及智力受到影响。缺铁时过氧化氢酶和谷胱甘肽过氧化物酶活性降低，易致细胞膜氧化损伤，红细胞的变形性差，寿命缩短。此外，缺铁时血小板的黏附功能降低，抗凝血酶Ⅲ和纤维蛋白裂解物增加，严重时可影响止血功能。

发育中的红细胞需要铁、原卟啉和珠蛋白以合成血红蛋白。血红蛋白合成不足造成低色素性贫血。

关于缺铁与感染的关系，目前尚有不同的看法。缺铁时巨噬细胞功能和脾自然杀伤细胞活性明显有障碍；中性粒细胞的髓过氧化物酶和氧呼吸爆发功能降低；淋巴细胞转化和移动抑制因子的产生受阻，细胞免疫功能下降。但另有人强调铁也是细菌生长所需，认为缺铁对机体有一定的保护作用。铁丰富时较铁缺乏时更易发生感染。

四、临床表现

缺铁性贫血的临床表现是由贫血、缺铁的特殊表现及造成缺铁的基础疾病所组成。

（一）症状

贫血的发生是隐伏的。症状进展缓慢，患者常能很好地适应，并能继续从事工作。贫血的常见症状是头晕、头痛、乏力、易倦、心悸、活动后气短、眼花、耳鸣等。

（二）特殊表现

缺铁的特殊表现有：口角炎、舌乳突萎缩、舌炎，严重的缺铁可有匙状指甲（反甲），食欲减退、恶心及便秘。欧洲的患者常有吞咽困难、口角炎和舌异常，称为 Plummer-Vinson 综合征或 Paterson-Kelly 综合征，这种综合征可能与环境及基因有关。吞咽困难是由于在下咽部和食管交界处有黏膜网形成，偶可围绕管腔形成袖口样的结构，束缚着食管的开口。常需要手术破除这些网或扩张狭窄，单靠铁剂的补充无济于事。

（三）非贫血症状

缺铁的非贫血症状表现：儿童生长发育迟缓或行为异常，表现为烦躁、易怒、上课注意力不集中及学习成绩下降。异食癖是缺铁的特殊表现，也可能是缺铁的原因，其发生的机制不清楚。患者常控制不住地仅进食一种“食物”，如冰块、黏土、淀粉等。铁剂治疗后可消失。

（四）体征

体征除皮肤黏膜苍白，毛发干枯，口唇角化，指甲扁平、失光泽、易碎裂，约 18% 的患者有反甲，约 10% 缺铁性贫血患者脾轻度肿大，其原因不清楚，患者脾内未发现特殊的病理改变，在缺铁纠正后可消退。少数严重贫血患者可见视网膜出血及渗出。

五、实验室检查

（一）血常规

呈现典型的小细胞低色素性贫血（MCV < 80 fl、MCH < 27 pg、MCHC < 30%）。红细胞指数改变的程度与贫血的时间和程度相关。红细胞宽度分布（RDW）在缺铁性贫血的诊断中意义很难定，正常为 13.4% ±1.2%，缺铁性贫血为 16.3%（或 > 14.5%），特殊性仅为 50% ~70%。血片中可见红细胞染色浅淡，中心淡染区扩大，大小不一。网织红细胞大多正常或轻度增多。白细胞计数正常或轻度减少，分类正常。血小板计数在有出血者常偏高，在婴儿及儿童中多偏低。

（二）骨髓象

骨髓检查不一定需要，除非是需要与其他疾病的贫血相鉴别时。骨髓涂片表现增生活跃，幼红细胞明显增生。早幼红及中幼红细胞比例增高，染色质颗粒致密，胞质少，血红蛋白形成差。粒系和巨核细胞系正常。铁粒幼细胞极少或消失。细胞外铁缺如。

（三）生化检查

1. 血清铁测定

血清铁降低［< 8.95 μmol/L（50 μg/dL）］，总铁结合力增高［> 64.44 μmol/L（360 μg/dL）］，故转铁蛋白饱和度降低。由于血清铁的测定波动大，影响因素较多，在判断结果时，应结合临床考虑。在妇女月经前 2 ~3 天、妊娠的后 3 个月，血清铁和总铁结合力均会降低，但不一定表示缺铁。

2. 血清铁蛋白测定

血清铁蛋白低于 14 μg/L。但在伴有炎症、肿瘤及感染时可以增高，应结合临床或骨髓铁染色加以判断。缺铁性贫血患者骨髓红系细胞内及细胞外铁染色均减少或缺如。

3. 红细胞游离原卟啉（FEP）测定

FEP 增高表示血红素合成有障碍，用它反映缺铁的存在，是较为敏感的方法。但在非缺铁的情况如铅中毒及铁粒幼细胞贫血时，FEP 也会增高。应结合临床及其他生化检查考虑。

4. 红细胞铁蛋白测定

用放射免疫法或酶联免疫法可以测定红细胞碱性铁蛋白，可反映体内铁贮存的状况，如 <6.5 ag/红细胞，表示铁缺乏。此结果与血清铁蛋白相平行，受炎症、肿瘤及肝病的影响较小是其优点。但操作较复杂，尚不能作为常规使用。

（四）其他检查

为明确贫血的病因或原发病，尚需进行多次大便隐血、尿常规检查，必要时还应进一步查肝肾功能，进行胃肠 X 线检查，胃镜检查及相应的生化、免疫学检查等。

六、诊断及鉴别诊断

（一）诊断

仔细询问及分析病史，加上体格检查可以得到诊断缺铁性贫血的线索，确定诊断还须有实验室证实。临床上将缺铁及缺铁性贫血分为缺铁、缺铁性红细胞生成及缺铁性贫血 3 个阶段。其诊断标准分别如下。

1. 缺铁或称潜在缺铁

此时仅有体内贮存铁的消耗。符合（1）再加上（2）或（3）中任何一条即可诊断。

（1）有明确的缺铁病因和临床表现。

（2）血清铁蛋白 <14 μg/L。

（3）骨髓铁染色显示铁粒幼细胞 <10% 或消失，细胞外铁缺如。

2. 缺铁性红细胞生成

指红细胞摄入铁较正常时减少，但细胞内血红蛋白的减少尚不明显。符合缺铁的诊断标准，同时有以下任何一条者即可诊断。

（1）转铁蛋白饱和度 <15%。

（2）红细胞游离原卟啉 >0.9 μmol/L。

3. 缺铁性贫血

红细胞内血红蛋白减少明显，呈现小细胞低色素性贫血。诊断依据是：

（1）符合缺铁及缺铁性红细胞生成的诊断。

（2）小细胞低色素性贫血。

（3）铁剂治疗有效。

（二）鉴别诊断

主要与其他小细胞低色素性贫血相鉴别。

1. 珠蛋白生成障碍性贫血（地中海贫血）

常有家族史，血片中可见多数靶形红细胞，血红蛋白电泳中可见胎儿血红蛋白（HbF）或血红蛋白 A_2（HbA_2）增加。患者的血清铁及转铁蛋白饱和度、骨髓可染铁均增多。

2. 慢性病贫血

血清铁虽然降低，但总铁结合力不会增加或有降低，故转铁蛋白饱和度正常或稍增加。血清铁蛋白常有增高。骨髓中铁粒幼细胞数量减少，巨噬细胞内铁粒及含铁血黄素颗粒明显增多。

3. 铁粒幼细胞贫血

临床上不多见。好发于老年人。主要是由于铁利用障碍。常为小细胞正色素性贫血。血清铁增高而总铁结合力正常，故转铁蛋白饱和度增高。骨髓中铁颗粒及铁粒幼细胞明显增多，可见到多数环状铁粒幼细胞。血清铁蛋白的水平也增高。

七、治疗

（一）病因治疗

应尽可能地去除导致缺铁的病因。单纯的铁剂补充只能使血常规恢复。如对原发病忽视，不能使贫血得到彻底的治疗。

（二）补充铁剂

铁剂的补充治疗以口服为宜，每天补充元素铁 150 ~ 200 mg 即可。常用的是亚铁制剂（琥珀酸亚铁或富马酸亚铁）。于进餐时或餐后服用，以减少药物对胃肠道的刺激。铁剂忌与茶同服，否则易与茶叶中的鞣酸结合成不溶解的沉淀，不易被吸收。钙盐及镁盐也可抑制铁的吸收，应避免同时服用。

患者服铁剂后，自觉症状可以很快改善。网织红细胞一般于服后 3 ~ 4 天上升，7 天左右达高峰。血红蛋白于 2 周后明显上升，1 ~ 2 个月后达正常水平。在血红蛋白恢复正常后，铁剂治疗仍需继续进行，待血清铁蛋白恢复到 50 μg/L 再停药。如果无法用血清铁蛋白监测，则应在血红蛋白恢复正常后，继续服用铁剂 3 个月，以补充体内应有的贮存铁量。

如果患者对口服铁剂不能耐受，不能吸收或失血速度快须及时补充者，可改用胃肠外给药。常用的是右旋糖酐铁或山梨醇铁肌内注射。治疗总剂量的计算方法是：所需补充铁 mg 数 =（150 - 患者 Hbg/L）×3.4（按每 1 000 g Hb 中含铁 3.4 g）×体重（kg）×0.065（正常人每千克体重的血量约为 65 mL）×1.5（包括补充贮存铁）。上述公式可简化为：所需补充铁的 mg =（150-患者 Hb g/L）×体重（kg）×0.33。首次给注射量应为 50 mg，如无不良反应，第 2 次可增加到 100 mg，以后每周注射 2 ~ 3 次，直到总剂量用完。有 5% ~ 13% 的患者于注射铁剂后可发生局部肌肉疼痛、淋巴结炎、头痛、头晕、发热、荨麻疹及关节痛等，多为轻度及暂时的。偶尔（约 2.6%）可出现过敏性休克，会有生命危险，故给药时应有急救设备（肾上腺素、氧气及复苏设备等）。

八、预防

缺铁性贫血大多是可以预防的。主要是重视营养知识教育及妇幼保健工作，如改进婴儿的喂养，提倡母乳喂养和及时添加辅食，妊娠及哺乳期妇女适当补充铁剂等；在钩虫流行区应进行大规模的寄生虫防治工作；及时根治各种慢性消化道出血性疾病等。

九、预后

缺铁性贫血的预后取决于原发病是否能治疗。治疗原发病、纠正饮食习惯及制止出血后，补充铁剂治疗可使血红蛋白较快地恢复正常。如治疗不满意，失败的原因常为：①诊断错误。贫血不是由缺铁所致。②并发慢性疾病（如感染、炎症、肿瘤或尿毒症等）干扰了铁剂的治疗。③造成缺铁的病因未消除，铁剂的治疗未能补偿丢失的铁量。④同时合并有叶酸或维生素 B_{12} 缺乏影响血红蛋白的恢复。⑤铁剂治疗中的不恰当（包括每天剂量不足，疗程不够，未注意食物或其他药物对铁吸收的影响等）。

第二节　慢性粒细胞白血病

慢性粒细胞白血病（CML），又称慢粒白血病、慢性髓系白血病。CML 是起源于造血多能干细胞的克隆性疾病，以贫血、外周血粒细胞增多和出现各阶段幼稚粒细胞、嗜碱性粒细胞增多，常有血小板增多和脾肿大为特点。病程中 90% 以上患者始终伴有 Ph 染色体和（或）BCR/ABL 融合基因，这些异常融合基因见于所有髓系细胞以及部分淋巴细胞。临床分 3 期：早期为髓性的慢性期（CML-CP），随后转化为侵袭性的加速期（CML-AP）和急变期（CML-BP）。

一、流行病学

CML 是最常见的 MPD，占成人白血病的 15% ~ 20%。全世界年发病率（1 ~ 1.5）/10 万。各年龄组均可发病，高峰发病年龄为50～60岁。男女发病比为1.4 ：1。

二、病因学

1. 电离辐射

一次大剂量和多次小剂量照射可使CML发生率增高。日本广岛和长崎原子弹爆炸后幸存者、接受脊椎放疗的强直性脊柱炎患者和接受放疗的宫颈癌患者中CML发生率与其他人群相比明显增高，表明发病与电离辐射有关。

2. 化学因素

长期接触苯和接受化疗的各种肿瘤患者可导致CML发生，提示某些化学物质与CML发病相关。

3. 其他因素

CML患者人类白细胞相容性抗原（HLA）CW3和CW4频率增高，表明其可能是CML的易感基因。

尽管有家族性CML的报道，但CML家族性聚集非常罕见，此外单合子双胞胎的其他成员家族性发病无增高趋势，CML患者的父母及子女均无CMI特征性Ph染色体，说明CML是一种获得性疾病，与遗传因素无关。

三、发病机制

（一）起源于造血干细胞

CML是一种起源于造血干细胞的获得性克隆性疾病，主要证据有：①CML-CP可有红细胞、中性粒细胞、嗜酸/嗜碱性粒细胞、单核细胞和血小板增多。②CML患者的红系细胞、中性粒细胞、嗜酸/嗜碱性粒细胞、巨噬细胞和巨核细胞均有Ph染色体。③在G-6-PD杂合子女性CML患者中，红细胞、中性粒细胞、嗜酸/嗜碱性粒细胞、单核细胞和血小板表达同一种G-6-PD同工酶，而成纤维细胞或其他体细胞则可检测到两种G-6-PD同工酶。④每个被分析的细胞其9或22号染色体结构异常都一致。⑤分子生物学研究表明22号染色体断裂点变异仅存在于不同CML患者；而在同一个患者的不同细胞中其断裂点是一致的。⑥应用X连锁基因位点多态性及灭活式样分析也证实CML为单克隆造血。

（二）祖细胞功能异常

相对成熟的髓系祖细胞存在明显的细胞动力学异常；分裂指数低、处于DNA合成期的细胞少，细胞周期延长、核浆发育不平衡，成熟粒细胞半衰期比正常粒细胞延长。有试验证实仅有20%的CML集落处于DNA合成期，而正常人为40%，CML原粒、早幼粒细胞标记指数比正常人低，而中、晚幼粒细胞标记指数与正常对照相比无明显差别。造血祖细胞集落培养发现CML骨髓祖细胞与外周血祖细胞增殖能力不同，骨髓CFU-GM和BFU-E数与正常对照相比通常增高，但也可正常或减低，而外周血可升高至正常对照的100倍。Ph阳性CML患者骨髓细胞长期培养发现，经几周培养后在培养基中可检测到Ph阴性的祖细胞，现已证实这主要为CML造血祖细胞黏附功能异常所致。

（三）分子病理学

1. ABL基因

原癌基因*C-abl*位于9q34，在物种发育过程中高度保守，编码在所有哺乳动物组织和各种类型细胞中均普遍表达的一个蛋白质，*C-abl*长约230 kb，含有11个外显子，走向为5’端至着丝粒。该基因第一个外显子有两种形式，外显子1a和1b，因而有两种不同的*C-abl* mRNA，第一种称为1a-11，长6 kb，包括外显子1a-11；另一种称为1b，自外显子1b开始，跨越外显子1a和第一个内含子，同外显子2-11相接，长为6 kb，这两种ABL的RNA转录编码两种不同的分子量均为145 000的ABL蛋白。其N末端有3个SRC同源结构域（SH）：SH1为酪氨酸激酶区，可使酪氨酸激酶残基磷酸化；SH2、SH3是ABL蛋白与其他蛋白相互作用的结构基础。ABL是细胞生长的负性调节因子。正常的p145ABL穿梭于细胞核和胞浆之间，主要定位于细胞核，具有较低的酪氨酸激酶活性。p145ABL的活性和细胞内定位受连接细胞骨架与细胞外间质的整合素调控，ABL可能通过将整合素信号传递至细胞核从而充当细胞周期信号之间的桥梁，参与细胞生长和分化控制。

2. BCR 基因

定位于22q11，长130 kb，有21个外显子，起始方向5′端至中心粒。有4.5 kb 和6.7 kb 两种不同的 BCR mRNA 转录方式，编码一分子量为160 000 的蛋白 p160BCR，该蛋白有激酶活性，其 N 末端有二聚体区、SH2 结合区、丝氨酸-苏氨酸激酶激活区，C 端有 GTP 酶活性蛋白同源区（GAP），结构中心的 Ph 结构域为 Rho 鸟苷酸交换因子（Rho-GEF）同源区，可促使 Ras-GTP 交换，提高 Ras 活性，激活转录因子如 NF-kB 等。BCR 蛋白能使许多蛋白质中的酪氨酸激酶残基磷酸化，其上的第177 位酪氨酸与 Grb-2 有关。

3. BCR-ABL 基因

在病理状态下，9 号和 22 号染色体发生断裂，平行交互移位形成 Ph 染色体t（9；22）（q34；q11），继而产生 BCR-ABL 融合基因，编码210 kD 蛋白（p210BCR-ABL），该蛋白具有很强的酪氨酸激酶活性，可激活下游一系列信号持续磷酸化，导致造血干细胞增殖失控、凋亡受阻，因此认为，BCR-ABL是 CML 的分子发病基础。这种活性异常升高的肿瘤性酪氨酸激酶（TK）是所有 CML 发病的共同机制，即使在 BCR-ABL 阴性的 CML 中，也有其他酪氨酸激酶的异常活化，如纤维母细胞生长因子受体、血小板源性生长因子受体。

4. BCR-ABL 蛋白的结构

（1）结合配体的结构域：酪氨酸激酶（TK）与相应配体结合，继而 TK 单体发生二聚体化，两个单体的基因相互催化，使酪氨酸激酶残基发生自身磷酸化反应，生成 SH2 结构域结合位点，TK 被激活。需要强调的是，热休克蛋白（HSP90）对于正常蛋白、肿瘤蛋白的稳定存在具有重要作用。

（2）SH2 结合位点：位于酪氨酸激酶结合结构域中，能识别细胞质衔接蛋白的 SH2 结构域，使衔接蛋白与 TK 结合。

（3）ATP 结合位点：蛋白激酶水解结合在该位点的 ATP，为靶蛋白磷酸化提供所需的磷酸根。

（4）靶蛋白结合区域：催化靶蛋白磷酸化反应。

5. BCR-ABL 蛋白激酶的作用底物

分3类。

（1）衔接蛋白：如 Crkl、p62DOK。

（2）与细胞骨架、细胞膜有关的蛋白：如 paxillin、talin。

（3）有催化功能的蛋白：如非受体酪氨酸激酶 Fes、磷酸酶 Syp。

6. BCR-ABL 导致细胞恶性转化的主要机制

（1）CML 祖细胞与基质、基质细胞黏附减弱，从而减弱了黏附对细胞生长的抑制作用。

（2）激活促有丝分裂信号传导通路。

此通路的各个环节如下：

1）衔接蛋白：衔接蛋白是连接 TK 与 Ras 信号传导通路蛋白的桥梁。如衔接蛋白 Grb-2 的作用如下：BCR-ABL 中的第177 位酪氨酸自身磷酸化后可与衔接蛋白 Grb-2 的 SH2 结构域结合，Grb-2 被活化；Grb-2 的 SH3 结合位点与 SOS 蛋白结合，SOS 激活。SOS 是鸟苷酸交换因子（GEF），促使 Ras-GDP转化为 Ras-GTP，从而激活 Ras 蛋白。Ras 蛋白还可由另外两种衔接蛋白 Shc、crkl 激活。

2）Ras 信号传导途径：该途径在 BCR-ABL 介导 CML 发生方面有重要作用，大部分 CML 有 Ras 途径的异常活化。*H-Ras*、*K-Ras*、*N-Ras* 基因编码产生小分子鸟嘌呤核苷酸连接蛋白（G-protein，p21ras），可与 GTP 结合而活化。Ras 蛋白的作用就像一个分子开关，在失活状态和活化状态间转变。在失活状态，Ras 的结合位点被鸟嘌呤二磷酸（GDP）占据，若 GTP 代替 GDP 的位置，Ras 即被激活。活化状态下的 Ras 与多种信号分子相互作用，触发一系列激酶蛋白激活，从而对细胞周期、凋亡、分化等多个过程产生影响。Ras 蛋白本身有内源性 GTP 酶活性，可催化 GTP 水解为 GDP，使 Ras 失活。肿瘤性 Ras 丧失了其在生理状态下的具有保护性的自我失活机制。肿瘤性 Ras 的改变为：Ras 发生突变，失去内源性 GTP 酶活性；Ras 处于持续活化状态。

3）Ras 的法尼基化：法尼基转移酶催化一段含有 15 个碳的法尼基共价连接到 Ras 的 C 末端，发生法尼基化使 Ras 与细胞膜的胞质面结合。Ras 在细胞内的定位对其功能有重要影响。正常细胞由类异戊二烯将 Ras 分子锚定在细胞膜的胞质面，而肿瘤源性的 Ras 依赖戊二烯锚定在细胞膜的胞质面；细胞信号通路的关键部分是分裂素活化的蛋白激酶（MAPK）级联反应；Ras 间接激活 Raf-1（丝氨酸-苏氨酸激酶），Raf-1 直接催化 MEK-1/2 磷酸化反应。MEK-1/2 是具有双重活性的特异性激酶，可以激活 ERK-1/2 < 细胞外信号调节激酶，而 ERK-1/2 是细胞信号级联反应的终端 MAPK。MAPK 激酶通路激活的最终结果是使核蛋白磷酸化，激活转录。

（3）抑制细胞凋亡：①JAK-STAT 途径活化，Janus 家族激酶（JAK）是受体和信号传递蛋白，JAK 激活后 STAT 磷酸化，转录活化。BCR-ABL 可激活 STAT 分子。STAT5 的激活抑制细胞凋亡，激活 Bcl-XL（抗凋亡）转录因子。②PI3 激酶途径活化，BCR-ABL 与磷脂酰肌醇 3（PI3）、激酶 cbl、衔接蛋白 Crk、Crkl 组成复合体，活化 PI3 激酶。PI3 激酶的底物是丝氨酸-苏氨酸激酶 Akt。Akt 与抗凋亡信号传导通路有关。③上调抑制凋亡分子表达，通过 Ras 或 PI3 激酶途径上调 Bcl-2 表达；BCR-ABL 阳性细胞通过 STAT 活化Bcl-xL 转录因子表达。④促进凋亡因子失活/下调促凋亡分子表达，BCR-ABL使促凋亡蛋白 Bad 磷酸化、失活，从而抑制细胞凋亡；BCR-ABL 下调 ICSBP（干扰素共同序列结合蛋白），抑制凋亡。⑤BCR-ABL 抑制线粒体释放细胞色素 C，抑制 caspases 活化。

（4）急性变发生机制：对 CML-AP 和 CML-BP 患者进行遗传学检查，发现大多数患者可检测到继发性染色体异常。CML 急粒变的患者中约 80% 有非随机染色体异常，多表现为超 2 倍体，最常见为 +8，且 +8 常与其他染色体异常如 i（17）、+Ph、+19 等同时出现，其次为 +Ph、i（17）和-Y。30% CML 急淋变的患者有染色体丢失，表现为亚二倍体或结构异常，常见异常为 +Ph 和-Y。-17、14q + 与急淋变特异相关。此外 20% ~30% 的急粒变患者存在有 *p53* 基因结构和表达异常，CML *p53* 基因改变特征为：①主要改变是基因重排和突变。②主要见于急粒变。③常见于有 17p-异常患者。④*p53* 突变能导致 CML 的急粒变。

四、临床表现

1. CML-CP 表现

各年龄组均可发病，以壮年男性最多。通常起病隐袭，起病形式多种多样，20% ~40% 的患者在初诊时几乎无症状，只是在常规体检提示白细胞增多或脾肿大，部分患者左上腹饱满不适，或出现乏力、盗汗、体重减轻。查体：90% 的患者有脾肿大，就医时往往已达脐或脐以下，肿大脾脏质地坚实，平滑，无压痛。如果出现脾梗死，则脾区压痛明显，并有摩擦音。当治疗缓解时，脾往往缩小。肝肿大较少见。部分患者有胸骨中下段压痛。约 15% 的患者由于高白细胞数（白细胞计数超过$300\times10^9/L$）出现“白细胞淤滞症”，表现为肺、中枢神经系统、某些特殊感觉器官和阴茎等循环血管内血流受阻，出现相应的症状和体征，如呼吸急促、呼吸困难、发绀、头晕、言语不清、谵妄、昏迷、视物模糊、复视、耳鸣、听力减退或阴茎异常勃起。CML-CP 一般持续 1 ~4 年。

2. CML-AP 表现

患者有发烧、虚弱、进行性体重下降、骨骼疼痛，逐渐出现贫血和出血。脾持续或进行性肿大。对原来治疗有效的药物无效。CML-AP 可维持几个月到数年。也有患者临床表现不明显，无骨痛、发烧、盗汗，仅有贫血加重，白细胞增高或减低，血小板减少，脾进行性肿大，甚至脾梗死。

3. CML-BP 表现

为 CML 的终末期，临床表现与急性白血病相似。多数为急性变，少数为急淋变和急单变，偶有红白血病变等。急性变预后差，往往数月内死亡。CML 患者出现以下情况提示急性变可能：①持续发烧，体温 38.5 ℃以上。②进行性贫血、出血类似急性白血病。③脾脏进行性增大。④外周血原 + 早幼稚细胞 >20%，骨髓中原 + 早幼稚细胞 >50%。⑤中性粒细胞碱性磷酸酶积分升高。⑥原按 CML-CP 治疗有效现在无效。

部位：CML-CP 的白血病细胞侵袭性不强，限于造血组织内增生，主要包括血液、骨髓、脾和肝。

CML-BP 除上述部位外，很多髓外组织也受累，包括淋巴结、皮肤、软组织和中枢神经系统的原始细胞浸润。

五、实验室检查

1. 慢性期（CML-CP）

（1）血常规：外周血以白细胞计数增多为主，大多超过 50×10^9/L，甚至高达（400～500）$\times10^9$。血涂片可见到各阶段的粒细胞，以中晚幼稚以下各阶段及成熟粒细胞为主，原始粒细胞 <2%，原始细胞 + 早幼细胞 <10%，嗜酸性及嗜碱性粒细胞增多，无明显的粒细胞发育异常，血小板正常或增多，可大于 $1\ 000\times10^9$/L，慢性期血小板减少非常少见。多数患者呈轻度贫血。

（2）骨髓象：骨髓增生明显活跃或极度活跃，粒系增生，中性晚幼粒细胞或中幼粒及杆状粒细胞明显增多，嗜酸性及嗜碱性粒细胞增多，红系减少，巨核系增生，易见到小巨核细胞。骨髓原始细胞计数通常 <5%，如≥10%表明已转化为 CML-AP。巨核细胞小于正常且分叶少是其特征，数量可正常或稍减少，但 40%～50%的患者巨核细胞中度或重度增生。前体红系细胞数量不等。

（3）外周血中性粒细胞碱性磷酸酶阳性率及积分减低。

（4）细胞遗传学：发现阳性的 Ph 染色体即可确诊。若 Ph 染色体阴性，而临床及实验室检查符合 CML，发现有 BCR/ABL 融合基因阳性也可诊断此病。

（5）其他：①血尿酸升高，常为正常人的 2～3 倍。②血清维生素 B_{12} 水平约为正常人的 10 倍，维生素 B_{12} 结合蛋白常增高。③常有血清乳酸脱氢酶升高。④可有电解质紊乱，如高钙血症和低钾血症。

2. 加速期（CML-AP）

（1）有人提出外周血三联征：①白细胞 $>50\times10^9$/L。②红细胞比容 <0.25（25%）。③血小板 $<100\times10^9$/L，治疗无效，可考虑进入 AP。

（2）Cohen 等认为有下列一项即为 AP：①外周血（PB）和骨髓（BM）中原始细胞 <15%～30%。②PB 或 BM 原粒 + 早幼粒细胞≥30%（原粒 <30%）。③PB 嗜碱性粒细胞≥20%。④血小板 $<100\times10^9$/L。

（3）Dwyer 等认为符合下列为 AP：①PB 或 BM 原始细胞≥10%但 <30%。②PB 或 BM 原粒 + 早幼粒细胞≥20%。③PB 或 BM 嗜碱性粒细胞≥20%。④进行性脾肿大，4 周内增至左肋下≥10 cm 或较前增大 50%。⑤与治疗无关血小板 $<100\times10^9$/L。⑥除 Ph 染色体外其他染色体畸变。

（4）WHO 规定符合下列一项或一项以上的表现即可诊断 CML-AP：①原始粒细胞占外周血白细胞或骨髓有核细胞的 10%～19%。②外周血嗜碱性粒细胞≥20%。③与治疗无关的血小板持续性减少 $<100\times10^9$/L。④尽管经过充分治疗，血小板仍持续性增多 $>1\ 000\times10^9$/L。⑤白细胞进行性增多和脾进行性肿大对治疗无效。⑥有克隆性演变的证据。此外，粒系显著发育异常或胞体小、发育异常的巨核细胞呈大的簇状或片面状分布伴网状纤维或胶原纤维增生提示 CML-AP，但后述这些改变作为界定加速期的独立意义尚未经大系列的临床研究明确验证，需与上述要点同存。

3. 急变期（CML-BP）

（1）血常规：①大多数患者有贫血，甚至出现严重贫血，网织红细胞减少。②多数患者血小板减少，少数正常或轻度增高。③白细胞计数多增高，部分患者正常，少数患者白细胞减少；血涂片可见幼稚细胞，原始 + 早幼细胞 >30%。

（2）骨髓象：①骨髓中原粒细胞或原淋 + 幼淋巴细胞或原单 + 幼单核细胞 >20%。②骨髓中原粒 + 早幼粒细胞≥50%。③出现髓外细胞浸润。

六、诊断和鉴别诊断

（一）国内诊断及分期标准

1. CML-CP

（1）Ph1 染色体阳性和/BCR-ABL 融合基因阳性，并有以下任何一项者可诊断：①外周血白细胞增高，以中性粒细胞为主，不成熟粒细胞 > 10%，原始细胞（Ⅰ型 + Ⅱ型）< 5% ~ 10%。②骨髓粒系高度增生，以中性中、晚幼粒细胞，杆状粒细胞增多为主，原始细胞（Ⅰ型 + Ⅱ型）< 10%。

（2）Ph1 染色体阴性和 BCR-ABL 融合基因阴性者，须有以下① ~ ④中的三项加第⑤项才可诊断：①脾肿大。②外周血：白细胞持续升高 > $30 \times 10^9/L$，以中性粒细胞为主，不成熟粒细胞 > 10%，嗜碱性粒细胞增多，原始细胞（Ⅰ型 + Ⅱ型）< 5% ~ 10%。③骨髓象：增生明显活跃，以中性中幼粒细胞、晚幼粒细胞，杆状粒细胞增多为主，原始细胞（Ⅰ型 + Ⅱ型）< 10%。④中性粒细胞磷酸酶（NAP）积分降低。⑤能排除类白血病反应、CMML 或其他类型的骨髓增生异常综合征（MDS）、其他类型的骨髓增殖性疾病。

2. 分期标准（第二届全国白血病治疗讨论会，1989 年）

（1）慢性期：①临床表现。无症状或有低热、乏力、多汗、体重减轻等症状。②血常规。白细胞计数升高，主要为中性中、晚幼粒和杆状粒细胞，原始细胞（Ⅰ型 + Ⅱ型）< 5% ~ 10%。嗜酸性粒细胞和嗜碱性粒细胞增多，可有少量有核红细胞。③增生明显至极度活跃，以粒系增生为主，中、晚幼粒和杆状粒细胞增多，原始细胞（Ⅰ型 + Ⅱ型）< 10%。④染色体：有 Ph1 染色体。⑤CFU-GM 培养：集落或集簇较正常明显增加。

（2）加速期：具有下中的两项者，考虑为本期。①不明原因的发热、贫血、出血加重，和（或）骨骼疼痛。②脾脏进行性增大。③非药物引起的血小板进行性降低或增高。④原始细胞（Ⅰ型 + Ⅱ型）在血和（或）骨髓中 > 10%。⑤外周血嗜碱性粒细胞 > 20%。⑥骨髓中有显著的胶原纤维增生。⑦出现 Ph 染色体以外的其他染色体异常。⑧对传统的抗“慢粒”药物治疗无效。⑨CFU-GM 增生和分化缺陷，集簇增多，集簇与集落的比值增高。

（3）急变期：具有下列之一者可诊断为本期。①原始细胞（Ⅰ型 + Ⅱ型）或原淋巴细胞 + 幼淋巴细胞，原单 + 幼单在外周血或骨髓中 > 20%。②外周血中原始粒细胞 + 早幼粒细胞 > 30%。③骨髓中原始粒细胞 + 早幼粒细胞 > 30%。④有髓外原始细胞浸润。⑤此期临床症状、体征比加速期更恶化，CFU-GM培养呈小簇或不生长。

（二）国外诊断及分期标准

1. CML-CP

（1）Cohen 等诊断 CP 的 5 项标准为：①外周血与骨髓的原始细胞 < 0.15（15%）。②外周血与骨髓的原始 + 幼稚细胞 < 0.30（30%）。③外周血嗜碱性粒细胞 < 0.2（20%）。④血小板 ≥ $100 \times 10^9/L$。⑤除肝脾肿大外无其他髓外组织受累。

（2）Silver 等的诊断标准：①Ph1 染色体阳性。②白细胞在 24 ~ 96 小时之间两次计数均 > $40 \times 10^9/L$，且无类白血病反应的原因。③外周血粒细胞系 > 80%。④骨髓或外周血原始粒细胞 + 早幼粒细胞不同时间两次分类 < 30%。⑤骨髓涂片或活检示增生明显活跃。⑥中性粒细胞碱性磷酸酶积分 < 25%。

具备上述 6 条者，诊断成立。如只有② ~ ⑤条者，则要有脾肿大（应排除肝脏病所致），血清维生素 B_{12} > 148 pmol/L，方可做出诊断。

2. 分期标准

（1）国际骨髓移植登记组的分期标准。

1）慢性期：①无明显的临床症状（治疗后）。②无加速期与急变期的特征［注：骨髓可有粒系增生活跃、Ph1 染色体和（或）其他染色体异常］。

2）加速期：①用常规剂量的药物（羟基脲或白消安）难以使外周血增高的白细胞计数降低，或治疗疗程间隔不断缩短。②白细胞的倍增时间缩短（< 5 天）。③外周血或骨髓中原始细胞计数 > 10%。④外周血或骨髓中原始细胞加早幼粒细胞计数 > 20%。⑤外周血中嗜酸性加嗜碱性粒细胞计数 > 20%。⑥发生非白消安或羟基脲引起的贫血或血小板减少。⑦持续性血小板升高。⑧附加染色体异常（出现新的克隆性染色体异常）。⑨脾增大。⑩出现绿色瘤或骨髓纤维化。

3）急变期：外周血或骨髓中原始细胞加早幼粒细胞 > 30%。

（2）意大利慢粒白血病研究协作组的急变期标准：①血或骨髓中原始细胞＞20%。②血原始细胞加早幼粒细胞计数＞30%或骨髓中原始细胞加早幼粒细胞计数＞50%。③髓外原始细胞浸润或白血病瘤块形成。

诊断为本病者，具备上述任意一项或一项以上，可诊断急变期。

（三）WHO 诊断及分期标准

（1）慢性期：WHO 对 CML-CP 未提出诊断标准。

（2）急变期：WHO 规定符合如下一项或一项以上即可诊断 CML-BP（表 7-2）。

表 7-2　慢性粒细胞白血病急变期

有如下一项或一项以上可诊断急变期：
外周血或骨髓原始细胞≥20%
髓外原始细胞增殖
骨髓活检有大的原始细胞灶（foci）或集簇（dusters）

大约 70% 为急性髓系变，包括中性、嗜酸性、嗜碱性、单核细胞性、红系或巨核细胞或任意几种的混合急性变。20% ~30% 为急性淋系变。罕见粒系和淋系同时急性变。原始细胞的形态可以是典型的，但原始细胞常常是很早期或异质性的，所以，建议做免疫表型分析。

髓外原始细胞增殖最常见于皮肤、淋巴结、脾、骨或中枢神经系统等部位，可以是髓系也可是淋系。如果骨髓原始细胞聚集呈明显的灶性，即使骨髓活检其他区域仍为慢性期改变，也应诊断 CML-BP。但是，CML-BP 的原始细胞灶必须与慢性期小梁旁和血管周围的早幼粒细胞和中幼粒细胞灶相区别。

（四）鉴别诊断

1. 与反应性白细胞增多、类白血病反应或外周血幼红幼粒细胞反应相鉴别

①常有炎症、骨髓转移癌或实体瘤的副肿瘤综合征等原发病史。②外周血白细胞计数增高，可达 50×10^9/L，中性粒细胞胞浆中常有中毒颗粒和空泡，嗜酸、嗜碱性粒细胞不增多，血小板和血红蛋白大多正常。③中性粒细胞碱性磷酸酶积分增高。④Ph 染色体和 BCR-ABL 融合基因阴性。⑤骨髓转移癌时骨髓涂片或活检标本有异常细胞团簇，正常造血细胞减少或骨髓坏死等。⑥原发病控制后，反应性白细胞增多、类白血病反应等也随之消失。

2. 与 Ph^+ 或 BCR-ABL 融合基因阳性急性白血病（AL）相鉴别

3% ~5% 儿童急淋白血病（ALL），20% 成人 ALL（40 岁以上可高达 40%）及 2% 急性髓系白血病（AML）可有 Ph 染色体或 BCR 重排，主要是成人 ALL。少数 Ph^+ CML 其慢性期不明显而以急变就诊，造成与 Ph^+-AL 鉴别困难。Ph^+-AL 与 CML-BP 的鉴别点；①无 CML 特征如巨脾、嗜碱性粒细胞增多或血小板增多。②无 CML-BP 常见的染色体异常如 Ph、i（17q）、+8、$22q^-$ 等。③BCR 断裂区在 m 区，编码 p190 蛋白。④于缓解后 Ph 染色体常消失。⑤多数 Ph^+-AL 为杂合，正常核型与异常核型、髓系表型与淋系表型杂合。

3. 与 Pb^+ 或 BCR 重排血小板增多症相鉴别

Ph^+ 或 BCR^+ 血小板增多症与经典 Ph 或 BCR-原发性血小板增多症的临床表现无明显差异，均可无症状，偶因查体发现血小板增高，可有反复头晕、头痛，肢体末梢烧灼、麻木感，皮肤黏膜出血，血栓栓塞等，但有以下特点：①患者几乎均为女性。②多无脾肿大，少数脾轻度肿大。③血红蛋白正常，白细胞计数正常或轻度升高，一般 $<20\times10^9$/L，分类常正常，可出现幼稚细胞，但明显少于 CML 所见，嗜碱性粒细胞多不增多，血小板多 $>600\times10^9$/L 而 $<2\,000\times10^9$/L，形态无明显异常。④中性粒细胞碱性磷酸酶积分多正常，也可增高、降低或缺乏。⑤骨髓多纯巨核系增生，也可巨核系/粒系双系增生，增生的巨核细胞形态可正常，多有小巨核或大而畸形巨核细胞，个别有网硬蛋白纤维化。⑥细胞培养显示 CFU-GM 和 BFU-E 与 CML 相似。⑦细胞遗传学无经典原发性血小板增多症常见的 $20q^-$，而有 Ph 染色体或累及 X 染色体的 Ph 复合易位 t（x；9；22）（q11；q34；q11）。⑧分子水平有与 CML 一样的 M-

BCR 重排，极少数为 m-BCR 重排。⑨可向 AL 转化。

4. 与特发性骨髓纤维化相鉴别

①白细胞计数较 CML 偏低，很少 $>50\times10^9/L$，有幼红幼粒血常规，泪滴状红细胞明显增多，而 CML 幼粒细胞较多，很少有有核红细胞。②嗜酸、嗜碱性细胞不增多。③特发性骨髓纤维化 NAP 多正常或增高，而 CML NAP 多降低或缺乏。④多次骨穿提示有“干抽”。⑤骨髓活检可见纤维组织增生。⑥无Ph 染色体或 BCR 重排。

5. 与慢性中性粒细胞白血病（CNL）相鉴别

CNL 曾作为 CML 亚型，WHO 将其列为 CMPD 实体。其特点：①中度非进行性中性粒细胞增高。②外周血中幼稚细胞少，无中幼粒细胞峰，无明显嗜酸、嗜碱性细胞增多。③骨髓成熟粒细胞增多。④NAP积分正常或增多。⑤无或轻度脾肿大。⑥无引起类白血病反应的病因。⑦有 Ph 染色体，BCR 断裂点在 u 区。

据上述与 CML 鉴别。WHO 认为，此种 Ph^+，BCRu 区重排的 CNL 应诊为 CML，不应诊为 CNL。

七、治疗

CML 一旦急性变，治疗将很难奏效，因此应着重于慢性期的治疗。CML 的疗效判断包括血液学缓解、细胞遗传学缓解（即 Ph^+细胞消失率）和分子生物学缓解（即 BCR-ABL 融合基因转阴率），能否达到后两者缓解与患者的长期生存乃至治愈密切相关，因此应力争获得后两者的缓解。

（一）常规治疗

水化、碱化尿液：①减少尿酸形成：别嘌呤醇 100 mg，3 次/日，当白细胞明显下降、脾明显缩小、无明显高尿酸血症时停药。②大量补液，使尿量维持在 150 mL/h。③5% 碳酸氢钠 100 ~ 200 mL/d。

（二）化学治疗

1. 羟基脲（HU）

为细胞周期特异性抑制 DNA 合成的药物，起效快，但持续时间短。用药后二三天白细胞即迅速下降，停药后又很快回升。约 80% 患者可选血液学缓解，25% 可有细胞遗传学反应。目前已取代白消安成为治疗 CML-CP 的首选口服药物。常用剂量为 3 g/d，分 3 次服用，待白细胞减至 $20\times10^9/L$ 左右时，剂量减半。减至 $10\times10^9/L$ 左右时，改为小剂量（0.5 ~ 1.0 g/d）维持治疗。用药期间需经常检查血常规，以便调整药物剂量。不良反应少，耐受性好，与烷化剂无交叉耐药性。对患者以后接受造血干细胞移植也无不良影响。

2. 白消安（BUS，马利兰）

为烷化剂，作用于早期祖细胞。起效较慢，但持续时间长。一般用药后 2 ~ 3 周外周血白细胞才开始减少，停药后白细胞减少可持续 2 ~ 4 周，因此，要正确掌握剂量。初始剂量为 4 ~ 6 mg/d，分次口服。当白细胞降至 $20\times10^9/L$ 左右时，应停药，待稳定后改为小剂量（2 mg/1 ~ 3 天），使白细胞维持在（7 ~ 10）$\times10^9/L$。用药过量甚至常规剂量也可造成严重的骨髓抑制，且恢复较慢，应予注意。长期用药可出现皮肤色素沉着、精液缺乏及停经、肺纤维化等。

3. 靛玉红及其衍生物甲异靛

靛玉红和甲异靛是中国医学科学院研究所经过 20 多年研究首创用于治疗 CML 的新药。与 HU 和 BUS 相比，其缩脾效果明显好于前两者。有报道甲异靛长期疗效与 HU 相似，甲异靛联合 HU 可明显延长患者慢性期，降低患者 5 年急变率。部分患者可有 Ph 染色体阳性率减低。单用靛玉红剂量为 100 ~ 300 mg/d，分 3 ~ 4 次口服。单用甲异靛 75 ~ 150 mg/d，分 3 次口服。主要的不良反应有不同程度的骨关节疼痛，恶心、食欲缺乏、腹痛、腹泻等消化道反应，极少在治疗期间出现骨髓抑制。

4. 其他药物

小剂量 Ara-C、高三尖杉酯碱、二溴卫茅醇等也有效，但仅在上述药物无效时才考虑应用。最近有长疗程高三尖杉酯碱 2.5 mg/（$m^2\cdot d$）静滴，第 1 ~ 第 14 天，使 6% CML 患者获得完全细胞遗传学缓解的报道。

（三）α 干扰素（IFN-α）

1. IFN-α 作用

①直接抑制 DNA 多聚酶活性和干扰素调节因子（IRF）的基因表达，从而影响自杀因子（Fas）介导的凋亡。②增加 Ph 阳性细胞 HLA 分子的表达量，有利于抗原递呈细胞和 T 细胞更有效地识别。

由于该药起效较慢，因此对白细胞增多显著者，宜在第 1 ~ 第 2 周并用 HU 或小剂量 Ara-C。IFN-a 能使 50% ~70% 的患者获血液学完全缓解（HCR，指血常规、骨髓象恢复正常）；10% ~26% 的患者可获显著的细胞遗传学缓解（MCR，指骨髓 Ph 阳性细胞 <35%），但 BCR-ABL 融合基因 mRNA 仍然阳性；获 MCR 者生存期延长。

IFN-α 剂量为 300 万 ~900 万 U/d，皮下或肌内注射，每周 3 ~7 次。常见不良反应为畏寒、发热、疲劳、厌食、恶心、头痛、肌肉和骨骼疼痛。用对乙酰氨基酚、苯海拉明等可减轻不良反应，大约 25% 患者因不良反应无法耐受而停药。

2. 关于 IFN 治疗 CML 的一些共识

①天然 IFN 与重组人 IFN 治疗 CML 疗效相似。②持续用药比间歇用药疗效好，大剂量比小剂量疗效好，初治病例的血液学完全缓解率明显比复治者高，加速期的疗效比慢性期差。③肌内注射或皮下注射比静脉注射好。

3. 关于 IFN 治疗 CML 尚待解决的问题

①IFN 是否可以延长 CML 患者的生存期，各家报道不一致。②IFN 的最适剂量和用药时间，至今仍无统一意见，但多数认为起始剂量应为 300 万 ~500 万 U/（m^2·d），2 ~3 周后剂量增至 900 万 ~1 200 万 U/（m^2·d）或达到获显著血液学疗效［即白细胞计数（2 ~4）×10^9/L，血小板计数接近 50 ×10^9/L］的最大耐受量及患者出现毒性症状需要减少剂量。可望获得细胞遗传学缓解的最短时间为 6 个月，一般用至病情进展或出现不耐受的药物毒性。③IFN 种类与疗效的关系：不同种类的 α 干扰素临床疗效无差别，γ 干扰素疗效不清，α 干扰素和 γ 干扰素联合应用不能提高疗效。④IFN联合其他化疗药物如 HU、小剂量 Ara-C 20 mg/（m^2·d）×10 天已有Ⅱ期临床观察，表明疗效优于单用 IFN。

（四）靶向治疗

1. 甲磺酸伊马替尼（STI571，Gleevec）

为苯胺类衍生物，能特异性阻断 ATP 在 ABL 酪氨酸激酶上的结合位置，使酪氨酸残基不能磷酸化，从而抑制 BCR-ABL 阳性细胞的增殖。伊马替尼也能抑制另外两种酪氨酸激酶 c-kit 和血小板衍化生长因子受体（PDGF-R）的活性。

（1）伊马替尼推荐剂量。

1）慢性期：400 mg/d。用药 3 个月后评估血液学疗效；用药 6 个月后评估遗传学疗效。如 Ph 染色体未达到细胞遗传学缓解（Ph 阳性染色体≤35%），应加大剂量。

2）加速期及急变期：600 ~800 mg/d。如并发全血细胞减少，应在支持治疗下继续用药，应用 1 年以上。

（2）伊马替尼的疗效。

1）CML-CP：对于初治患者，HCR、MCR 和完全细胞遗传学缓解（CCR）分别为 98%、83% 和 68%。

2）对于 IFN-α 治疗失败或不能耐受的 CML，其 HCR、MCR、CCR 分别为 95%、60% 和 41%。伊马替尼可使 7% 的 CML 慢性期患者 *BCR-ABL* 融合基因转阴（RT-PCR 法）。

（3）伊马替尼的主要不良反应有：骨髓抑制、恶心、肌肉痉挛；骨骼疼痛、关节痛、皮疹、腹泻、水肿、体液潴留和肝功能受损等。

（4）另外已发现有对伊马替尼耐药的病例：目前认为应用伊马替尼治疗 6 个月无细胞遗传学反应或失去前期的疗效为耐药。

1）耐药机制可能与下列有关：①BCR-ABL基因扩增和表达增加或其酪氨酸激酶活性再激活。②BCR-ABL激酶区点突变，不能与药物结合。③CML-CP对外周血和骨髓都能检出细胞周期G0静止期的$CD34^+$ Ph^+白血病干细胞，对伊马替尼高度耐药，而且耐药细胞内γ-谷氨酰半胱氨酸合成酶和谷胱甘肽增高。

2）发生耐药时可采取：①伊马替尼增量。②停用或加化疗。③加IFN-α或亚砷酸（三氧化二砷，ATO）以下调BCR-ABL，加强伊马替尼作用。④加维生素C（1 g/d）可降低谷胱甘肽逆转耐药，且可增加ATO的疗效。⑤热休克蛋白90（Hsp90）能稳定BCR-ABL融合基因，加Hsp90抑制剂Geldanamycin（GA）或17-allylaminogeldanamycin（17-AAG），可介导BCR-ABL蛋白降解。

（5）用伊马替尼时需要注意以下问题：①伊马替尼不能透过血脑屏障，要防治中枢神经系统白血病时仍需鞘注氨甲蝶呤、阿糖胞苷等药物。②伊马替尼配伍禁忌，地塞米松、利福平、苯巴比妥可降低该药血浓度，而钙拮抗剂、二氢吡啶、对乙酰氨基酚、辛伐他汀、红霉素、环孢素、酮康唑、伊曲康唑等增加伊马替尼血浓度。因此伊马替尼与上述药物配伍时要注意增减剂量。③伊马替尼除CML应用外，对Ph^+ AL、MF、ET等也可应用，对血小板源生长因子受体（PDGFR，c-kit，CD117）也有作用，故可用于治疗$CD117^+$-AML和肥大细胞增生症。c-kit酶位突变者，伊马替尼无效，调节型突变者有效。④与IFN-α、柔红霉素、阿糖胞苷、依托泊苷、ATO合用有协同作用。⑤有效者停药后仍可复发，需维持治疗。⑥由t（9；21）（q34；p1）引起ETV-6-ABL^-融合基因，其信号传导途径与P210BCR-ABLAML相同，伊马替尼治疗也有效。可用于t（9；21)(q34；p1）-AML。

2. Dasatinib（BMS-354825）吡咯嘧啶类物质

一种新型的ABL和Src家族酪氨酸激酶抑制剂。同伊马替尼一样，Dasatinib也是与ABL激酶ATP位点竞争性结合，不同的是该酶与激活、非激活构象的ABL均能结合，亲和力更强。已有研究显示Dasatinib抑制ABL激酶的作用是伊马替尼的100倍；对绝大多数BCR-ABL激酶结构域突变（15种突变中有14种）有作用，仅对T3151突变无效。此外，对c-kit和PDGFRβ有明显抑制作用，推测该药能治疗骨髓增殖性疾病，包括系统性肥大细胞对伊马替尼的耐药。

Ⅰ期临床试验检测Dasatinib的安全性，结果显示每天15～180 mg每周给药5～7天，耐受性良好。2003年首次用于临床。39例慢性期患者接受该药治疗，其中31例为伊马替尼耐药，多数有BCR-ABL结构域突变，用药后HCR为84%，主要和完全遗传学缓解率分别为35%和52%；另8例为伊马替尼不耐受，用药后100%达HCR，主要和完全遗传学缓解率分别为50%和63%；未观察到剂量限制性毒性反应。10例平均病期6年的加速期患者用药后，HCR为50%，40%有主要遗传学缓解。34例平均病期3年的CML急变期患者用药后，HCR为28%。多数患者出现3～4级血液学毒性。与体外实验一致，T351I突变者，Dasatinib治疗无效。

3. AMN107苯胺嘧啶衍生物

为伊马替尼类的第二代ABL抑制剂。该药也与非激活构象的ABL激酶结构域结合，竞争性抑制ATP。对野生型BCR-ABL蛋白和发生点突变的耐伊马替尼类蛋白均有作用，主要通过凋亡使细胞生长受抑。体外实验中，该药对细胞自身磷酸化和增殖的抑制强度是伊马替尼的10～25倍。该药对多种伊马替尼耐药突变有作用，如M351T、F317L、E255V突变，但对T3151和G250E突变无效。此外该药可抑制PDGFR和c-kit，但对Src家族激酶无作用。入组AMN107 Ⅰ/Ⅱ期临床试验的患者为耐伊马替尼的加速、急变期CML或Ph^+ ALL，AMN107治疗后，加速、急粒变、急淋变和PhALL的血液学缓解率分别为51%、17%、11%和10%，主要遗传学缓解率达38%～22%。15例CML慢性期、对伊马替尼耐药患者用药后，血液学缓解率达80%，主要和完全缓解率分别为40%和13%。初步结论：AMN107在体内和体外对BCR-ABL的抑制作用强于伊马替尼；对多种激酶结构域突变致伊马替尼耐药有效，但即使在高剂量时仍对Y253H、E225V、T3151突变无效；在药物的安全性、耐受性、全身毒性方面需进一步观察。

4. ON012380

ON012380封闭ABL激酶底物结合位点，对ATP结合位点无影响。由于作用位点不同，耐伊马替尼点突变不会导致 ON012380 耐药。体外研究证实，ON012380 对野生型及所有耐伊马替尼的突变激酶甚至对 T3151 均有抑制作用。ON012380 对 PDG-FR 激酶及 Src 激酶家族成员 Lyn 也有抑制作用，但对 c-kit 抑制作用较弱。ON012380、伊马替尼协同抑制野生型 BCR-ABL 激酶。ON012380 抑制野生型 BCR-ABL 的作用是伊马替尼的 10 倍。细胞及动物实验已经证明，ON012380 对 17 种伊马替尼耐药突变（包括 T3151）均有抑制作用。目前该药尚未进入临床实验阶段。

5. Src 酪氨酸激酶抑制剂

Src 激酶家族在 BCR-ABL 介导 ALL 中有重要作用，但在 CML 中无重要影响。吡咯嘧啶 PD166326 是 FGFI、EGF、PDGF 和 Src 抑制剂。体外实验证明，PD166326 还具有抑制 ABL 的作用，该药抑制 BCR-ABL 的作用比伊马替尼强 100 倍，抑制 c-kit 介导的增殖作用比伊马替尼强 6.8 倍，对 Lyn 也有很强的抑制作用，但对 T3151 突变无抑制作用。动物实验表明，虽然该药对野生型、突变型 BCR-ABL 均有抑制作用，但不能清除 BCR-ABL 阳性细胞。PPI、CGP76030 在 ABL 的结合位点即伊马替尼的结合位点，两药均能抑制 ABL 激酶活性，还可通过抑制 Src 激酶导致细胞生长停滞、凋亡。目前该药仍在实验室阶段，尚未进入临床试验。

6. ABL 蛋白抑制剂

ABL 蛋白在细胞质、细胞质之间转运。细胞核-细胞质之间的通路需要 3 种细胞核定位信号分子（NLS）及一种细胞核输出信号分子（NES）参与，这些信号分子位于 ABL 蛋白 C 末端。来普霉素 B 是 NES 受体抑制剂，能阻断 ABL 蛋白在细胞核、细胞质间的转运。体外实验表明、先用伊马替尼，然后洗脱该药，再用来普霉素 B，可引起小鼠造血干细胞、TonB210、K562 细胞凋亡。联合使用伊马替尼、来普霉素净化骨髓中 CML，可提高 CML 患者自体移植疗效。

（五）造血干细胞移植

造血干细胞移植是用大剂量的放疗、化疗作为预处理，彻底地清除体内残存的白血病细胞，再输入 HLA 相配的骨髓或其他造血干细胞使患者造血功能重建。异基因造血干细胞移植（allo-HSCT）是采用 HLA 相匹配的同胞兄弟姐妹（亲缘）或无关供者（非亲缘）的骨髓或外周血或脐血等其他造血干细胞为患者进行移植，此方法可消除 Ph^+ 克隆而得以根治，是目前被普遍认可的根治性标准治疗。

移植患者的年龄国内多为 50 岁以下。allo-HSCT 的移植相关病是导致死亡的主要原因，且随年龄增大而增多。年龄 <30 岁，慢性期早期，诊断 1 年内，未用过白消安及 IFN-α 治疗，配型完全相吻合的同胞供者，男供者给女受者是 allo-HSCT 疗效好的因素。因此，对有条件接受移植者，应争取在诊断后 1 年内移植。为了提高移植效果，给初诊 CML 实施更精细合理的治疗，现多强调移植前风险评估。欧洲血液和骨髓移植组（EBMTG）根据 5 个移植前变量提出了风险评估积分（0～7）系统，以提示移植相关的死亡风险和治愈可能。对≤2 分者，因移植相关的病死率≤31%，allo-HSCT 可作为一线治疗。对≥3 分者，可先行伊马替尼治疗，进行 BCR-ABL 和染色体动态观察，治疗无效再进行 allo-HSCT；也可考虑非清髓造血干细胞移植（NST）。NST 为降低预处理强度的 allo-HSCT，由于其移植相关病死率低，对部分患者尤其对年龄较大、不适合常规移植者已取得初步较好的效果。自体移植能使少数患者获取短暂的细胞学缓解，移植相关病死率低，且移植者的存活期长于常规化疗者。采用适当方法进行选择性 BCR-ABL 阴性细胞自体移植，值得探讨。

HLA 相合同胞间移植后复发率为 20%～25%，而无关供者移植较同胞间移植复发率低。移植后的主要治疗方法有：①立即停用免疫抑制剂。②DLI，缓解率为 65%～75%，并发症为 GVHD 和骨髓移植。③NST 或二次移植。④药物治疗。

（六）白细胞单采

白细胞单采适合于高白细胞综合征，可快速降低白细胞，减轻白细胞淤滞症状。妊娠 CML 患者早期进行单采可避免化疗对胎儿的不良作用。单采虽然可快速降低白细胞，但维持时间短暂，需尽快化疗。

（七）脾放射治疗

一般适用于化疗难治，脾脏特别巨大，脾区出现剧痛，有脾脏破裂可能影响胃肠道功能者。患者此时多处于 AF 或 BP，脾放疗为姑息治疗，疗程短。也可作为造血干细胞移植前预处理。

（八）脾脏切除

脾脏切除不能延长患者生存期，不能阻止其向加速期发展，也不能增加对化疗敏感，但对症状性血小板减少，脾急剧增大，可选择性切除。切脾后可发生血栓栓塞综合征，病死率较高，尤其对血小板增多者应谨慎切脾。

（九）血小板增多症的治疗

血小板多随治疗 CML 白细胞下降而下降，但有时白细胞数降至正常而血小板仍持续增高。治疗上可采用以下方法。

1. 血小板单采

可快速降低血小板数，但不能降低骨髓中巨核细胞，维持时间短暂。

2. 氯米喹酮

选择性降低血小板，但不能降低骨髓中巨核细胞生成，仅抑制其成熟和血小板形成，对其他血细胞无影响。一般 2 mg/d，用药 1 天可使血小板减低 50%，当血小板降至 $<450\times10^9/L$，改用 0.5 ~1 mg/d 维持。不良反应有药物扩血管作用引起头痛、心动过速、腹痛、腹泻、水肿，偶可引起贫血等。停药后血小板在短期内快速回升。

3. 噻替哌

75 mg/m^2 静注，每 2 ~3 周一次，当血小板降至 $<450\times10^9/L$，以 25 mg/m^2 静注，每周 1 次维持。

4. 苯丁酸氮芥

6 mg/（$m^2\cdot d$），用 2 ~6 周可维持血小板数正常。

（十）CML 晚期的治疗

1. 加速期治疗

（1）AlloSCT：HLA 相合同胞间移植和非亲缘间移植的 DFS 分别为 30% ~40% 和15% ~35%。

（2）伊马替尼：剂量同上。HCR、MCR、CCR 分别为 34%、24% 和 17%。

（3）其他：干扰素联合化疗或使用联合化疗方案等。

2. 急变期治疗

（1）化疗：髓系急变者可采用 ANLL 方案化疗，急淋变可按 ALL 方案化疗。

（2）伊马替尼：剂量如上述。HCR、MCR、CCR 较加速期低，分别为 8%、16% 和 17%，且疗效维持短暂。

（3）AlloSCT：疗效差，复发率高达 60%，长期 DFS 仅 15% ~20%；对于重回慢性期后做移植者，其疗效同加速期。

第三节　中性粒细胞白血病

慢性中性粒细胞白血病（CNL）是一种罕见的骨髓增生性疾病（MPD），其特征为：①外周血中性粒细胞持续增多。②骨髓有核细胞增生明显甚至极度活跃，以中性粒细胞为主。③肝脾肿大。④无 Ph 染色体或 BCR/ABL 融合基因。⑤诊断时应排除所有引起中性粒细胞增多的原因，除外其他所有骨髓增殖性疾病。

一、流行病学

确切发病率不清。迄今，国外发病文献报道不足 100 例，国内自 1977 年至 2001 年 25 年间报道 CNL 76 例。常累及老年人，中位发病年龄为 62.5 岁（15 ~86 岁），男女发病率无明显差异。

二、病因学

CNL 的病因不详。报道高达 20% 的患者中性粒细胞增多伴有潜在的肿瘤，通常多数为多发性骨髓瘤。至今没有1例伴骨髓瘤的CNL有克隆性染色体异常，或用分子生物学技术证实中性粒细胞中有克隆性的证据。很可能大多数伴骨髓瘤的CNL的中性粒细胞不是自主增殖，而是继发于肿瘤性浆细胞或由浆细胞调节的其他细胞释放的异常细胞因子所致。

三、发病机制

目前发病机制仍不清楚。

四、形态学

外周血涂片中性粒细胞增多≥25×10^9/L，中性粒细胞通常为分叶核，但杆状核也可明显增多。几乎所有的病例未成熟粒细胞（早幼粒细胞、中幼粒细胞、晚幼粒细胞）计数<5%，但偶尔可达10%，外周血几乎不见原始粒细胞。中性粒细胞可见异常粗大中毒颗粒，但形态也可正常。无粒细胞发育不良。红细胞和血小板形态通常正常。

骨髓活检示增生极度活跃，中性粒细胞增多，粒红比例高达20：1或以上。初诊时原始粒细胞和早幼粒细胞不增多，但中幼粒细胞和成熟粒细胞增多。可能还有红系和巨核系增生。各系增生无明显发育不良，如有则须考虑其他诊断如不典型慢性粒细胞白血病。网状纤维增多不常见。

鉴于文献报道CNL常与多发性骨髓瘤相关，应检查有无骨髓浆细胞疾病的证据。如有浆细胞异常，应结合细胞遗传学或分子遗传学技术确定中性粒细胞克隆性增殖才能诊断CNL。中性粒细胞浸润导致脾、肝肿大，脾主要浸润红骨髓，肝主要浸润肝窦和肝门区，或两者都有浸润。

五、细胞化学/免疫表型

中性粒细胞碱性磷酸酶积分增高，但无其他细胞化学或免疫表型异常。

六、遗传学

几乎90%的患者染色体是正常的，其余的克隆性核型异常有+8，+9，del（20q）和del（11q），无Ph染色体或BCR/ABL融合基因，曾有报道一种Ph^+BC R/ABL^+的CML变型，其外周血中性粒细胞与CNL相似。这些病例，可查到一种变异蛋白——P230。有这种BCR/ABL融合基因分子变异的病例应考虑CML，而不是CNL。

七、细胞起源

CNL的细胞起源不清楚，很可能是系列分化潜能有限的骨髓造血干细胞。

八、临床表现

1. 症状

可无症状，也可有乏力、消瘦、全身瘙痒等，脾肿大可伴有左上腹胀满不适、疼痛等，查体有脾肿大、肝肿大，25%～30%患者皮肤、黏膜或胃肠道出血，可有痛风样发作。

2. 病变部位

常累及外周血和骨髓，脾和肝通常呈现白血病浸润。任何组织都可有中性粒细胞浸润。

九、诊断和鉴别诊断

（一）诊断标准

1. Ito诊断标准

①外周血中性粒细胞持续增多。②骨髓粒系增生，无病态造血现象。③中性粒细胞碱性磷酸酶积分增高。④血维生素B_{12}、尿酸增高。⑤无感染、肿瘤或其他引起类白血病反应的疾病。⑥Ph染色体和

BCR-ABL 阴性。

2. 慢性中性粒细胞白血病 WHO 诊断标准

（1）外周血白细胞增多≥$25\times10^9/L$，中性分叶核和杆状核细胞＞80%，幼稚粒细胞（早幼粒细胞、中幼粒细胞、晚幼粒细胞）＜10%，原始粒细胞＜1%。

（2）骨髓活检增生极度活跃，中性粒细胞比例和数量增多，骨髓原始粒细胞＜5%，中性粒细胞成熟正常。

（3）肝、脾肿大。

（4）无生理性中性粒细胞增多的原因，无感染或炎症，无明确的肿瘤，如有的话，用细胞或分子遗传学证实是克隆性髓系细胞。

（5）无 Ph 染色体或 BCR/ABL 融合基因。

（6）无其他骨髓增殖性疾病的证据，无真性红细胞增多症的证据，即红细胞容量正常，无慢性特发性骨髓纤维化的证据，即无异常巨核细胞增殖，无网状纤维或胶原纤维增生，红细胞无显著异型，无原发性血小板增多症的证据，即血小板＜$600\times10^9/L$，无成熟的大巨核细胞增生。

（7）无骨髓增生异常综合征或骨髓增生异常/骨髓增殖性疾病的证据，无粒细胞发育异常，无其他髓系细胞发育异常，单核细胞＜$1\times10^9/L$。

（二）鉴别诊断

应与 CML、aCML、CMML 及其他 CMPD 鉴别。此外，有的浆细胞病如意义不明的单克隆免疫蛋白病和多发性骨髓瘤有中性粒细胞明显增高，患者体内 G-CSF 水平高可能与瘤细胞分泌 G-CSF 有关，致中性粒细胞反应性增高。综上所述，CNL 为排除性诊断，除外引起反应性中性粒细胞增多的一切病因及其他 CMPD，具有中性粒细胞反应性增高，单核细胞不增多，无病态造血现象，无 Ph 染色体和 BCR-ABL 融合基因才是真正的 CNL。

十、治疗

尚无理想的治疗，凡治疗 CML 的方案均可应用。

十一、预后

虽然一般认为 CNL 是进展缓慢的疾病，但 CNL 的生存期不定，为 6 个月至 20 年以上。通常中性粒细胞增多呈进展性，随后出现贫血和血小板减少。出现骨髓增生异常表现可能是向急性白血病转化的信号已有部分病例报道。还不清楚此类转化的病例是否与曾进行过细胞毒治疗有关。

第四节 原发性血小板增多症

原发性血小板增多症（ET）是一种以血小板数量持续增多和巨核细胞异常过度增生为特征的克隆性骨髓增殖性疾病。临床上出血和（或）血栓栓塞发作，并有脾脏肿大。发病多为中年以上，无明显性别差异。目前 ET 还无特征性遗传学或生物学标记，所以，在诊断前必须排除血小板增多症的其他原因，包括其他髓系疾病，潜在的炎症，传染病和实体瘤。

一、流行病学

ET 的真实发病率不清楚，估计年发病率为（1～2.5）/10 万。多在 50～60 岁发病，男女发病比例无显著差异，但第二个发病高峰常在 30 岁左右，女性较常见。可发生于儿童，但不常见。

二、病因与发病机制

G-6-PD 同工酶分析发现，ET 杂合了女性患者的各细胞组分仅表达同一种 G-6-PD 同工酶，在一

例有 $1q^+$ 染色体异常患者也证实其红系和粒系祖细胞具有相同的染色体核型异常，因此，本病为一起源于多能造血干细胞的克隆性疾病。但为何本病主要表现为巨核细胞-血小板系统异常尚不清楚，可能是由于造血克隆在某些调控因子的影响下选择性地向巨核细胞-血小板系统分化的结果。已有实验证实 ET 患者巨核细胞祖细胞对某些正调控因子如 IL-3、IL-6 高度敏感，而对某些负调控因子如 TGF-β 则敏感性降低。

三、临床特点

本病主要见于 50 ~70 岁人群，中位发病年龄 60 岁，男女均可发病，男：女发病比例为（1 ~2）：1。约半数以上患者可能无症状，偶然检查发现血小板增多。有症状者主要临床表现和致死原因是本病的出血和栓塞并发症。

1. 出血

约 50% 患者出现。可表现为自发性出血，或轻度创伤尤其是手术后出血不止，皮肤黏膜出血最常见，其次为胃肠道、牙龈出血，关节肌肉出血和瘀斑少见。

2. 栓塞并发症

确诊时 20% ~50% 的患者可存在有栓塞，可累及全身各部位的动脉和静脉，动脉栓塞比静脉栓塞更常见，常见部位为脑血管、外周血管和冠状动脉。最典型的动脉损伤是由于血小板栓子和（或）局部血小板聚集引起微血管阻塞，导致手指和（或）脚趾局部缺血，有时并发坏疽前改变或短暂性脑缺血症状；有时大的脑血管阻塞导致中风。累及指趾微血管可致所谓红斑性肢痛，受累肢体及指趾黯红、肿胀、发热、烧灼样疼痛，遇热加重，遇凉减轻，重者肢体发绀，甚至坏疽，阿司匹林可使疼痛缓解。受累肢体动脉搏动正常。妊娠妇女可出现多发性胎盘梗死导致胎盘功能不全，而出现反复性自发性流产、胎儿发育迟缓、早产儿或胎盘早期剥离。静脉栓塞常为下肢深部静脉栓塞，门静脉、肝脏静脉栓塞也有报道。

3. 病变部位

骨髓和外周血是主要累及的部位，脾有轻微的髓外造血。

四、形态学

血涂片最突出的异常是显著的血小板增多，血小板大小不等，可以是微小的、大的或巨大的，可见形状怪异、伪足和胞质无颗粒的血小板，血小板数常 $>600\times10^9/L$，最高可 $>3\,000\times10^9/L$。尽管白细胞可轻度增多，但白细胞数和分类通常正常。嗜碱性粒细胞通常不多或轻微增多。一般无贫血，仅 20% 左右出现贫血，红细胞多为正细胞正色素性，如出血可致缺铁性贫血（小细胞性低色素性）。无幼红、幼粒细胞增多和泪滴样红细胞。90% 患者血小板聚集功能减低。

大部分病例骨髓活检随年龄不同，可为正常或轻度至中度增生，也可呈低度增生。最显著的异常为较大或特别巨大的巨核细胞明显增多，在骨髓中呈松散的簇状或散在分布。巨核细胞胞质丰富，核分叶深、分叶多、核膜平滑。ET 通常不见原发性骨髓纤维化（PMF）那种形态怪异、高度异型的巨核细胞。有些病例，尤其曾有出血的病例可见红系前体细胞增殖。原始粒细胞不增多，也无粒系发育异常。网状纤维正常或轻微增多，但如有网状纤维显著增生或任何程度的胶原纤维增生，就绝对不能诊断 ET。骨髓涂片显示大的巨核细胞增多及大片血小板增多，常见巨核细胞胞质内骨髓细胞共生现象，但不特异，诊断时 40% ~70% 骨髓可染铁阳性。

巨核细胞增殖累及髓外部位不明显，有的可见肝、脾髓外造血，但即使有也是很少的。

五、免疫表型

无异常表型。

六、遗传学

细胞遗传学检查多数核型正常，5% ~10% 可有 DNA 非整倍体、$1q^-$、$20q^-$、$21q^-$ 或 $1q^+$，也可有常见于 MDS 和 AML 染色体异常，如 del（13q22）、+8、+9，无 $5q^-$、t（3；3）（q21；q26.2）和 inv（13）（q21；q26.2）等常见于急性髓系白血病（AML）和骨髓增生异常综合征（MDS）的伴血小板增多的异常核型。无 Ph 染色体或 BCR-ABL 融合基因。3%～10%的 ET 可以转化为 AML 和 MDS，可能与治疗相关，6%可发展为 MF。

七、细胞起源

推测为具有不同分化潜能的骨髓干细胞。偶尔有报道符合 ET 通常标准的患者的巨核细胞生成是非克隆性的。这种病例与大量报道的 ET 有克隆性造血的病例的关系不清楚。

八、诊断与鉴别诊断

1. 国内建议 ET 诊断标准

（1）临床表现：有出血、脾脏肿大、血栓形成引起的症状和体征。

（2）实验室检查：①血小板计数 $>1\ 000\times10^9/L$。②血片中血小板成堆，有巨大血小板。③骨髓增生活跃或以上，或巨核细胞增多，胞体大，胞质丰富。④白细胞计数和中性粒细胞占比增加。⑤血小板肾上腺素和胶原的反应可降低。

凡临床符合，血小板计数 $>1\ 000\times10^9/L$，可除外其他骨髓增生性疾病和继发性血小板增多者，即可诊断 ET。

2. PVSG 对 ET 的诊断标准

①血小板计数 $>600\times10^9/L$。②红细胞比容 <0.4，或红细胞容量正常（男 <36 mL/kg，女 <32 m/kg）。③骨髓铁染色阳性，或血清铁蛋白或红细胞 MCV 正常。④无 Ph 染色体或 BCR/ABL 融合基因。⑤骨髓胶原纤维化：A，无；B，占活检标本面积 <1/3，并无明显脾肿大及外周血出现幼粒幼红细胞。⑥无 MDS 形态学和细胞遗传学证据。⑦无引起反应性血小板增多症的原因。

3. 鉴别诊断

（1）与真性红细胞增多症（PV）等其他慢性骨髓增殖性疾病鉴别。

（2）与反应性血小板增多症（RT）鉴别，因其有基础疾病如炎症、感染、肿瘤、切脾史、缺铁等不难鉴别。

九、治疗

本病治疗主要包括血小板计数的长期控制及出血、缺血和栓塞并发症的紧急处理。

1. 血小板单采

可快速降低血小板。每次应使血小板降至 $500\times10^9/L$，适用于高危患者。因可刺激血小板生成加快，引起反弹性血小板增多，不宜长期应用，多于血小板单采同时应用作用快的化疗药物羟基脲。

2. 化疗药物

一般认为血小板数在（1 000～1 500）$\times10^9/L$ 是开始化疗的最好指征。

（1）羟基脲（HU）：15 mg/（kg·d）或 1 g/d，可在 20 天左右使血小板下降至正常，若使血小板快速下降，剂量可用 2～4 g/d，用 3～5 天，减为 1 g/d，血小板可在 1 周内降至 $\leqslant350\times10^9/L$。

（2）白消安：4 mg/d，使血小板 $<400\times10^9/L$ 暂停，当升至 $\geqslant600\times10^9/L$ 时再间断使用，使血小板 $<400\times10^9/L$。

（3）氮芥：0.4 mg/kg，静脉输注，可于数日内降低血小板。

3. INF-α

可抑制巨核细胞系增殖，抑制巨核细胞造血刺激因子，如 GM-CSF、G-CSF、IL-6、IL-11，刺激巨核细胞系造血负调控因子 IL-1 受体 α 和 MIP-1α 而成为 ET 和慢性骨髓增殖性疾病（CMPD）的主要药物。常用剂量为 3 MU，1 周 1～3 次。INF-α 不通过胎盘，无致畸作用，可安全用于妊娠期。

4. 出血的治疗

在开始有关检查之前，输注正常血小板为最有效治疗措施，最有效的药物治疗是给羟基脲，2～4 g/d，用药3～4天后根据血小板计数、体重和年龄再调整剂量，一般减至1 g/d。

5. 缺血和栓塞的治疗

应立即给予抗凝剂，首选阿司匹林300 mg/d，同时采用血小板单采迅速降低血小板数。

6. 治疗方案的选择

患者被确诊后下一步是评定患者有无发生栓塞、出血的危险因素，并据此将患者分为：①低危组，年龄<60岁，无栓塞病史，血小板计数低于$1\ 500\times10^9$/L，无心血管疾患的危险因素（如吸烟、肥胖）。②高危组，年龄>60岁，有栓塞病史。③中危组，介于低危、高危之间。低危可不予任何处理，高危组患者应给予降血小板药物，对于妊娠期和希望妊娠的高危妇女，由于羟基脲等可能有致畸作用，因此应选用INF-α，中危组患者应首先劝告其戒烟，并予大剂量阿司匹林，如果血小板计数高于$1\ 500\times10^9$/L，可考虑加用降血小板药物。

十、预后及预测因素

ET是一种髓性疾病，其特征是有长期无症状间歇期，偶尔有一过性威胁生命的栓塞或出血，中位生存期10～15年是常见的。由于ET常见于中年以上人群，很多患者寿命接近正常。脾作为血小板“扣押”部位，所以切脾会导致血小板戏剧性地升高，使病情恶化。

不到5%的ET会转化为急性髓系白血病或骨髓增生异常综合征，并可能与以前的细胞毒性药物治疗有关。虽然少数ET患者数年后发生骨髓纤维化，但这种转化不常见。在病程的早期若有明显的网状纤维或胶原纤维增生就应立即考虑为其他疾病，例如原发性骨髓纤维化。

暂定的相关疾病“获得性铁粒幼细胞性贫血伴血小板增多”在罕见的情况下，具有诊断ET的特征，但同时伴铁粒幼细胞贫血，骨髓中有很多环形铁粒幼细胞。对此类患者的分类和治疗比较困难。因为骨髓增生异常综合征和骨髓增殖性疾病的两种表现都存在，像这种病例在进一步研究确定最适合的分类之前，最好把它当作“骨髓增生异常/骨髓增殖性疾病，无法分类”的暂定疾病。

第五节　过敏性紫癜

过敏性紫癜又称Henoch-Schonlein紫癜（HSP），是一种常见的血管变态反应性出血性疾病。该病由不同病因引起，因机体对某些过敏原发生变态反应，导致毛细血管壁通透性和脆性增高，皮下组织、黏膜及内脏器官出血及水肿。临床上以非血小板减少性紫癜、关节炎、腹痛、肾炎为主要表现。本病发病率约（10～13.5人）/10万，儿童和青少年多见，常见发病年龄为7～14岁，2岁以前及20岁以后少见。男女发病比为1.4∶1。发病有明显的季节性，以冬春两季为多。

一、病因和发病机制

病因尚不完全清楚，可能由多种因素分别或协同作用引起。与本病发生有关因素有：感染（细菌、病毒、寄生虫等）、药物（青霉素、链霉素、氯霉素、磺胺、解热镇痛药、抗结核药、水杨酸类、丙酸睾酮、碘化物等）、食物（牛奶、蛋类、豆类、海鲜等）、预防接种、接触农药、植物花粉及蚊虫叮咬等。

致敏原进入人体后，可能通过以下两种机制导致本病的发生：

1. Ⅰ型变态反应

致敏原进入机体与体内蛋白质结合成为抗原，后者刺激机体产生IgE抗体，该抗体结合于血管周围及结缔组织中的肥大细胞及血液中的嗜碱性粒细胞表面。当致敏原再次进入时，直接与IgE结合，激发肥大细胞等释放组胺、慢反应物质（SRS-A）等炎症介质，引发小血管炎。

2. Ⅲ型变态反应

过敏原进入机体后，刺激机体产生抗体，形成循环抗原抗体复合物，后者通过替代途径激活补体系统，造成小血管损伤。

上述两种可能机制作用的结果都是引起皮肤及内脏器官的小血管炎、血浆外渗，皮肤、关节、消化道、肾脏等器官的血管受累，可引起相应的一系列临床症状。

二、诊断步骤

（一）病史采集要点

本病多发于儿童和青少年，大多数患者发病前数天至3周常有发热、咽痛、乏力、全身不适、食欲不振等前驱症状，随后出现皮肤紫癜、多发性关节炎、腹痛或便血、血尿等。主要的症状如下。

1. 皮肤症状

是本病最主要和突出的临床表现。表现为皮肤出血性皮疹，皮疹多在前驱症状后2～3天出现，呈对称性分布，分批出现，以双下肢及臀部，尤其下肢伸侧多见，偶存痒感，可时隐时现，反复发作，一般7～14天消退。每次发作时情况相同，但持续时间较前次发作短且症状较轻。

2. 关节症状

多发生于皮肤紫癜之后，主要表现为关节疼痛、肿胀、活动受限。多发生于膝、踝、肘、腕关节，疼痛有时可呈游走性。以上症状反复发作，关节腔可有渗出液，但不遗留关节畸形。

3. 消化道症状

主要为腹痛、腹泻、呕吐、呕血和便血等。腹痛以突然发作的阵发性绞痛为特征，位于脐周、下腹或全腹，若出现气腹应考虑有肠坏死、肠穿孔。1%～5%的患者可发生肠套叠，还有极少数患者发生肠梗阻，这可能与肠壁水肿、肠蠕动增强或形成血肿有关。

腹痛与紫癜不一致，多数病例先有紫癜而后有腹痛，但也有部分患者腹部症状发生于皮肤紫癜前，易误诊为急腹症。

4. 肾脏症状

可出现水肿、高血压、肾功能不全，以及血尿、蛋白尿和管型尿等肾脏受累症状。约94%的尿液改变在紫癜发生后8周以内出现，又以1周以内为最多。肾炎是本病的主要并发症，约1%的患者，尤其伴肾病综合征的患者，可反复发作并发展为慢性肾炎，但发展为不可逆性尿毒症者少见。

5. 其他症状

少数病例病变累及中枢神经系统，可引起头痛、抽搐、呕吐、中枢性瘫痪、昏迷甚至死亡；另外，少数病例可有咳嗽、哮喘、咯血等肺部受累和胸闷、心悸、心功能不全等心脏受累的表现；出血也可发生在结膜、眼睑或视网膜，少数可有视神经萎缩、虹膜炎和眼炎；还有患者偶可伴发睾丸炎。

（二）体格检查要点

1. 紫癜

表现为皮肤出血性皮疹，以双下肢伸侧面和臀部出现大小不一的紫癜为特征，尤以足背、膝关节和踝关节周围为多见，常呈对称性；皮疹大小不等，呈紫红色，略高出皮肤，压之不退色，可相互融合。除皮肤紫癜外，还可有荨麻疹、多形红斑、血管神经性水肿，甚至为坏死及溃疡等。

2. 关节

主要表现为关节肿胀、压痛，无关节畸形。

3. 腹部

腹型患者腹部检查有压痛，但无腹肌紧张及反跳痛，呈症状与体征分离的现象。

4. 高血压和水肿

见于肾型患者，血压一般易控制。水肿为凹陷性。

（三）门诊资料分析

1. 血常规检查

白细胞数轻度至中度增高，伴嗜酸性粒细胞增多。血红蛋白和红细胞一般正常或轻度降低，并发内脏出血者可伴有失血性贫血。约93%的患者血小板计数正常。

2. 尿常规

肾受累者可有血尿、蛋白尿、管型尿等尿液改变。

3. 大便常规

消化道出血者大便潜血可呈阳性。有时可找到寄生虫卵。

4. 生化检查

肾功能不全者血尿素氮和肌酐升高。

5. 其他

约2/3的患者红细胞沉降率轻度增快，抗链“O”增高。

（四）进一步检查项目

1. 出、凝血功能

出血时间、凝血时间及血小板功能检查均在正常范围。约有近半数患者有毛细血管脆性试验阳性。甲皱毛细血管镜检偶可见毛细血管扩张、扭曲或畸形，对针刺反应减弱。消化道出血患者因子Ⅻ水平可下降。

2. 骨髓穿刺

骨髓象检查正常。

3. 尿酶区带检测

检测尿酶区带异常能间接反映肾小管病变，与肾损伤程度有相关性，对及时发现肾损害及判断预后有帮助。

4. 肾活检

肾受累者可做肾活检以明确病理类型，若50%以上的肾小球有新月体形成，则预后很差。

三、诊断与鉴别诊断

（一）诊断要点

1. 国内诊断标准

（1）病前有感染、用药、食物过敏的前驱病史或为过敏体质。

（2）发病前1～3周常有发热、咽痛、上呼吸道感染及全身不适等前驱症状。

（3）以下肢大关节附近及臀部分批出现对称分布、大小不一的斑丘疹样紫癜为主，可伴荨麻疹或水肿，多形红斑，病程中可有消化道、关节或肾脏受累的表现，少数患者腹痛或关节炎可在紫癜出现前2周发生。

（4）血小板计数、血小板功能及凝血功能检查均正常，毛细血管脆性试验可呈阳性。

（5）组织学检查，受累部位皮肤真皮层的小血管周围中性粒细胞聚集，血管壁可有灶性纤维样坏死，上皮细胞增生和红细胞渗出血管外。免疫荧光检查显示血管炎病灶有IgA和C_3在真皮层血管壁沉着。

（6）能排除其他原因引起的血管炎，如冷球蛋白综合征、良性高球蛋白性紫癜、环形毛细血管扩张性紫癜、色素沉着性紫癜性苔藓样皮炎等。临床表现符合，特别是非血小板减少性紫癜，有可扪及性典型皮疹，能除外其他类型紫癜者，可以确定诊断。鉴别诊断确有困难者可做病理检查。

2. 美国风湿病学会1990年制定的诊断标准

（1）初发病时年龄在20岁以下。

（2）紫癜：紫癜高出皮面，可扪及。紫癜非因血小板减少所致。

(3) 胃肠道出血：黑便、血便，大便潜血试验阳性。

(4) 病理检查示弥漫性小血管周围炎，中性粒细胞在血管周围堆积。

具备两项以上可诊断。

(二) 鉴别诊断要点

1. 单纯皮肤型

需与血小板减少性紫癜、单纯性紫癜、机械性紫癜、药物性紫癜、感染性紫癜相鉴别。根据皮疹的形态、分布及血小板数量一般不难鉴别。

2. 关节型

关节症状若发生在紫癜之前，需与风湿性关节炎与风湿热鉴别。

3. 腹型

腹痛发生在紫癜之前需与急性阑尾炎、肠梗阻、肠套叠、急性菌痢鉴别。过敏性紫癜的腹痛虽较剧烈，但位置不固定，无腹肌紧张及反跳痛，呈症状与体征分离的现象，与外科急腹症不同。

4. 肾型

需与急性肾小球肾炎、肾病综合征、狼疮性肾炎相鉴别。

5. 混合型

应与系统性红斑狼疮、韦格纳肉芽肿、多发性微脉管炎鉴别，后两者与 HSP 患者的区别在于 HSP 患者血清中没有 IgG 抗中性粒细胞胞浆抗体。

四、临床类型

本病症状多变，根据其病变主要累及部位、程度不同，分为以下几种类型。

1. 单纯皮肤型（紫癜型）

为最常见的类型。主要表现为皮肤出血性皮疹。

2. 关节型

主要以关节疼痛、肿胀为主。

3. 腹型

为最具潜在危险的类型。表现为消化道症状，如腹痛、呕吐、呕血、腹泻、便血等。空、回肠血管最易受累。多见于儿童。

4. 肾型

为最严重的类型。多见于儿童，其肾脏受累可在紫癜、腹痛、关节炎消失后才发生。

5. 混合型

以上四种类型有两种或两种以上并发存在。

6. 其他型

少见类型。

五、治疗

(一) 治疗原则

治疗的关键在于去除病因，以对症治疗为主。

(二) 治疗方法

1. 病因治疗

及早查清及消除致病因素是治疗本病的关键。去除可能的致敏原，包括控制感染，驱虫治疗，禁食可疑引起过敏的食物和药物，避免接触疑为过敏原的用品或植物花粉等。

2. 一般治疗

(1) 卧床休息：临床观察发现，皮肤型、关节型患者卧床可加快症状消失。相反，过早下床行走症状易复现。

（2）抗组胺类药物：本病属于变态反应性疾病，对轻症患者可用抗组胺类药物，如氯苯那敏、异丙嗪、氯苯那敏等。

（3）维生素C、芦丁及钙剂：能增强毛细血管抗力，降低毛细血管通透性及脆性，可用作辅助治疗。

3. 对症治疗

（1）关节痛：可口服水杨酸类如阿司匹林等，该类药有干扰血小板功能的作用，勿用于并发肠道出血的患者。

（2）腹痛：可皮下注射或静滴山莨菪碱、阿托品等，腹痛疑为肠套叠或肠穿孔者，需及时手术治疗。

（3）消化道出血：予以止血治疗，贫血严重时输血。

（4）紫癜性肾炎：轻症无须治疗，但病情活动期应每周随访尿常规；有水肿、尿少时，可用利尿剂、山梨醇等；对急性肾炎综合征、肾病综合征及肾炎-肾病综合征，主张用皮质激素、免疫抑制剂、抗凝剂联合治疗；对严重的急进型肾炎，病理检查发现50%以上肾小球有新月体形成者，主张静脉甲基泼尼松龙冲击治疗，随后口服泼尼松加硫唑嘌呤或环磷酰胺；急性肾功能不全者必要时做血透或腹透；慢性肾功能不全者可考虑做肾移植，但移植后约50%的患者肾内有IgA沉积。

（5）有脑部并发症者：可用大剂量皮质激素、甘露醇脱水减压治疗。

4. 普鲁卡因封闭疗法

普鲁卡因具有调节中枢神经系统，抑制过敏反应，使血管功能恢复的作用。用法为：0.5%普鲁卡因150～300 mg加入5%葡萄糖注射液500 mL中静脉滴注，每日1次，连用7～10天为一疗程。用药前需作过敏试验，阴性者方可使用。

5. 肾上腺皮质激素

具有抑制免疫反应及减低毛细血管通透性作用，对控制关节疼痛、腹痛、胃肠道症状及皮肤紫癜的消退，血管神经性水肿的减退有明显疗效。而对肾型可能无效，也不能预防肾炎并发症的发生。对病程长短及复发的次数也没有影响。常用泼尼松1～2 mg/（kg·d）口服，重症者可用地塞米松10～20 mg加入5%葡萄糖注射液中静脉滴注。激素的用量可根据症状改善情况，逐渐减少以至停药。疗程一般需3～4个月。

6. 免疫抑制剂

适用于症状较重，反复发作，肾上腺皮质激素治疗无效或肾型的患者。用环磷酰胺2～3 mg/（kg·d）或硫唑嘌呤2～3 mg/（kg·d）口服，连续数周到数月。免疫抑制剂可与肾上腺皮质激素合用。注意监测血常规及其他不良反应。

7. 雷公藤

对肾型患者疗效较好。一般用雷公藤总苷片1～1.5 mg/（kg·d），分2～3次口服，疗程为3个月。

8. 其他疗法

抗凝剂如阿司匹林、双嘧达莫等有辅助作用。另有文献报道尿激酶能减少纤维蛋白在肾小球的沉积，对紫癜性肾炎有效。用法为3～5 mg/（kg·d），加入5%葡萄糖注射液内静脉滴注，7～10天为一疗程。也有人提出用大剂量丙种球蛋白冲击疗法和血浆置换治疗重症紫癜性肾病，其疗效有待进一步观察。

（三）治疗方法选择

轻型患者主要采用祛除病因，支持和对症治疗以及抗组胺药物等。皮疹以及关节、腹部症状严重的患者可加用肾上腺皮质激素，以缓解症状。肾型患者需使用免疫抑制剂，可与肾上腺皮质激素联用，也可加用雷公藤及抗凝剂等。

六、病程观察及处理

（一）病情观察要点

（1）记录皮疹、腹痛、关节痛以及消化道出血情况有无改善。

（2）定期复查尿常规，了解尿中红细胞、蛋白、管型情况。

（3）定期复查血生化，了解尿素氮、肌酐变化。

（4）注意药物不良反应、肝功能损害、血细胞下降等，需监测肝功能、血常规，治疗初期每 2 周 1 次，以后可酌情延长间隔时间。

（二）疗效判断与处理

1. 疗效标准

（1）显效：治疗后一切症状消失，有关检查正常。观察 1 年未复发者可视为临床治愈。与未治疗或其他治疗相比，达到痊愈所需时间显著缩短，并发症发生率及 1 年内复发率显著减少者可视为治疗显效。

（2）有效：治疗后病情明显好转，但未恢复正常，可视为临床好转。与未治疗组相比达此程度所需时间明显缩短，可视为有效。若治疗后痊愈但 2 个月内又复发者，可为近期有效。

（3）无效：治疗后病情好转的程度和所需时间，与未治疗组相比无显著差异。

2. 处理

（1）显效者：病情稳定者激素逐渐减量至停用。

（2）病情反复：须仔细寻找病因，积极预防和控制感染，寻找和避免接触过敏因素。

（3）无效：核查诊断，调整治疗方案。

七、预后评估

本病多数患者预后良好，其临床症状多在发作后 3 ~6 周恢复，也有反复发作长达数年之久者，但复发者病情较初发时有逐渐减缓趋势。肾脏受损程度是决定预后的关键因素。约有 2% 患者发生终末期肾炎，有报道在起病头 3 个月内出现肾脏病变或病情反复发作并伴有肾病时常预后不良。

八、出院随访

预防感染，注意寻找和避免接触过敏原。监测血常规、肝功能情况，注意肾上腺皮质激素和免疫抑制剂的不良反应。定期门诊复查，激素逐渐减量。

参考文献

[1] 林果为，王吉耀，葛均波．实用内科学［M］．北京：人民卫生出版社，2017.
[2] 张伯礼，吴勉华．中医内科学［M］．北京：中国中医药出版社，2017.
[3] 倪伟．内科学［M］．北京：中国中医药出版社，2016.
[4] 葛均波，徐永健，王辰．内科学［M］．北京：人民卫生出版社，2018.
[5] 张文武．急诊内科学［M］．北京：人民卫生出版社，2017.
[6] 葛均波．心血管系统疾病［M］．北京：人民卫生出版社，2015.
[7] 于皆平，沈志祥，罗和生．实用消化病学［M］．3 版．北京：科学出版社，2017.
[8] 姜泊．胃肠病学［M］．北京：人民卫生出版社，2015.
[9] 夏冰，邓长生，吴开春，等．炎症性肠病学［M］．3 版．北京：人民卫生出版社，2015.
[10] 林三仁．消化内科学高级教程［M］．北京：中华医学电子音像出版社，2016.
[11] 方铭，胡敏．实用急诊手册［M］．北京：化学工业出版社，2019.
[12] 秦啸龙，申文龙．急诊医学［M］．北京：人民卫生出版社，2019.
[13] 贺蓓，周新．呼吸系统疾病诊疗基础［M］．北京：中国医药科技出版社，2018.
[14] 王辰，陈荣昌．呼吸支持技术［M］．北京：人民卫生出版社，2018.
[15] 丹·隆戈．哈里森胃肠及肝病学［M］．钱家鸣，译．北京：科学出版社，2018.
[16] 陈旻湖，杨云生，唐承薇．消化病学［M］．北京：人民卫生出版社，2018.
[17] 刘晓红．老年医学诊疗常规［M］．北京：中国医药科技出版社，2017.
[18] 任国胜．内分泌系统疾病［M］．北京：人民卫生出版社，2018.
[19] 薛耀明，肖海鹏．内分泌与代谢病学［M］．广州：广东科技出版社，2018.
[20] 胡品津，谢灿茂．内科疾病鉴别诊断学［M］．北京：人民卫生出版社，2014.